临床医学专业"十三五"规划教材/多媒体融合创新教材

供临床医学类、护理学类、相关医学技术类等专业使用

病理生理学

BINGLI SHENGLIXUE

主编 ⊙ 杨红梅

郑州大学出版社

图书在版编目(CIP)数据

病理生理学/杨红梅主编. —郑州:郑州大学出版社,
2018.4

ISBN 978-7-5645-5235-0

Ⅰ.①病… Ⅱ.①杨… Ⅲ.①病理生理学
Ⅳ.①R363

中国版本图书馆 CIP 数据核字(2018)第 014036 号

郑州大学出版社出版发行

郑州市大学路 40 号　　　　　　　邮政编码:450052

出版人:张功员　　　　　　　　　发行电话:0371-66966070

全国新华书店经销

郑州市诚丰印刷有限公司印制

开本:850 mm×1 168 mm　1/16

印张:11.5

字数:280 千字

版次:2018 年 4 月第 1 版　　　　印次:2018 年 4 月第 1 次印刷

书号:ISBN 978-7-5645-5235-0　　　定价:29.00 元

作者名单

主　编　杨红梅

副主编　王　萍　陈　洁　陈　超
　　　　魏　严

编　委　(按姓氏笔画排序)
　　　　王玉霞　王　萍　牛朝霞
　　　　未小明　杨红梅　陈　洁
　　　　陈　超　徐　凯　魏　严

临床医学专业"十三五"规划教材/ 多媒体融合创新教材

建设单位

（以单位名称首字拼音排序）

安徽医学高等专科学校　　　漯河医学高等专科学校
安徽中医药高等专科学校　　南阳医学高等专科学校
安阳职业技术学院　　　　　平顶山学院
达州职业技术学院　　　　　濮阳医学高等专科学校
汉中职业技术学院　　　　　商丘医学高等专科学校
河南大学　　　　　　　　　三门峡职业技术学院
河南护理职业学院　　　　　山东医学高等专科学校
河南医学高等专科学校　　　邵阳学院
河南科技大学　　　　　　　襄阳职业技术学院
湖南医药学院　　　　　　　新乡医学院
黄河科技学院　　　　　　　新乡医学院三全学院
嘉应学院　　　　　　　　　信阳职业技术学院
金华职业技术学院　　　　　邢台医学高等专科学校
开封大学　　　　　　　　　永州职业技术学院
临汾职业技术学院　　　　　郑州澍青医学高等专科学校
洛阳职业技术学院　　　　　郑州大学

前　言

　　临床医学专业河南省"十三五"规划教材(专科层次)《病理生理学》是在河南省医学教育分会指导下,由郑州大学出版社组织编写,依据《"健康中国2030"规划纲要》及我国医疗卫生体制改革相关精神,力求体现教材的"三基六性"。"三基"即基本知识、基本理论、基本技能;"六性"即科学性、系统性、规范性、创新性、先进性、实用性。针对三年制临床医学专业为农村、社区和基层培养应用型、技能型全科医药卫生人才的目标,教材内容以基层执业助理医师"必需""够用"和"适于发展"为度,突出临床执业助理医师考试特点,以"双证书"人才培养理念为指导思想,参考了最新的执业助理医师考试大纲,构建以临床医学专业技术应用能力和基本职业素质为主线,以培养职业能力为重点的课程体系,加强了病理生理学与临床的联系,力求逻辑清晰、层次分明、通俗易懂。

　　本教材共十六章。第一章绪论讲述了病理生理学的任务和内容、在医学中的地位和主要的研究方法等;第二章疾病概论阐述了疾病的概念、疾病发生发展的普遍规律;第三至第十章阐述了常见基本病理过程的发生原因、机制和机体代谢功能的变化规律;第十一至第十五章阐述了临床常见器官衰竭的发生原因、机制及对机体功能代谢的影响和防治原则,同时根据学科研究进展增加了第十六章细胞凋亡与疾病。为了提高学生学习的目的性,章前设学习目标(知识目标、能力目标与情感目标),为了提高学生的兴趣,章后设有相关案例。

　　本书是全国优秀示范院校集体创作的结晶,以河南医学高等专科学校、漯河医学高等专科学校、南阳医学高等专科学校、洛阳职业技术学院、信阳职业技术学院、黄河科技大学等为主,饱含彼此间的相互理解、信任和支持,每位编者都付出了辛勤劳动。

　　虽然编者为提高本教材质量做出了巨大的努力,但因医学教育的发展,全书可能有不足之处,希望使用本套教材的广大师生和读者提出宝贵意见,以便在修订时加以改进。

编者

2018年2月

目录

第一章

绪 论

学习目标

知识目标：①掌握病理生理学的概念及任务。②熟悉病理生理学在医学中的地位、内容及主要研究方法。③了解病理生理学发展简史。

能力目标：①指导学生查阅教材及相关参考资料，使学生自学能力与理解能力得以提高。②使学生了解病理生理学的研究方法，初步形成科学研究思维。

情感目标：使学生树立正确的世界观、人生观和价值观，逐步养成献身医学事业的高尚情操，将预防疾病、驱除病痛作为自己的终身责任。

病理生理学是一门探讨患病机体生命活动规律的医学基础学科，同时又是联系基础医学与临床医学的"桥梁课"，在整个医学教育体系中具有重要作用和地位。

一、病理生理学的任务和内容

病理生理学是研究疾病发生、发展规律与机制的学科，以人体疾病为研究对象，研究患病机体的功能、代谢变化与机制，揭示疾病的本质，为疾病的防治提供实验和理论依据。

病理生理学的研究范围非常广泛，临床各科的任何疾病及在实验动物上复制的任何疾病模型，都涵盖病理生理学内容。尽管疾病种类繁多，但是所有的疾病，或者是定位于不同器官的许多疾病，都可发生一些共同的变化，具有一些共同规律。而同一器官的疾病乃至每一种具体的疾病，又各有其特殊的变化及规律，因此病理生理学的内容可以分为三个部分，即疾病概论、基本病理过程及各系统病理生理学。疾病概论亦称病理生理学总论，主要讨论疾病的概念、疾病发生发展的普遍规律，如疾病发生的原因和条件、疾病时稳态调节的紊乱及其规律以及疾病的转归和结局等。基本病理过程简称病理过程，是指许多疾病中可能出现的共同的、成套的功能、代谢变化，如水、电解质代谢紊乱，酸碱平衡紊乱，缺氧，发热，弥散性血管内凝血，休克，炎症等。病理生理学各论亦称各系统器官病理生理学。各种具体疾病的病理生理学变化虽然也属于各系统病理生理学的范围，但病种过多，学时有限，故具体疾病的病理生理学问题分别在

基本病理过程与疾病一样吗？

1

相关临床课教材中论及,本书主要论述机体主要系统的许多疾病在其发生、发展过程中可能出现的一些常见的共同的病理生理变化,这些变化在临床上被称为综合征,例如心血管系统疾病时的心力衰竭,呼吸系统疾病时的呼吸衰竭,肝胆系统疾病时的肝性脑病,泌尿系统疾病时的肾功能衰竭等。

根据我国医学教育专业课程基本要求,本书着重安排了基本病理过程、器官病理生理学等基本内容,学习这些基本理论知识,认识疾病的共同规律,才能更深刻地发现和认识临床各科具体疾病的特殊规律和本质。熟练掌握基本概念、疾病发生发展过程中主要的功能和代谢变化规律及机制、病理生理变化与临床表现的关系,并能运用于具体疾病病理生理学问题的分析综合,为临床医学课程的学习和临床实践奠定必备的基础。

二、病理生理学在医学中的地位

病理生理学作为一门主要从功能和代谢角度探讨疾病本质的生命科学,不仅有自己的学科体系,且与其他医学学科关系密切。首先,与许多其他基础医学学科一样,病理生理学也是一门与多学科密切相关、互相渗透的综合性边缘学科。研究患病机体的功能、代谢变化及发生、发展机制,必须运用其他有关医学基础学科的理论和方法。例如,欲认识患病机体的功能变化规律,必须先掌握正常人体各器官系统的生理功能和调控机制;欲阐明疾病过程中物质代谢变化的机制,必先熟悉正常人体的物质代谢过程及调节机制;同样,不兼备免疫生物学、免疫遗传学及免疫化学的知识,则不可能深究免疫性疾病的发病学规律等。因此,病理生理学与生理学、生物化学、生物学、生物物理学、遗传学、免疫学等学科有密切关系。这些基础医学学科的每一重大进展都有力地促进了病理生理学的发展,譬如生物化学、细胞生物学、分子生物学和结构生物学的渗透,使病理生理学的研究从细胞水平进入分子水平,出现了分子病理学,特别是人类基因组计划的巨大进展,为以往难以认识的疾病包括遗传性疾病的研究开拓了新的领域。另外,病理解剖学和病理生理学都以患病机体为研究对象,但因主要研究方法不同,所以内容各有侧重。病理生理学主要运用生理、生物化学的方法研究疾病过程中的功能、代谢变化及其机制,而病理解剖学偏重运用解剖学、组织学方法研究疾病过程中形态结构变化规律。大多数疾病都有比较明显的形态结构、功能和代谢的变化,这三方面变化互为因果、相互影响,分子细胞生物学技术的应用,使形态和功能学科之间的界限越来越模糊。因此,病理解剖学和病理生理学是不可分割的,其学科划分,则是从不同角度更好地研究疾病。

病理生理学与病理解剖学的联系与区别是什么?

其次,病理生理学又与临床各科密切相关。在各科的临床实践中,往往都有或者都会不断出现迫切需要解决的病理生理学问题,诸如疾病原因和条件的探索,发病机制的阐明,诊疗和预防措施的改进等。病理生理学专业工作者及其他学科特别是临床各科从事病理生理学研究的人员,就必须对这些问题进行深入的研究,使人们对疾病的认识不断提高与深化。病理生理在病因和发病机制方面的研究成果,使疾病的防治不断得以改进,甚至发生重大的变革。例如,从19世纪末至20世纪中叶,人们一直认为许多休克患者的共同发病环节是小动脉、微动脉等小血管因血管运动中枢麻痹而扩张所引起的动脉血压下降,因而临床上曾经广泛采用的治疗措施之一是用血管收缩药使微动脉等小血管收缩从而使血压回升。但是,这种疗法对不少患者的疗效并不理想,有时甚至使病情恶化。到 20 世纪 60 年代,人们对休克进行了深入的病理生理学研究,发现多数休克动物或休克患者的共同发病环节不是微动脉等小血管的扩张,而是小动脉、微动脉、后微动脉、毛细血管前括约肌的痉挛性收缩,特别是持续较久的微静脉痉挛性收缩,从而使组织的动脉血液灌流量急剧减少,这就是休克时微循环衰竭学说的基本观点。根据这个学说,目前临床上比较广泛采用的治疗措施之一是结合补液应用血管扩张药。实践证明,这种疗法效果要好得多。有人认为,血管扩张药的作用主要在于解除微静脉的痉挛,因为休克发展到一定阶段后,许多患者的微动脉、后微动脉、毛细血管前括约肌等可能已经发生扩张。然而,血管活性药物的正确使用、微循环的改善、组织动脉血液灌流量的正常化,仍然未能挽救所有休克的患者。随着近年来对休克进行的细胞水平、亚细胞水平和分子水平的病理生理研究,发现在休克时,除了由于微循环衰竭而发生的缺血、缺氧可以继发地损伤组织、细胞外,休克动因还可直接损伤细胞,使细胞膜电位降低,线粒体、溶酶体受损,从而导致腺苷三磷酸(adenosine triphosphate,ATP)生成减少等一系列严重的代谢变化直至细胞坏死崩解,并进而引起严重的全身性变化(如全身多脏器功能障碍等)。因此,在休克的现代治疗中,已经开始应用 ATP 以纠正细胞能量代谢障碍、用糖皮质激素以稳定溶酶体等措施,并已经取得一定效果。由此可见,病理生理学的研究成果往往能促进临床医学不断发展,对于医生来说,学好病理生理学,也是学习临床学科的重要条件。因此,病理生理学是沟通基础医学和临床医学的桥梁,起着承前启后的作用。

如何理解病理生理学的"桥梁"作用?

病理生理学是一门理论性较强的学科,必须认真学习本学科和复习相关学科的基础理论,并且应用这些基本理论,通过辩证思维以正确认识疾病中出现的各种变化,不断提高分析综合和解决问题的能力。随着生物医学模式向生物-心理-社会医学模式的转变,人们日益认识到,人的社会属性决定了社会因素在疾病过程中的作用。不同条件下所发生的同一种疾病,其经过也可能不同。不良的心理因素可导致某些疾病的发生,也可能影响某些疾病的发展和转归。因此,病理生理学与哲学、社会学、伦理学、心理学的关系也日益密切。

三、病理生理学的研究方法

病理生理学既是一门医学理论课,又是一门实践性很强的实验性学科。一方面通过科学研究以探讨并不断阐明人类疾病发生、发展和转归的规律与机制,提高疾病防治水平。病理生理学的所有理论都来源于科学研究,即使是为了了解疾病的原因和发生、发展机制,或解释各系统生理活动障碍而提出的假说,也都是在一定的科学实验基础上萌发的,而且这些假说是否具有反映客观事物的真实性,还必须经受实践的检验,有赖于进一步实验研究的验证。所以,为了探讨疾病发生、发展的规律及疾病时机体功能、代谢的变化,病理生理学工作者必须从事科学研究。

另一方面在病理生理学的教学内容中也安排了一些动物实验,目的在于通过具体操作和观察,通过对实验结果的分析,提高学生独立思考、独立分析问题和解决问题的能力及动手能力,为将来进行科学研究工作打下一定的基础。此外,通过实验,也可以验证理论知识,使感性认识与理性认识有机结合。

病理生理学研究中采用的方法相当广泛,生理学、生物化学、免疫学、细胞生物学、分子生物学等医学基础学科及物理、化学、数学等普通科学的研究方法都可用于病理

笔记栏

生理学的研究,其中动物实验和临床观察是医学研究的两大常用方法。根据研究对象和研究层次的不同,病理生理学的研究方法与手段主要有下列几种类型。

(一)临床观察

病理生理学研究的是疾病和患病机体的功能、代谢变化,临床观察的对象是患者,许多研究可在对患者做周密细致的临床观察后得到结论,甚至要在对患者长期的随访中探索疾病动态发展的规律;在不损害患者健康的前提下,进行必要的临床试验,探索疾病发生的原因和条件、患病机体功能、代谢的动态变化及机制,为揭示疾病本质提供第一手临床资料。

(二)动物实验

由于医学伦理和人道主义原则,不能在人体进行破坏性或创伤性实验,有关疾病的大部分实验研究不能在人体上进行,因此在动物身上进行实验研究获得的结果对阐明人类疾病的发生、发展规律具有重要参考意义。

通过在动物身上复制人类疾病的模型或者利用动物的某些自发性疾病,人为地控制条件及多次重复,以便从各个方面对功能、代谢变化进行深入地动态观察,并且可对复制的疾病模型进行治疗并探索疗效的机制,以获得人体无法获取的研究材料,因此动物实验已成为病理生理学的重要研究方法。但是动物与人存在种属差异,不仅在形态结构、功能、代谢上存在差异,而且由于人类神经系统的高度发达,具有与语言和思维相联系的第二信号系统,因此人与动物虽有共同点,但又有本质上的区别,动物实验结果不能不经分析、机械地完全应用于临床,只有把动物实验结果和临床资料相互比较、分析和综合后,才能被临床医学借鉴和参考,并为探讨临床疾病的病因、发病机制及防治提供依据。

病理生理学的主要研究方法有哪些?

(三)疾病的流行病学调查

为了从宏观和微观世界中探讨疾病发生的原因和条件、发生发展的规律和趋势,从而为疾病的预防、控制和治疗提供依据,传染病和非传染病的群体流行病学调查和分子流行病学调查均已经成为疾病研究中重要的方法与手段。

(四)离体器官实验

离体器官实验通常是指将动物或人体的器官摘至体外,在人工环境中培养,观察其在某些因素作用下发生的功能、代谢变化。离体器官实验对于疾病过程中发病机制的阐明具有更深层次的意义,可以代表器官水平的研究。但是,动物或人体都是一个完整的机体,无论是哪一器官都受整体的调控,因此,单独研究处于体外人工环境中的某一器官的变化不一定能完全真实地反映患病机体的实际状况。

(五)体外细胞水平研究

根据研究目的,将来源于人体或动物某些组织器官的细胞分离出来,并用适当的培养液在体外进行培养。研究者既可以采用这种方法建立细胞病理模型,也可通过观察某些处理因素对细胞功能、代谢变化的影响,进行对疾病过程中的细胞机制的研究。体外细胞培养可以解决细胞水平甚至亚细胞水平的研究问题,并因细胞来源丰富、研究方便、实验周期短及针对性强等优点而广泛应用于病理生理学的研究领域。

(六)分子生物学实验

现代医学研究证明,许多人类疾病的发生与基因改变有关,分子生物学技术迅速渗透至生命科学的各个领域,病理生理学也广泛采用了诸如分子杂交、限制性内切酶酶切片段长度的多态性分析、聚合酶链反应(polymerase chain reaction,PCR)、基因克隆、克隆基因在异源性细胞中的转录和表达、核苷酸序列的快速测定、转基因动物和基因工程等新技术,从分子水平探讨疾病的发病机制,特别是加深了人们对肿瘤、动脉粥样硬化、高血压、艾滋病等复杂的或难治性疾病的认识,为人类最终从细胞或分子水平干预疾病的发生、发展提供了极有力的工具。

综上所述,病理生理学研究中可采用的技术方法非常多,但选用哪种方法取决于研究课题的性质和目的。各种不同水平的实验方法可以解决不同层次的问题,但不能互相取代。病理生理学中任何重要理论的确立和重要机制的阐述都不是单纯一种方法取得的结果,只有采用多种方法互相配合,从多方面获取实验结果加以综合分析才能完成。

四、病理生理学的发展简史

病理生理学在医学的广阔领域中是一门比较年轻的学科,它是顺应科学的迅速发展和临床实践的迫切需要而创立和发展起来的。

19世纪中叶,法国生理学家Claude Bernard等开始认识到仅仅用临床观察和尸体解剖的方法还不能全面、深刻地揭示疾病的本质,并开始在动物身上用实验方法来研究其功能和代谢的动态变化,创立了实验病理学,这便是病理生理学的雏形。到了20世纪,德国首先创立了作为独立学科的病理生理学。1924年苏联开始在全国开设病理生理学课程和建立病理生理学教研室。此后,尤其是近20多年来,随着自然科学,尤其是生理学、生物化学、分子生物学、细胞生物学和免疫学等生命科学的飞速发展及各种先进技术的广泛应用,病理生理学得到了飞速发展,在本学科的各个领域中取得了重大进展,使人们对许多疾病的病因和发展机制的认识提高到一个新的水平;同时病理生理学研究成果的迅速应用又促进了临床医学的不断发展。

新中国成立以前,我国虽然没有独立的病理生理学专业,但也有少数医学院校和研究机构开展过实验病理学的研究工作。新中国成立后,我国病理生理学作为一门独立的新兴学科有了较大的发展。1952年就有个别医学院校开始创建病理生理学教研室、翻译病理生理学专著、编写病理生理学讲义。1954年卫生部确定各医学院校建立独立的病理生理学教研室,并邀请国外专家举办全国性病理生理学师资进修班,培训专职教师,从而促使全国各高等医学院校先后创立了病理生理学教研室,陆续为医学生开设了病理生理学课程。目前,在全国高等医学院校里,病理生理学已成为最受欢迎的学科之一。

1961年9月在上海召开了第一届病理生理学学术研讨会,在这次会议上成立了"病理生理学专业委员会筹备委员会",这是中国生理科学会下属的一个组成部门(二级学会)。随着中国生理科学会病理生理学专业委员会的成立,病理生理学科得到了长足的发展。1985年,中国病理生理学会脱离中国生理科学会成为全国性一级学会,并于1986年和1996年先后创办了具有鲜明专业特色的《中国病理生理学杂志》和《中国动脉粥样硬化杂志》。现在该学会生机勃勃,队伍不断壮大,先后成立了动物学、休克、炎症和发热、微循环、实验血液学、心血管、动脉粥样硬化、肿瘤、免疫和中医学等十多个专业委员会。一大批病理生理学工作者不仅在医学教育园地辛勤耕耘着,而且在医学研究的前沿领域勤奋工作,对疾病过程中的神经体液调节、缺氧、炎症、发热、感染、烧伤、冻伤、微循环障碍、肿瘤、免疫损伤、放射损伤、地方病、冠心病、遗传性疾病及各系统的病理生理学课题进行了研究工作,研究水平不断提高,并取得了可喜的成绩。

21 世纪是生命科学占主导的时代,根据医学模式的转变和临床疾病谱的变化,病理生理学将加强与生命科学、分子生物学等新兴学科的结合与渗透,积极引入新技术、新理论、新成果,加强疾病发生、发展过程中多因素综合作用的研究,从分子和基因水平阐明疾病的本质。

(河南医学高等专科学校 杨红梅)

第二章

疾病概论

🌸 **学习目标**

知识目标：①掌握疾病、健康、病因、疾病发生的条件、脑死亡的概念。②熟悉疾病的常见病因、发病规律和经过。③了解传统死亡过程和脑死亡判断标准之不同。

能力目标：运用脑死亡的标准能判断人体具体死亡时间；能确定终止心肺复苏抢救的界限。

情感目标：使学生树立正确的世界观、人生观和价值观，将预防疾病、驱除病痛作为自己的终身责任。

第一节　健康与疾病

（一）健康的概念

健康是医学中一个重要的概念，长期以来人们认为"不生病""无病痛"就是健康，其实这种认识是很不全面的。世界卫生组织（World Health Organization，WHO）关于健康的定义是"健康不仅是没有疾病，而且要有健全的身心状态及社会适应能力。"这就是说健康至少应具备强健的体魄和健全的心理精神状态，对社会具有良好的适应性，能在所处的环境中进行有效的活动和工作。这种良好状态有赖于机体内部结构与功能的协调，有赖于体内调节系统对内环境稳定的维持。

（二）疾病的概念

疾病是对疾病本质认识的概括。什么是疾病在不同历史阶段有不同的认识。目前认为，疾病是机体在一定的条件下受病因损害作用后，因自稳调节紊乱而发生的异常生命活动过程。疾病过程中，机体对致病因素所引起的损伤产生抗损伤反应，出现各种复杂的功能、代谢和形态结构的异常变化，从而表现出一系列症状和体征，并对外环境的适应能力下降和劳动能力减弱甚至丧失。

疾病的本质是什么？

（三）亚健康的概念

亚健康自20世纪80年代以来，医学界提出了从健康到疾病过程中人体既不像健康那样精力充沛、生机勃勃，但也不像患者那样拥有临床公认的征象，机体可表现出情绪低落、心悸烦躁、气短乏力、抑郁、多疑、纳呆、失眠、易患感冒等表现。这种状态被称为"亚健康状态"（第三状态），它既可以恢复到健康状态，也可发展成为疾病。

中华医学会的一项调查结论是，我国亚健康人数约占全国人口的70%，高级知识分子、企业管理者的亚健康发生率在70%以上。为此，积极去除引起亚健康有关因素对于促进人类健康已显得特别重要。

第二节　病因学

病因学是研究疾病发生的原因和条件的科学，主要回答"为什么会发病"的问题。

（一）疾病发生的原因

1. 病因　病因即疾病原因的简称。它是指作用于机体能引起某一疾病不可缺少的并决定疾病特异性的因素，是医学研究的核心问题，对于疾病的预防、诊断、治疗、康复等均具有十分重要的意义。条件是指在病因作用于机体的前提下，促使疾病发生发展的因素，也就是说它本身虽不能引起疾病，但是可以左右病因对机体的影响或者直接作用于机体促进疾病的发生。

原因和条件在疾病发生中的关系，可以用具体疾病加以说明。例如患结核病时，结核分枝杆菌是原因，如果没有结核分枝杆菌的侵入，就不能引起结核病的发生。但结核分枝杆菌侵入机体后是否发病，还与多种条件有关，如营养不良、免疫功能减弱等。这些条件中的一个或几个结合在一起，都能促进结核病的发生。相反的条件，即使有结核分枝杆菌的侵入，由于机体抵抗力强，也可能不发生结核病。

2. 疾病原因的分类　疾病原因的分类很多，大致概括如下。

（1）生物性因素　包括各种病原微生物，如细菌、病毒、立克次体、支原体、螺旋体、霉菌及寄生虫等，是最常见的致病因素。临床上将病原微生物所致的疾病称为感染性疾病。其致病作用主要取决于病原体侵入宿主的数量、毒力、侵袭力和机体的防御、抵抗能力双方力量的对比。

（2）物理性因素　环境中各种物理因素当其超过机体生理耐受时便成为致病因素。各种机械力可引起创伤、骨折；温度变化可引起烧伤、冻伤；电流可引起电击伤；电离辐射可引起放射病等。其致病作用主要取决于作用强度、部位、持续时间，而很少和机体的反应性有直接关系。

（3）化学性因素　无机和有机的化学物质（包括治疗用药）超过一定剂量时均具有毒性，可使机体中毒甚至死亡。其致病主要取决于毒物剂量、机体代谢解毒及排泄毒物的功能。

（4）营养性因素　营养不足和营养过剩都可引起疾病，如营养不良症、肥胖病等。生命必需物质的缺乏也可引起疾病，如维生素 D 缺乏可引起佝偻病，食物中缺碘可引起单纯性甲状腺肿等。

是否任何疾病均存在相应的病因？

（5）免疫性因素　某些个体的免疫系统对一些抗原的刺激发出异常激烈反应，从而导致组织、细胞的损伤和生理功能的障碍，这种异常的反应称为变态反应。如进某些食物（如虾、牛乳）或应用某些药物（如青霉素）后可发生荨麻疹、支气管哮喘甚至过敏性休克等变态反应性疾病。有些个体能对自身抗原发生免疫反应引起自身组织的损害，称为自身免疫病，如系统性红斑狼疮（systemic lupus erythematosus，SLE）、类风湿关节炎、溃疡性结肠炎等。某些免疫缺陷的人，其共同特点是容易发生致病微生物的反复感染。

（6）遗传性因素　遗传物质的改变可直接引起遗传性疾病。例如，某些染色体畸变可以引起先天愚型；某些基因突变可引起血友病等。但在另一些情况下，遗传物质的改变不直接引起遗传性疾病，而是使机体获得遗传易感性。这样的机体在一般人尚可适应的环境因素作用下，易发生某些疾病，如高血压病、糖尿病、精神分裂症等。

（7）精神因素　长期忧虑、悲伤、恐惧等不良情绪和强烈的精神创伤可引起自主神经和内分泌功能紊乱及免疫功能异常，从而促进高血压病、冠心病、溃疡病等心身疾病的发生和发展。严重者可使人行为异常，失去理智。尤其是近几年来生物-心理-社会医学模式在医学中越来越为人们所重视，使其在考虑疾病原因的同时，不仅要重视人的生物属性，同时也要重视人的社会属性，认识到讲究文明，培养健康心理，可以防治疾病的发生。为此，消除患者精神紧张状态，稳定患者正常情绪，进行合理的生活指导和环境调整已显得特别重要。

（8）自然环境和社会因素　自然环境（如地区、季节、气候及气温等）因素既可以作为外在致病因素而存在，也可以影响人体的功能状态和抵抗力使人发病。另外，环境因素既是自然因素又是社会因素，因"三废"（废水、废气、废渣）处理不善而造成的生态平衡破坏，大气、水和土壤的污染，已成为危害人民健康、导致疾病发生的重要因素，这已经引起世界各国对环境保护的高度关注。

社会因素包括社会制度、社会环境、社会经济水平、卫生条件和教育水平，这些因素对人类健康生存有着不可忽视的影响，新中国成立前后人群患病率及死亡率的明显差异就足以说明这一问题。

（二）疾病发生的条件

疾病发生的条件主要是指那些能够影响疾病发生的机体内外的各种因素。它们本身虽然不能引起疾病，但是可以左右病因对机体的影响或者直接作用于机体，促进或阻碍疾病的发生。其中能够促进疾病发生的因素又称为诱因。条件本身不能引起疾病，但是可在病因的作用下，促进或阻碍疾病的发生。例如：营养情况很差、居住条件恶劣、过度疲劳、曾经患病等都可以削弱机体的抵抗力，这时如有少量不足以引起正常人患病的结核分枝杆菌进入人体，就可引起结核病。与此相反，营养状况良好、生活条件优越、注意体育锻炼等，都能增强机体对病原微生物的抵抗力，此时即使有结核分枝杆菌的侵入，也可以不发生结核病。

试述疾病发生的原因和条件及二者的关系。

此外，年龄和性别因素也可作为某些疾病的发病条件。例如小儿易患呼吸系统和消化系统传染病，这可能与小儿呼吸道、消化道的解剖生理特点和预防功能不够完善有关。妇女易患胆石症、甲状腺功能亢进等疾病，而男子则易患动脉粥样硬化、胃癌等疾病。

必须强调，疾病发生发展中原因与条件是相对的，它是针对某个具体的疾病来说的,对于不同的疾病,同一个因素可以是某一个疾病发生的原因,也可以是另一个疾病发生的条件。例如营养不良既是营养不良症的原因,也是结核病发生的条件。因此要阐明某一疾病的原因和条件时,必须进行具体分析和研究。

第三节　发病学

发病学主要是研究疾病发生、发展的规律和机制的科学。它与病因学的区别在于:病因学是探讨疾病为什么发生,研究疾病的原因和条件,而发病学是研究病因作用于机体后疾病如何发展。

(一)疾病发生发展的基本机制

疾病发生发展的基本机制是指疾病发病的共同机制,并非个别疾病的特殊机制。近年来由于医学基础理论的飞速发展,各种新方法、新技术的应用及不同学科间的横向联系,使疾病基本机制的研究从系统水平、器官水平、细胞水平逐步深入到分子水平。下面从神经机制、体液机制、组织细胞机制和分子机制四个方面叙述。

1.神经机制　神经系统在维持机体自身稳定和保证机体正常生命活动等方面起着重要作用,因此致病因子常常通过作用于神经系统而引起疾病。例如,脊髓灰质炎病毒可直接作用于脊髓前角运动细胞,引起肢体瘫痪;再如,某些化学物质可以通过抑制神经递质的合成、释放和分解,干扰神经系统的功能,导致疾病的发生发展。致病因子也可通过神经反射引起相应组织器官的功能代谢紊乱,如缺氧时通过刺激外周化学感受器,反射性引起心血管运动中枢和呼吸中枢兴奋,使心脏和呼吸功能增强。强烈精神因素的作用,可引起大脑皮质功能紊乱,皮质下中枢功能失调,导致消化性溃疡、高血压等疾病。

2.体液机制　体液是维持机体内环境稳定的重要因素。致病因子可通过直接或间接作用引起体液容量和体液成分的改变,导致疾病的发生。体液容量的大量丢失,可引起脱水,体液容量过多可导致水肿或水中毒;体液成分的改变可导致电解质紊乱、酸碱平衡紊乱等。体液中各种激素和生物活性物质的异常,将通过更为复杂的机制,引起疾病的发生发展。例如,休克的发生发展过程中体液因素(儿茶酚胺、内皮素、血管紧张素、加压素、组胺、激肽、肿瘤坏死因子、白细胞介素等)起着极其重要的作用。

3.组织细胞机制　致病因子可直接或间接作用于机体的组织细胞,造成组织细胞的损伤或功能、代谢障碍,从而引起细胞的自稳调节紊乱。如外力、高温、强酸、强碱等,可直接无选择性地损伤组织细胞;而有些病因可选择性地损伤组织细胞,如肝炎病毒侵入肝细胞、疟原虫侵犯红细胞、汞作用于肾小管上皮细胞等。致病因子也可通过作用于细胞膜和细胞器膜,使细胞膜的通透性增大,膜上的各种泵功能失调,导致细胞内外离子失平衡。由于细胞膜上的蛋白质或膜受体等遭到损伤,致使信号传导障碍,最终导致细胞功能紊乱,甚至细胞死亡。细胞器膜的损伤最常见是线粒体,当线粒体膜受损伤时,线粒体的氧化磷酸化功能障碍,能量生成不足,而影响细胞正常功能。

4.分子机制　随着分子生物学的不断发展,从分子水平研究生命现象和疾病发生机制已成为一门新兴学科——分子病理学。在分子水平上,生物大分子蛋白质与核酸类的结构与功能异常,是造成细胞结构功能异常并引起某些疾病的最基本环节。蛋白质可以是参与物质代谢的酶或调节物,也可以是组织细胞的结构成分,还可以是细胞信号转导的重要活性分子,因此,蛋白质结构和(或)功能异常,可直接或间接地引起相应组织细胞的代谢和功能障碍。由 DNA 的遗传性病变所引起的一类以蛋白质异常为特征的疾病称为分子病,如受体病、酶缺陷性疾病、血红蛋白病、膜转运障碍性疾病等。这些疾病的发生都与相关蛋白质的异常改变有密切关系。

(二)疾病发生发展的一般规律

疾病发生发展的一般规律是指不同疾病的发生、发展过程中共同存在的基本规律。这些规律主要体现在以下几方面。

1. 自稳调节功能紊乱　正常机体主要在神经和体液的调节下,维持内环境的相对的动态稳定性,使机体的血压、心率、呼吸、体温、体液的 pH 值均控制在一定的范围之内,这种状态称为自稳调节下的自稳态。疾病时自稳调节的某一方面先发生紊乱,引起相应的功能、代谢和形态异常,甚至通过连锁反应,导致疾病的发生。故稳态紊乱是疾病发生、发展的一个基本环节。例如碘摄入不足首先引起甲状腺分泌甲状腺素减少,通过反馈机制,垂体促甲状腺素分泌增多,促进甲状腺滤泡增生、肥大。如缺碘时间过长,滤泡上皮反复增生和复旧,上皮细胞因活动过度而衰竭,以致滤泡扩张,滤泡腔内储满不能碘化的甲状腺球蛋白胶质,因此体现甲状腺代谢、功能和形态自稳态失衡的地方性甲状腺肿也就随之发生了。

2. 因果转化　疾病的因果转化就是指在原始病因作用下机体内所发生的某种变化(结果),又可成为疾病过程中新的发病原因,有人将此称为"病因网"。如此原因和结果交替不已,互相转化就形成了一个链式发展的疾病过程。以失血为例,大量失血引起血容量减少、血压下降;血压下降引起脑缺血、缺氧导致中枢抑制,对呼吸及心血管的调节降低又可进一步加重血液循环障碍,使疾病恶化,甚至死亡。反之,如能及时采用止血、静脉补液、止痛等措施,则可阻断因果转化和恶性循环,使疾病向好的方向转化而康复。

3. 损伤与抗损伤　致病因素可引起机体不同程度损伤,同时机体也动员各种防御功能对抗所受到的损伤,损伤与抗损伤它们各自构成矛盾的两个方面,相互依赖又相互斗争,贯穿于疾病的始终并推动着疾病的发展和转归。如果说疾病过程中抗损伤反应占优势,则疾病向有利于机体的方向发展直至痊愈。反之,损伤较重,抗损伤的各种措施不足以抗衡损伤反应,又未能进行恰当治疗,则病情恶化,甚至死亡。

如何正确理解疾病过程中的损伤与抗损伤?

应当注意的是,损伤和抗损伤过程并不是一成不变的,在一定条件下可以互相转化。例如,外界气温过高时排汗增加,本是加强散热的一种抗损伤代偿活动,但大量出汗又会导致脱水等损伤性变化。所以,正确区分疾病过程中的损伤性变化和抗损伤性变化,才能更有效地防治疾病,增进健康。

4. 局部与整体的关系　无论在正常或患病时,机体各部分组织器官一般都是通过神经、体液的调节紧密地联系在一起,作为一个整体对体内外环境的变化发生反应,疾病的局部病变只是全身反应的局部表现,而且受整体变化所制约;相反任何一个局部病变,在一定条件下又会影响全身,二者之间有着不可分割的联系。如冠状动脉粥样硬化,管腔变窄,心脏供血不足,收缩功能下降,可导致全身血液循环障碍。另一方面,全身状况可以影响局部病变的发生与发展,如机体免疫功能良好者结核病的肺部病变就容易痊愈。所以在认识和诊治疾病时,要全面分析全身和局部的内在联系。

第四节　疾病的经过和结局

所有的疾病都存在潜伏期吗？

疾病是一个过程，有其开始和终结，一般将疾病大致分为四个阶段。

1. 潜伏期（发病前期）　是从致病因素作用于机体到出现最初症状前的阶段。各种传染病都有潜伏期。不同疾病潜伏期长短不一，有些疾病无潜伏期，如创伤、溺水；有些疾病潜伏期却很短，如食物中毒；但艾滋病患者却有着数年的潜伏期。潜伏期中患者没有症状，查找疾病的临床早期信号对阻止疾病的发生与传播就显得特别重要。

2. 前驱期　是从疾病出现最初症状起，到出现该疾病的典型症状前的阶段。此期可出现一些非特异性症状，如食欲缺乏、乏力、低热等临床表现，前驱期的发现有利于疾病的早期诊断和早期治疗。

3. 症状明显期　是指出现该疾病所特有的临床症状和体征这段时期。临床上可根据其典型表现迅速做出疾病诊断和鉴别诊断。

4. 转归期　此期是疾病的最后阶段。不同疾病有不同的转归，相同疾病也有不同的结局。其表现有以下方面。

（1）康复　又称痊愈。分为完全康复和不完全康复两种。病因去除，患者的症状、体征完全消失，形态结构、功能和代谢完全恢复正常，劳动能力恢复称为完全康复。疾病时损伤性变化得到了控制，主要症状已经减轻，但体内某些重要病理变化尚未完全消失，甚至遗留后遗症（如烧伤后形成的瘢痕、风湿性心脏瓣膜变形等）则称为不完全康复。

（2）死亡　死亡是生命活动的终止，也是疾病最不幸的结局。死亡的原因可以是重要生命器官（如心、肝、肺、脑、肾等）发生严重的不可复性损害；可以是慢性消耗性疾病（如恶性肿瘤、结核病等）引起的全身极度衰竭；也可以是失血性休克、窒息、中毒等引起的严重功能失调。

长期以来，传统的死亡观点认为死亡并非是瞬息即逝现象，而是一个发展过程，通常把这个死亡过程分为濒死期、临床死亡期及生物学死亡期三个阶段。

濒死期：也称临终状态。本期主要特征是脑干以上的中枢处于深度抑制状态，而脑干以下功能犹存，但由于失去了上位中枢的控制而处于紊乱状态。主要表现为意识模糊或丧失，反射迟钝或减弱，血压降低，呼吸和循环功能进行性下降。

临床死亡期：本期的主要特点是延髓处于极度抑制状态，表现为各种反射消失，呼吸和心跳停止，但是组织器官仍在进行着极其微弱的代谢活动，生命没有真正结束，若采取恰当的措施，仍有复苏或复活之可能。

生物学死亡期：本期是死亡的不可逆阶段，大脑皮质、各系统各器官的功能和代谢活动，随着时间的推移而相继停止，机体逐渐出现尸冷、尸斑、尸僵、尸体腐败等一系列死后变化。

脑死亡的首要诊断标准是什么？

随着近年来复苏技术的普及与提高、器官移植的倡导与开展，人们对死亡有了新的认识，认为死亡是指机体作为一个整体的永久性停止。实际上是指包括大脑、间脑、特别是脑干各部分在内的全脑功能不可逆丧失导致的个体死亡。脑死亡是判断临床死亡的标志，其判断标准：①不可逆的昏迷和大脑无反应性；②呼吸停止，人工呼吸

15 min仍无自主呼吸;③瞳孔散大及固定;④颅神经反射(如瞳孔对光反射、角膜反射、咳嗽反射、吞咽反射等)消失;⑤脑电波消失;⑥脑血液循环完全停止。

脑死亡一旦确立,就意味着在法律上已经具备死亡的合法依据,它可协助医务人员判断死亡时间和确定终止复苏抢救的界线。同时也为器官移植创造了良好的时机和合理的根据,因为器官移植能否成功,远期效果是否良好,在很大程度上取决于移植器官从供体摘除时和摘除前一定时间内的血液灌流情况。若已确诊为脑死亡,借助人工呼吸在一定时间内维持血液循环的人体是移植器官的良好提供者。

因此用脑死亡作为死亡的标准是社会发展的需要,也是伦理道德和法律上的许可。

问题分析与能力提升

某作业工人在电力操作中不慎触电,约10 min后被人发现,立即给予人工呼吸、胸外心脏按压等紧急抢救措施,15 min后心跳和自主呼吸均未恢复,对外界刺激不发生任何反应,并出现瞳孔散大,对光反射消失。

思考:该工人是否已死亡?

(信阳职业技术学院　陈　超)

第三章

水、电解质代谢紊乱

学习目标

知识目标：①掌握各型脱水及水肿、高钾血症和低钾血症的概念，各型脱水及高钾血症和低钾血症的机体变化。②熟悉各型脱水及水肿、高钾血症和低钾血症的病因。③了解水肿对机体的影响及全身性水肿分布特点。

能力目标：①能够熟练掌握各种类型脱水的特点。②能够掌握高钾血症和低钾血症的临床特点。

情感目标：使学生树立正确的世界观、人生观和价值观，逐步养成献身医学事业的高尚情操，将预防疾病、驱除病痛作为自己的终身责任。

水是人体内含量最多的物质。水和电解质广泛分布于细胞内外，参与很多重要的生理和生化过程。水与电解质的动态平衡是维护人体生命活动正常进行的重要因素。许多器官系统的疾病，外界环境的剧烈变化，以及某些医源性因素（如药物使用不当）都可导致水、电解质代谢紊乱。如果机体的水、电解质代谢紊乱得不到及时纠正，它又可使机体各器官系统的生理功能和物质代谢发生相应的障碍，严重时危及患者生命。因此，对于一个医务工作者来说，掌握水、电解质代谢紊乱的发生机制及其演变规律是十分必要的。

第一节 水、电解质正常代谢

一、体液的分布和含量

通常所说的机体内环境指的是细胞外液还是细胞内液？

体液是对体内溶于水的各种无机物和有机物所形成的水溶液的统称。体液中的各种无机盐、一些小分子有机物和蛋白质都是以离子状态存在，称为电解质。正常成人体液总量约占体重的60%，其中2/3分布在细胞内，称为细胞内液，约占体重的40%；1/3分布于细胞外，称为细胞外液，约占体重的20%。细胞外液又可分为血浆和组织间液两部分，前者占体重的5%，后者约占体重的15%。组织间液中有很少一部分存在于关节囊、颅腔、胸膜腔、腹膜腔等,称为透细胞液,由于其交换缓慢,临床意义不大。

人体体液的分布和含量因性别、年龄、胖瘦而异,从婴儿到成年人,体液占的比例逐渐减少。新生儿、婴儿、学龄儿童、成年人的体液总量分别约占体重的80%、70%、65%、60%。脂肪含水量为15%～30%,而肌肉组织含水量可达75%～80%。由此可知,女性因含脂肪较多,体液总量约占体重的55%。

二、水的生理功能与平衡

1. 水的生理功能 水的生理功能主要有以下几个方面。

(1)水是一切生化反应进行的场所 同时,水还直接参与水解、水化、脱水加氢等主要反应。

(2)调节体温 水的比热大,能吸收代谢过程中产生的大量热能而使体温不致升高。水的蒸发热大(每克水在37 ℃完全蒸发时,能吸收2.4 kJ的热能),汗液的蒸发可使大量的热散发,维持着产热和散热平衡。

(3)润滑作用 如唾液有利于食物的吞咽,滑液有助于关节的活动,泪液有助于眼球的转动等。

(4)结合水的作用 体内有一部分水是和蛋白质、黏多糖和磷脂等结合在一起的。它保证了各种肌肉具有独特的机械功能。如心肌含水量为79%,其中大部分以结合水的形式存在,并无流动性,它是构成心肌具有坚实有力的舒缩组织条件之一。

2. 水的平衡 机体水的来源随气候的变化、个人习惯、劳动环境的不同存在着较大的差异。主要包括饮水、食物水、代谢所生成的水。

水排出的最主要的途径是经肾脏,其次为皮肤、肺及消化道排出水。

机体每日摄入和排出的水量基本相等,保持着动态平衡,约为2 500 mL(表3-1)。

表3-1 正常人每日水的摄入量和排出量

来源	摄入量(mL)	排出途径	排出量(mL)
食物中水	1 000	尿量	1 500
代谢生成水	300	皮肤蒸发	500
饮水	1 200	肺呼出	350
		随粪排出	150
合计	2 500		2 500

三、体液电解质的功能与平衡

1. 体液的电解质组成 细胞内、外液中各种电解质的含量有很大的差异。无论是细胞内液还是细胞外液,阳离子所带正电荷的总数与阴离子所带负电荷的总数正好相等,体液呈电中性。在正常情况下,细胞内、外液总的渗透压是相等的。细胞外液主要的阳离子是Na^+,其次是K^+、Ca^{2+}等,阴离子主要是Cl^-,其次是HCO_3^-、HPO_4^{2-}、SO_4^{2-}

细胞外液和细胞内液中主要的阳离子分别是什么?

及有机酸和蛋白质;细胞内液中阳离子主要是 K^+,其次是 Na^+、Ca^{2+}、Mg^{2+},阴离子主要是 HPO_4^{2-} 和蛋白质,其次是 HCO_3^-、Cl^-、SO_4^{2-} 等。

2.电解质的生理功能 ①维持体液的渗透平衡和酸碱平衡。②维持神经、肌肉、心肌细胞的静息电位,并参与其动作电位的形成。③参与新陈代谢和生理功能。④构成组织的成分。

3.钠、钾平衡

(1)钠平衡 正常成人体内含钠总量为 40～50 mmol/kg 体重,总钠的 50% 左右存在于细胞外液,10% 左右存在于细胞内液。血清 Na^+ 浓度的正常范围是 130～150 mmol/L。人们摄入的钠主要来自食盐,每日摄入量为 100～200 mmol,几乎全部在小肠吸收。Na^+ 主要经肾随尿排出。正常情况下排出和摄入钠几乎相等。钠的排出常伴有氯的排出。

(2)钾平衡 正常成人体内含钾总量为 31～57 mmol/kg 体重,总钾的 98% 左右存在于细胞内,血清钾浓度的正常范围是 3.5～5.5 mmol/L。人体的钾主要来自食物,成人每日随食物摄入钾 70～100 mmol,其中 90% 在肠道吸收,80% 以上的钾随尿排出。肾排钾与钾的摄入量有关,多吃多排,少吃少排,不吃也排,当机体完全停止钾的摄入,每天仍要随尿排出少量的钾。

过度节食会引发低钾血症吗? 为什么?

四、水、电解质平衡的调节

水、电解质的平衡主要是通过神经系统和某些激素作用于肾,影响其处理水和电解质的过程而实现的。

1.渴感作用 机体在水分不足或摄入较多的食盐而使细胞外液渗透压升高时,就会刺激下丘脑视上核侧面的口渴中枢,使其兴奋。渴则思饮,饮水后血浆渗透压回降,渴感乃消失。

2.抗利尿激素 抗利尿激素(antidiuretic hormone,ADH)主要是下丘脑视上核神经元所分泌的一种激素。ADH 主要使肾远曲小管和集合管对水的重吸收增加。

ADH 的分泌主要受血浆晶体渗透压、循环血量和血压的调节。当机体因失去大量水分而使血浆晶体渗透压增高时,可促使 ADH 释放增多,促使肾重吸收水分增多而使血浆晶体渗透压下降。大量饮水时,由于 ADH 释放减少,肾排水增多,血浆渗透压得以回升。血量过多时,可刺激左心房的容量感受器,反射性地引起 ADH 释放减少,结果引起利尿而使血量回降。反之,当血容量减少时,ADH 释放增加,尿量减少而有助于血量的恢复。

3.醛固酮 醛固酮是肾上腺皮质球状带分泌的盐皮质激素。它主要受肾素血管紧张素系统和血浆 Na^+、K^+ 浓度的调节。当机体因失血使血容量减少时,通过肾素血管紧张素的调节,使醛固酮分泌增多,从而促进肾小管对 Na^+ 的主动重吸收和水的被动重吸收,于是血容量增多,血压回升。当血浆中 Na^+ 浓度相对较低或 K^+ 浓度较高时,使醛固酮分泌增加,促进 Na^+ 的重吸收而排出 K^+。反之,当血浆 Na^+ 浓度相对较高 K^+ 浓度较低时,醛固酮分泌减少,就会减少 Na^+ 的重吸收。

第二节　水、钠代谢紊乱

一、等渗性脱水

等渗性脱水又称混合性脱水,是外科脱水中最常见的类型。其特点是钠与水成比例地丧失。血清钠仍维持在 130~150 mmol/L,血浆渗透压在 280~310 mmol/L。

1. 原因和机制　①消化液的急性丢失:见于严重的呕吐、腹泻、肠瘘、胆瘘、胰瘘等;②大量胸腔积液和腹腔积液的形成;③大量血浆丢失:大面积烧伤造成的组织水肿和组织液外渗。

2. 对机体的影响　等渗性脱水时细胞外液容量减少而渗透压仍在正常范围之内,故细胞内、外液间维持了水平衡,细胞内液量变化不明显。血容量减少,机体通过 ADH 和醛固酮的分泌增多,而促使肾对钠、水重吸收增加,使细胞外液得到一定的补充。如血容量减少的迅速而严重,患者可发生低血容量休克。

3. 防治原则　防治原发病,补给平衡盐溶液或生理盐水。

二、低渗性脱水

低渗性脱水又称继发性脱水,水和钠同时丢失,但失钠大于失水,血浆渗透压降低。

1. 原因和机制　①胃肠液的持续丢失;②大面积烧伤或大创面渗液;③大量出汗后只补充水分而未补钠;④肾性排钠增多:如氢氯噻嗪、依他尼酸的应用。某些肾小管和肾间质疾病可使髓袢升支功能受损,髓质正常的间质结构破坏,因而随尿排钠增多。

2. 对机体的影响　低渗性脱水时机体容易发生低血容量休克。主要原因如下。

(1)由于细胞外液处于低渗状态,水分就会移向渗透压较高的细胞内液,从而加重细胞外液减少量(图 3-1)。

哪种类型的脱水最容易导致机体发生休克?

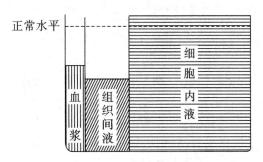

图 3-1　低渗性脱水体液变动示意

(2)细胞外液处于低渗状态使 ADH 分泌和释放减少,肾对水分重吸收减少,尿量增多。

(3)低血容量时肾血流量减少,又可激活醛固酮系统,从而使肾小管对钠的重吸收增加,临床上主要表现为休克倾向,患者血压下降、脉搏细速、尿量减少、四肢厥冷、皮肤弹性差、眼窝内陷、婴儿囟门内陷、意识不清,甚至昏迷。

3.防治原则 积极治疗原发病。补给含钠液或高渗盐水。

三、高渗性脱水

高渗性脱水又称原发性脱水,水和钠同时丢失,但失水大于失钠,故血浆渗透压增高、血清钠高于正常值。

1.原因和机制

(1)水的摄入不足 水源断绝、频繁呕吐患者、昏迷患者、咽和食管等有疾患的患者、极度衰弱的患者等,使水的摄入不足而引起机体缺水。

(2)大量低渗液的丢失 高热、大量出汗、烧伤的暴露疗法、尿崩症、肾小管浓缩功能不全排出大量的低渗尿、婴儿水样腹泻等都可使失水多于失钠,形成细胞外高渗。

2.对机体的影响

(1)口渴明显 因失水多于失钠,细胞外液渗透压增高,刺激口渴中枢,促使患者主动饮水。

(2)ADH释放增多 细胞外高渗状态刺激下丘脑渗透压感受器而使ADH释放增多(尿崩症患者除外),从而使肾重吸收水增多,尿量减少而比重增高。

(3)水分转移 由于细胞外液渗透压高于细胞内液,因而细胞内液中的水分可向细胞外转移(图3-2)。

高渗性脱水早期是否较易发生外周循环衰竭?

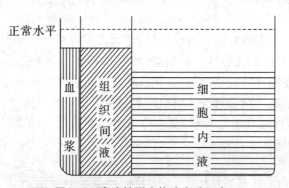

图3-2 高渗性脱水体液变动示意

由上可见,高渗性脱水时细胞内、外液都有所减少,但因细胞外液可从几方面得以补充,故细胞外液渗透压趋于回降。当代偿无效时,临床主要表现为明显口渴、皮肤弹性差、声音嘶哑、尿少且比重高,还可出现狂躁、幻觉、谵妄甚至昏迷等症状。

3.防治原则 尽早去除病因,补充水分和低渗氯化钠溶液。

第三节 钾代谢紊乱

钾代谢紊乱通常指细胞外液中钾离子浓度的异常变化,可分为低钾血症和高钾血症。

一、低钾血症

血清钾浓度低于 3.5 mmol/L 称为低钾血症。低钾血症时,机体的含钾量不一定减少,如钾分布异常,细胞外钾大量向细胞内转移时。但是,在多数情况下,低钾血症的患者同时伴有体钾总量的减少。

（一）原因和机制

1. 钾摄入不足　常见于消化道梗阻、昏迷、手术后较长时间禁食的患者,以及静脉内输入营养时没有同时补钾或补钾不够。由于肾每日仍排出一定量的钾,故可引起低钾血症。

2. 钾丢失过多　这是低钾血症最主要的原因。

（1）经胃肠道失钾　因消化液富含钾,且丢失消化液引起血容量减少,导致醛固酮分泌增多而促进肾排钾。见于严重呕吐、腹泻、胃肠引流、肠瘘等患者。它是小儿失钾最主要的原因。

（2）经肾失钾　这是成人失钾的最主要原因。常见于:①利尿剂的应用,如呋塞米、依他尼酸、噻嗪类等药物的应用,这些药物引起肾小管远端流速增大;利尿后血容量减少引起醛固酮分泌增多,促进排钾。②盐皮质激素过多,见于原发性和继发性醛固酮增多症,使肾远曲小管和集合管 Na^+-K^+ 交换增强,导致肾排钾增多。③肾小管性酸中毒,近曲小管酸中毒时,主要是近曲小管重吸收 HCO_3^- 和 K^+ 障碍;远曲小管酸中毒主要是 H^+-Na^+ 交换减少,而 K^+-Na^+ 交换增强导致失钾。④碱中毒,碱中毒时肾小管上皮细胞排 H^+ 减少,故导致 H^+-Na^+ 交换减少,而 K^+-Na^+ 交换增强,故尿钾增多。

（3）经皮肤失钾　汗液的含钾量很低,只有 0.9 mmol/L。但在炎热环境下的剧烈体力活动,大量出汗可导致较多钾丢失。

3. 钾的跨细胞分布异常　形成原因是细胞外液钾向细胞内转移而引起低钾,但机体含钾总量并没减少。见于:①碱中毒,细胞内的 H^+ 移至细胞外以起代偿作用,同时细胞外 K^+ 进入细胞内。②低钾性周期性麻痹:是一种家族性疾病。发作时细胞外的钾向细胞内转移。③胰岛素的大量应用:胰岛素促进细胞合成糖原,糖原合成需要钾,血浆钾乃随葡萄糖进入细胞内合成糖原。

（二）对机体的影响

低钾血症可引起机体多种功能代谢变化,对不同的个体影响也有很大的差异。但低钾血症的症状取决于失钾的速度和血钾降低的程度。一般说来,血清钾浓度愈低症状愈严重。

1. 对神经肌肉的影响

（1）骨骼肌　通常血清钾低于 3 mmol/L 会出现明显的肌无力,继而可发生弛缓性麻痹,严重者可发生呼吸肌麻痹导致死亡。

发生上述变化的机制:低钾血症时,细胞内外液钾浓度比值增大,因而肌细胞静息电位负值增大,静息电位与阈电位的距离增大,细胞兴奋性降低。

（2）胃肠道平滑肌　低钾血症可引起胃肠运动减弱,患者常发生恶心、呕吐和厌食,当血清 K^+ 低于 2.5 mmol/L,可出现麻痹性肠梗阻。

2. 对心脏的影响　低钾血症可导致心肌的兴奋性升高,自律性升高,而传导性下

低钾血症对机体的影响

临床中导致小儿和成人失钾最主要的原因分别是什么?

低钾血症患者的主要死亡原因是什么?

降,易引起心律失常。

低钾血症造成膜对 K^+ 的通透性下降,K^+ 外流减少延长了心室复极化过程。导致心电图改变有 T 波低平、U 波增宽、Q-T 间期延长、P-R 间期延长、QRS 综合波增宽(图3-3)。

3. 对肾脏的影响 主要是肾小管上皮细胞肿胀、增生、变性坏死,导致尿的浓缩功能受损,出现多尿和尿比重降低。

4. 对酸碱平衡的影响 缺钾时可引起代谢性碱中毒。

(三)防治原则

1. 积极防治原发病。

2. 及时补钾。能口服者尽量口服补钾。不能口服者由静脉滴注。严禁静脉注射。补钾时应严格控制钾液浓度、速度和量,并且要在每日尿量 500 mL 以上,方可补钾,即尿畅补钾。

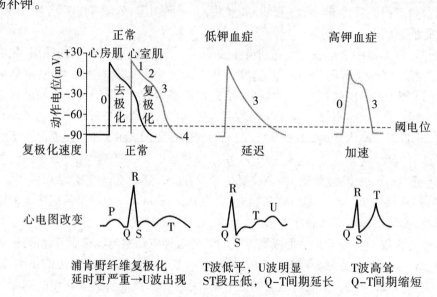

图 3-3 血浆钾浓度对心肌细胞膜电位及心电图的影响示意

二、高钾血症

血清钾浓度大于 5.5 mmol/L 称为高钾血症。

(一)原因和机制

临床中导致高钾血症发生最主要的病因是什么?

1. 钾摄入过多 肾功能正常时一般不会因钾摄入过多而引起高钾血症,只有在静脉内补钾过多过快时才会引起。因胃肠道对钾的吸收有限,且在大量口服钾盐时还会引起呕吐和腹泻。因此,口服补钾的情况下不会引起威胁生命的高钾血症。

2. 肾排钾减少 这是导致高钾血症的主要原因。主要见于能引起肾小球滤过率减少和肾小管排钾功能障碍的一些疾病。如急性肾功能衰竭少尿期或无尿期、慢性肾功能衰竭末期、慢性肾上腺皮质功能减退、长期使用螺内酯或氨苯蝶啶等利尿剂。

3. 细胞内钾释出过多

(1)酸中毒 细胞外液的 H^+ 进入细胞内而细胞内的 K^+ 释出到细胞外。

（2）缺氧　缺氧时细胞内 ATP 生成不足，细胞膜上 Na$^+$-K$^+$-ATP 泵运转发生障碍，Na$^+$ 潴留于细胞内，K$^+$ 在细胞外储存而不能进入细胞。

（3）细胞和组织的损伤和破坏　见于血型不合的输血所导致的血管内溶血，红细胞的破坏使大量 K$^+$ 进入血浆；严重创伤伴有肌肉组织大量损伤时，从损伤组织细胞内可释出大量的 K$^+$。

（二）对机体的影响

1. 对骨骼肌的影响　轻度高钾血症时，细胞内、外液钾浓度的比值减小，静息电位负值减小，与阈电位的距离减小，导致肌肉的兴奋性增高。可出现肢体感觉异常、刺痛、肌肉震颤等症状。重度高钾血症时静息电位过小，细胞处于去极化阻滞状态不能被兴奋，可出现肌肉软弱甚至弛缓性麻痹等症状。

2. 对心脏的影响　高钾血症对机体最严重的危害就是心脏的毒性作用，临床上患者往往因高钾血症导致的心律失常或心搏骤停而死亡。

同骨骼肌一样，轻度高钾血症会导致心肌兴奋性升高。严重的高钾血症则会导致心肌兴奋性降低，甚至消失。它还可导致心肌自律性降低、传导性降低、收缩性降低。

心电图的主要改变：T 波高尖，QRS 综合波增宽，P 波压低、增宽或消失，Q-T 间期缩短（图 3-3）。

3. 对酸碱平衡的影响　高钾血症时细胞外液 K$^+$ 进入细胞内而细胞内 H$^+$ 移向细胞外，引起酸中毒。

严重高钾血症患者主要的死亡原因是什么？

（三）防治原则

1. 防治原发病　严格执行补钾原则，严禁静脉注射钾溶液。

2. 促使钾向细胞内转移　静脉滴注葡萄糖、胰岛素溶液。

3. 紧急抗钾　因 Ca^{2+} 能使阈电位负值减小，使静息电位与阈电位间的距离稍微拉开，因而心肌细胞兴奋性就会恢复，故在心律失常时，立即以 10% 葡萄糖酸钙或 5% 氯化钙 10 mL 缓慢静脉注射。

4. 纠正酸中毒　静脉滴注 50 g/L 碳酸氢钠注射液。

第四节　水　肿

液体在组织间隙或体腔中过多积聚，称为水肿。当液体在体腔内积聚过多时，称为积液或积水，如心包积液、脑室积液、胸腔积液、腹腔积液等。

水肿的分类：①根据分布范围分为全身性水肿和局部性水肿；②按发生的原因分为肾性水肿、肝性水肿、心性水肿、淋巴水肿和炎性水肿等；③按发生的部位分为脑水肿、皮下水肿、肺水肿等。由此可见，水肿不是独立的疾病，而是许多疾病的一种病理过程。

一、水肿发生的机制

正常人体组织间液总量是相对恒定的，这种恒定依赖于血管内外液体交换平衡和体内外液体交换平衡这两大调节因素，当调节失调时就会导致水肿。

笔记栏

如何用公式描述有效滤过压?

(一)血管内外液体交换平衡失调

正常情况下,组织间液的产生和回流是一种动态平衡的过程(图3-4),这种平衡的维持取决于:①平均有效流体静压,它是促使血管内液体滤出的力量。毛细血管平均压力为2.80 kPa,组织间液的流体静压为1.33 kPa,两者之间的差约为1.47 kPa。②有效胶体渗透压,它是促使组织间液回流至毛细血管的力量。正常人血浆胶体渗透压为3.33 kPa,组织间液的胶体渗透压为2.00 kPa,两者之差为有效胶体渗透压1.33 kPa。①减去②为平均实际渗透压0.14 kPa。可见,正常时组织液的生成略大于回流。上述任何一个因素失调都会导致组织间液积聚过多而形成水肿。

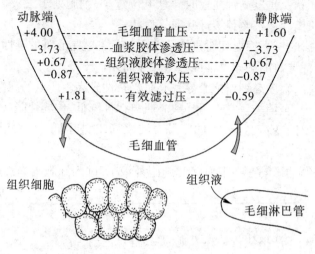

图3-4　组织液的生成与回流示意

单位为kPa;"+""-"为组织液流动方向

1. 毛细血管流体静压升高　毛细血管流体静压即毛细血管血压,它的升高可导致平均有效流体静压升高,从而导致平均实际滤过压增大,因而导致水肿。静脉压增高是导致毛细血管血压升高的主要原因。引起全身性水肿的主要原因是充血性心力衰竭导致的静脉压升高;血栓阻塞静脉腔、肿瘤压迫静脉壁是局部静脉压增高而导致局部水肿的常见原因。

2. 血浆胶体渗透压下降　血浆胶体渗透压主要取决于血浆白蛋白的含量。当血浆白蛋白含量减少时,血浆胶体渗透压下降,而平均实际渗透压增大,组织间液生成增多,发生水肿。血浆白蛋白含量下降的原因:①蛋白质合成障碍,见于肝硬化等;②蛋白质丢失过多,见于肾病综合征时大量的蛋白质从尿中丢失;③蛋白质分解代谢增强,见于恶性肿瘤、慢性感染等慢性消耗性疾病。

临床中丝虫病患者为何会发生"象皮肿"现象?

3. 微血管壁的通透性增加　正常时,毛细血管允许微量蛋白质滤出,因此在毛细血管内外形成了很大的胶体渗透压梯度。各种原因引起的微血管壁通透性增高,血浆蛋白滤出增多,就会导致毛细血管静脉端和微静脉内的胶体渗透压下降,组织间液的胶体渗透压上升,促使溶质及水分滤出。感染、烧伤、冻伤、化学伤及昆虫咬伤都可直接或通过组胺、激肽类等炎症介质损伤微血管壁,使其通透性增高。

4. 淋巴回流受阻　平常淋巴管通畅能把组织液及其所含蛋白质回收到血液循环,

并且在组织液生成增多时还能代偿回流,是一种重要的抗水肿作用。在恶性肿瘤侵入并堵塞淋巴管、乳腺癌根治术等摘除主要的淋巴管等时,导致淋巴回流受阻或不能代偿性加强回流,含蛋白的水肿液在组织间液中积聚,形成淋巴水肿。

（二）体内外液体交换平衡失调

正常人钠、水的摄入量和排出量处于动态平衡状态,从而保持体液量的相对恒定。肾是调节这种平衡的重要器官,主要取决于肾小球的滤过率和肾小管的重吸收功能。在某些因素导致球–管平衡失调时,便可导致钠、水潴留,形成水肿(图3-5)。

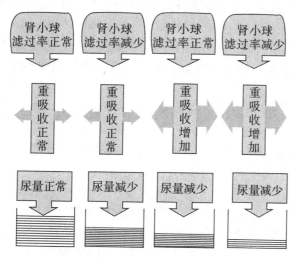

图3-5 球–管失平衡基本形式示意

1. **肾小球滤过率下降** 在各种原因导致肾小球滤过钠水减少,且不伴有肾小管重吸收相应减少的情况下,就会引起钠、水潴留。常见原因:①急、慢性肾小球肾炎时引起广泛的肾小球病变,导致肾小球滤过面积减少,肾小球滤过率下降。②充血性心力衰竭、肾病综合征等疾病导致有效循环血量减少,肾血流量下降。以及由此而引起的交感–肾上腺髓质系统、肾素血管紧张素系统兴奋,使入球小动脉收缩,肾血流量进一步减少,肾小球滤过率下降,导致钠、水潴留。

2. **肾小管重吸收钠水增多**

（1）**远曲小管重吸收钠水增多** 主要见于醛固酮和ADH增多,醛固酮和ADH增多时,可促进肾远曲小管重吸收钠增多,进而引起钠、水潴留。引起醛固酮和ADH增多的原因,临床上见于充血性心力衰竭、肾病综合征、肝硬化腹腔积液等导致的有效循环血量减少,促使近球细胞分泌肾素增加,进而肾素–血管紧张素–醛固酮系统被激活,醛固酮和ADH分泌增多。

（2）**近曲小管重吸收钠水增多** ①心房肽分泌减少,它是在心房心肌细胞中合成并储存的。其作用是抑制近曲小管重吸收钠水和抑制醛固酮的分泌。当血容量、血压、血Na^+的含量等影响心房肽释放的因素发生变化时,就会影响心房肽的分泌和释放。如在有效循环血量减少时,心房的牵张感受器兴奋性降低,致使心房肽分泌减少,近曲小管对钠水重吸收增加,导致钠、水潴留。②肾小球滤过分数(filtration fraction,FF)增加,FF＝肾小球滤过率/肾血浆流量,正常时约为20%。在充血性心力衰竭、肾

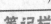

病综合征时,有效循环血量减少,由于肾的出球小动脉比入球小动脉收缩更明显,故肾小球滤过率相对较高,FF增高。这就使流经肾小球的血液滤出的液体量增多,结果近曲小管周围毛细血管中血浆胶体渗透压升高而流体静压下降,促进钠和水的重吸收,导致钠、水潴留。

二、水肿对机体的影响及全身性水肿的分布特点

1. 水肿对机体的影响 可因引起水肿的原因、部位、程度、发展速度、持续时间而异,一般认为除炎性水肿有稀释毒素、输送抗体作用外,其他类型水肿和重要器官的急性水肿对机体均有不良影响。

(1)影响组织细胞代谢 水肿部位组织间液过多,压迫微血管增大细胞与血管间物质弥散距离,影响物质交换,代谢发生障碍,局部抵抗力降低,易发生感染、溃疡、创面不易愈合。

过敏性水肿属于全身性水肿吗?

(2)引起重要器官功能障碍 水肿发生于特定部位时引起严重后果,如咽喉部尤其声门水肿时,可引起气道阻塞甚至窒息致死;肺水肿引起严重缺氧;心包积液妨碍心脏的舒缩活动,引起心输出量下降,导致心力衰竭;脑水肿使颅内压增高及脑功能紊乱,甚至发生脑疝,引起呼吸、心搏骤停。

2. 全身性水肿的分布特点 最常见的全身性水肿是心性水肿、肾性水肿和肝性水肿。水肿出现的部位各不相同。心性水肿首先出现在低垂部位;肾性水肿表现为眼睑和面部水肿;肝性水肿则以腹腔积液多见。这些特点与下列因素有关。①重力效应:毛细血管流体静压受重力影响,距心脏水平面垂直距离越远的部位,外周静脉压与毛细血管流体静压越高。因此,右心衰竭时体静脉回流障碍,首先表现为下垂部位的流体静脉压增高与水肿。②组织结构的特点:一般说来,组织结构疏松、皮肤伸展度大的部位容易引起水肿。因此,肾性水肿由于不受重力的影响首先发生在组织疏松的眼睑部。③局部血流动力学因素参与水肿的形成:以肝性水肿为例,肝硬化时由于肝内广泛的结缔组织增生与收缩,以及再生肝细胞结节的压迫,肝静脉回流受阻,进而使肝静脉压和毛细血管流体静压增高,成为肝硬化时易伴发腹腔积液的原因。

第五节 水中毒

为什么喝水会中毒

水中毒(water intoxication)是指由于肾排水能力降低而摄水过多,导致大量低渗液体在体内潴留,其特征是血Na^+浓度<130 mmol/L,血浆渗透压<280 mmol/L,体液量明显增多。

1. 病因和发病机制

(1)肾排水功能降低 急性肾衰竭少尿期,肾排水能力急剧降低。慢性肾衰竭晚期,肾单位极度减少,肾排水能力明显降低。

(2)ADH分泌过多 疼痛、情绪激动、失血等刺激可以促进ADH分泌。某些恶性肿瘤、中枢神经系统疾病或肺部疾患,可能因肿瘤组织释放ADH样多肽或病变刺激下丘脑,使ADH分泌增加,称为ADH分泌异常综合征。

(3)水输入过多 静脉输入含钠少或不含钠的液体过多过快,超过肾的排水能

力,可能引起水潴留。

2.病理生理变化

（1）细胞外液增多　水潴留使细胞外液容量增加,血液稀释,血浆蛋白、血红蛋白浓度和血细胞比容降低,Na^+被稀释,使血 Na^+ 浓度 < 130 mmol/L,血浆渗透压<280 mmol/L。

（2）细胞内液增多　细胞外液低渗使水分向细胞内转移,造成细胞内水肿。由于细胞内液容量大于细胞外液,潴留的水分约2/3积聚在细胞内,故组织间液和血容量的增加可以不明显。

（3）中枢神经系统功能障碍　轻症和慢性水中毒时,症状常不明显。重症和急性水中毒时,由于脑细胞肿胀和脑组织水肿使颅内压升高,可引起中枢神经系统功能障碍,如头痛、恶心、呕吐、失语、视盘水肿等,严重者可发生脑疝而导致呼吸、心跳停止。

3.对机体的影响

（1）急性水中毒　脑细胞和脑组织水肿造成颅内压增高,引起头痛、失语、精神错乱、嗜睡、躁动、惊厥甚至昏迷。

（2）慢性水中毒　表现为软弱无力、恶心、呕吐、嗜睡、体重明显增加、皮肤苍白而湿润。有时唾液、泪液增多。一般无凹陷性水肿。

4.防治原则　临床上预防重于治疗。对容易发生 ADH 分泌过多的情况者,如疼痛、失血、休克、创伤和大手术等;急性肾功能不全的患者和慢性心功能不全的患者,应严格限制入水量。对水中毒患者,应立即停止水分摄入,用利尿剂促进水分排出,如200 g/L甘露醇或25%山梨醇200 mL快速静脉滴注,以减轻脑细胞水肿和增加水分排出。

问题分析与能力提升

病史:男,41岁,呕吐4 d,不能进食食物和水。

既往史:胃溃疡,服用抗酸药治疗。

体检:重病容。血压 100/60 mmHg,心率 90 次/min,皮肤干燥、弹性差,腱反射减弱。

化验:血 Na^+ 145 mmol/L,血 Cl^- 92 mmol/L,血 K^+ 2.6 mmol/L,血 HCO_3^- 34 mmol/L,血尿素氮 3.5 mg/L。

心电图:T 波低平,ST 段降低。

抽出 3 L 胃内容物。

思考:该患者发生了什么样的病理过程? 该病理过程对机体会造成什么影响?

（信阳职业技术学院　　陈　超）

第四章

酸碱平衡紊乱

学习目标

知识目标:①掌握酸碱平衡紊乱的概念及酸碱平衡的调节。②熟悉单纯型酸碱平衡紊乱的病因、代偿调节及对机体的影响。③了解反映酸碱平衡的常用指标及其意义。

能力目标:具备对单纯型酸碱平衡紊乱患者进行行为指导和诊治的能力。

情感目标:培养高尚的职业道德和为人类健康服务的奉献精神。

机体的组织细胞必须在适宜的体液酸碱度环境中才能维持正常的代谢活动。生理状态下,正常人动脉血 pH 值为 7.35 ~ 7.45。在生命活动过程中,机体不断摄取酸性和碱性食物,同时产生酸性和碱性的代谢产物,正常机体能够维持体液酸碱度的相对稳定,主要是通过体内各种缓冲系统及肺和肾的调节功能来实现的。酸碱平衡(acid-base balance)是指生理条件下机体依靠体内各种缓冲系统及肺和肾的调节功能,维持 pH 值保持相对稳定的过程。

当机体酸碱负荷过重或调节机制障碍,导致体液酸碱度稳定性破坏时,就会引起酸碱平衡紊乱(acid-base disturbance)。在临床上酸碱平衡紊乱十分常见,多种疾病或病理过程可以继发性地引起体内酸碱平衡紊乱,酸碱平衡紊乱的发生、发展又会使病情更加复杂和严重,甚至危及生命。及时发现和正确处理酸碱平衡紊乱会给患者的预后带来很大益处。

本章以细胞外液的酸碱平衡为基础,主要叙述正常机体对酸碱平衡的调节机制,重点介绍各种类型酸碱平衡紊乱的常见原因和机制、机体的代偿调节及对机体的影响,为临床疾病的防治提供理论基础。

第一节 酸碱平衡及其调节

一、体内酸性和碱性物质的来源

能释放出 H^+ 的化学物质称为酸,如 H_2CO_3、NH_4^+ 和 $H_2PO_4^-$ 等;反之,能接受 H^+ 的化

学物质称为碱,如 OH^-、HCO_3^-、NH_3 和 HPO_4^{2-} 等。机体中的蛋白质（Pr^-）在体液中与 H^+ 牢固结合成为蛋白酸（HPr），所以 Pr^- 也是一种碱。

体内的酸性或碱性物质主要是细胞在物质代谢过程中产生的,少量来自食物或药物。正常人在普通膳食条件下,机体内酸性物质的产生量远远超过碱性物质。

1. 酸的来源　体内酸性物质按其特性分为挥发性酸和固定酸。

（1）挥发酸　糖、脂肪和蛋白质在体内分解代谢中产生大量的 CO_2,正常成人在安静状态下每天可产生 300 ~ 400 L。CO_2 与 H_2O 在碳酸酐酶作用下结合生成 H_2CO_3,H_2CO_3 是机体在代谢过程中产生最多的酸性物质,如果机体产生的 CO_2 全部与 H_2O 结合生成 H_2CO_3,可释放 13 ~ 15 mol 的 H^+。

机体在分解代谢过程中产生最多的酸性物质是什么?

$$CO_2 + H_2O \longrightarrow H_2CO_3 \rightleftharpoons H^+ + HCO_3^-$$

H_2CO_3 可释出 H^+,也可形成 CO_2 从肺排出体外,所以被称为挥发酸。通常将肺对 H_2CO_3 的调节称为酸碱平衡的呼吸性调节。

（2）固定酸　此类酸性物质不能变成气体由肺呼出,而只能通过肾由尿排出,故称为固定酸或非挥发酸,如糖酵解生成的甘油酸、丙酮酸和乳酸,糖氧化过程生成的三羧酸;蛋白质分解代谢产生的硫酸、磷酸和尿酸;脂肪代谢产生的 β-羟丁酸和乙酰乙酸等。机体还会摄入一些酸性食物,或服用酸性药物如氯化铵、水杨酸等,成为酸性物质的另一来源。成人每日由固定酸释放出的 H^+ 可达 50 ~ 100 mmol,比每天产生的挥发酸少得多。固定酸通过肾的排泄进行调节,称为酸碱平衡的肾性调节。

2. 碱的来源　体内碱性物质主要来自食物中的蔬菜、瓜果,这类食物中含有机酸盐,如柠檬酸盐、苹果酸盐和草酸盐等,在体内经代谢后形成碳酸氢盐;另外,还可来自某些药物如碳酸氢钠等。体内代谢过程中也可产生碱性物质,但机体内碱的生成量与酸相比少得多。如氨基酸脱氨基所产生的氨,正常情况下,氨经肝代谢后生成尿素,故对体液的酸碱度影响不大。

二、机体酸碱平衡的调节

正常情况下机体不断摄取和产生大量酸性和碱性物质,但体液 pH 值仍能保持相对稳定,这是由于机体通过组织细胞、体液缓冲系统、肺和肾对酸碱平衡进行有效调节,保持机体的酸碱稳态。体液 pH 值主要取决于 HCO_3^-/H_2CO_3 的比值,当二者比值为 20：1 时,pH 值等于 7.40。

（一）血液的缓冲作用

血液缓冲系统由弱酸（缓冲酸）及其相对应的共轭碱（缓冲碱）组成,主要包括碳酸氢盐（H_2CO_3/HCO_3^-）缓冲系统、磷酸盐（$H_2PO_4^-/HPO_4^{2-}$）缓冲系统、血浆蛋白（HPr/Pr^-）缓冲系统、血红蛋白（HHb/Hb^-）缓冲系统和氧合血红蛋白（$HHbO_2/HbO_2^-$）缓冲系统 5 种（表4-1）。

体液 pH 值高低的主要决定因素是什么?

血液缓冲系统通过直接接受或释放 H^+ 来快速调节血液中的酸碱含量,从而维持血液 pH 值的相对稳定。其中碳酸氢盐缓冲系统含量最多（表4-2）,缓冲能力最强,作用迅速,可以通过肺和肾进行开放式调节;但碳酸氢盐缓冲系统只能缓冲固定酸和碱,不能缓冲挥发酸,挥发酸的缓冲主要靠非碳酸氢盐缓冲系统,特别是血红蛋白和氧合血红蛋白缓冲系统。磷酸盐缓冲系统主要在细胞内发挥缓冲作用,蛋白缓冲系统存

对固定酸和挥发酸进行缓冲的主要系统分别是什么?

在于血浆及细胞内,只有在其他缓冲系统被调动后才发挥作用。

表4-1　全血的5种缓冲系统

缓冲酸		缓冲碱
H_2CO_3	$\rightleftharpoons$	$HCO_3^- + H^+$
$H_2PO_4^-$	$\rightleftharpoons$	$HPO_4^{2-} + H^+$
HPr	$\rightleftharpoons$	$Pr^- + H^+$
HHb	$\rightleftharpoons$	$Hb^- + H^+$
$HHbO_2$	$\rightleftharpoons$	$HbO_2^- + H^+$

表4-2　全血各缓冲系统所占比例

缓冲系统	所占比例(%)
血浆碳酸氢盐	35
细胞内碳酸氢盐	18
血红蛋白和氧合血红蛋白	35
磷酸盐	5
血浆蛋白	7

(二)肺的调节作用

肺在酸碱平衡中的调节作用是通过呼吸运动的变化来控制CO_2的排出量,进而调节血浆中H_2CO_3的浓度,使血浆中HCO_3^-与H_2CO_3比值接近20∶1,以维持血浆pH值相对恒定。呼吸运动的调节是通过中枢和外周两方面来进行的。①呼吸运动的中枢调节:呼吸中枢位于延髓,接受中枢化学感受器和外周化学感受器的双重刺激。中枢化学感受器位于延髓腹外侧浅表部位,对动脉血二氧化碳分压($PaCO_2$)变动非常敏感,$PaCO_2$升高不能直接刺激中枢化学感受器,而是通过增加脑脊液和脑间质液中H^+浓度,刺激中枢化学感受器进而兴奋呼吸中枢,增加肺泡通气量,促进CO_2排出,从而降低$PaCO_2$。$PaCO_2$正常值为40 mmHg,随着$PaCO_2$的升高,呼吸中枢兴奋性逐渐增加,但当$PaCO_2$增加到80 mmHg以上时,呼吸中枢反而受到抑制,产生CO_2麻醉。②呼吸运动的外周调节:外周化学感受器位于颈动脉体和主动脉体,能感受动脉血氧分压(PaO_2)、pH值和$PaCO_2$的刺激,当PaO_2降低、pH值降低或$PaCO_2$升高时,通过外周化学感受器反射性引起呼吸中枢兴奋,使呼吸加深加快,增加CO_2排出量。这种调节作用的特点是发挥迅速,数分钟内即可达到高峰,但仅对CO_2有调节作用。

总的来说,肺通过控制CO_2的排出量来调节酸碱平衡,但其代偿作用有限,只能对代谢性酸中毒进行有效的代偿,对代谢性碱中毒的代偿不完全,而在呼吸性酸中毒及呼吸性碱中毒时几乎无作用。

(三)肾的调节作用

肾主要调节固定酸,通过排酸和保碱的作用来维持HCO_3^-浓度,以维持血浆

肺脏的调节能否对呼吸性酸碱失衡进行有效的代偿?

HCO_3^-/H_2CO_3 的正常比值,调节 pH 值使之相对恒定。而排酸保碱的任务主要是由肾小管上皮细胞上的各种离子通道、载体、离子泵和转运体及细胞内的多种酶来共同完成的。$NaHCO_3$ 可自由通过肾小球,肾小球滤过液中 $NaHCO_3$ 含量与血浆相等,其中 85% ~ 90% 在近曲小管被重吸收(图 4-1),其余部分在远曲小管和集合管被重吸收。正常情况下,随尿液排出体外的 $NaHCO_3$ 仅为滤出量的 0.1%。肾小管上皮细胞在重吸收 $NaHCO_3$ 的同时,向肾小管内分泌 H^+,分泌的 H^+ 有三种去向:①与小管液中 HCO_3^- 结合形成 H_2CO_3,H_2CO_3 在碳酸酐酶的作用下生成 CO_2 和 H_2O,CO_2 弥散进入小管上皮细胞,小管液中的 H_2O 则随尿排出(图 4-2)。②与小管液中 HPO_4^{2-} 结合形成 $H_2PO_4^-$(图 4-3),但这种缓冲能力是有限的,当尿液 pH 值降至 4.8 左右时,两者比值由原来的 4:1 变为 1:99,尿液中几乎所有 HPO_4^{2-} 都已转变为 $H_2PO_4^-$,此时尿液磷酸化作用基本丧失。③与小管液中 NH_3 结合形成 NH_4^+(图 4-4),此方式具有 pH 值依赖性,酸中毒越严重,肾小管上皮细胞内谷氨酰胺酶活性越增强,产 NH_3 越多;反之,碱中毒时谷氨酰胺酶活性降低,产 NH_3 减少。

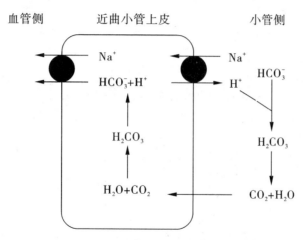

图 4-1　近曲小管对 HCO_3^- 的重吸收

●示主动转运

图 4-2　集合管分泌 H^+ 和 HCO_3^- 的重吸收

○示被动转运　●示主动转运

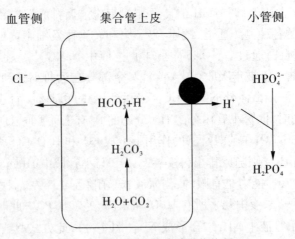

图 4-3　集合管的尿液磷酸化作用

○示被动转运　●示主动转运

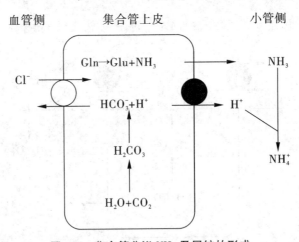

图 4-4　集合管分泌 NH_3 及尿铵的形成

Gln 示谷氨酰胺　Glu 示谷氨酸

○示被动转运　●示主动转运

总之,肾的调节效能高、作用持久,其调节作用主要通过肾小管上皮细胞的活动来实现的,肾通过分泌 H^+(或 NH_4^+)与 HCO_3^- 重吸收量的控制而调节酸碱平衡。急性呼吸性酸碱失衡时,肾不能发挥代偿作用;慢性呼吸性酸碱失衡时,肾能充分代偿。酸中毒时,红细胞和肾小管上皮细胞内碳酸酐酶活性增高;碱中毒时则相反,活性降低。

（四）组织细胞的调节作用

机体大量的组织细胞内液也是酸碱平衡的缓冲池,作用强,3~4 h 起效。细胞内既有类似血液的缓冲系统,又可以通过细胞膜进行离子交换,如 H^+-K^+、H^+-Na^+、Na^+-K^+ 和 Cl^--HCO_3^- 交换等,红细胞、肌细胞和骨组织均可发挥这种作用。当细胞外液 H^+ 过多时,H^+ 弥散入细胞内,而 K^+ 从细胞内移出;反之,当细胞外液 H^+ 过少时,H^+ 由细胞内移出,所以酸中毒时可伴有高钾血症,碱中毒时可伴有低钾血症。由此可见,组织细胞的缓冲作用易造成电解质紊乱,常导致血钾异常。上述四方面的调节共同维持体内的酸碱平衡,但在作用时间和强度上是有差别的。血液缓冲系统反应最为迅速,但缓冲作用不能持久;肺的调节作用效能大,也很迅速,在数分钟内开始,30 min 时达最高峰,但仅对 CO_2 有调节作用,不能缓冲固定酸;细胞的缓冲作用较强,2~4 h 发挥作用,但常引起血钾浓度的改变;肾的调节作用强而持久,但作用发挥较慢,常在酸碱平衡紊乱发生后 12~24 h 才起作用,4~5 d 才能达到最大效能。

三、酸碱平衡常用的检测指标及其意义

1. pH 值和 H^+ 浓度 pH 值和 H^+ 浓度是酸碱度的指标,临床上采用 H^+ 浓度的负对数即 pH 值来作为溶液中酸碱度的简明指标,pH 值的变化反映了酸碱平衡紊乱的性质及严重程度。正常人动脉血 pH 值为 7.35~7.45,平均值是 7.40。pH 值低于 7.35 属于酸中毒;pH 值高于 7.45 属于碱中毒,但动脉血 pH 值本身不能区分酸碱平衡紊乱的原因是代谢性还是呼吸性。pH 值在正常范围内,可以是酸碱平衡正常,可以是代偿性酸碱平衡紊乱,也可以是混合型酸碱平衡紊乱,所以进一步测定其他酸碱指标对于判定酸碱平衡紊乱的具体类型非常重要。

2. 动脉血二氧化碳分压 动脉血二氧化碳分压($PaCO_2$)是指动脉血浆中呈物理溶解状态的 CO_2 所产生的张力,反映血浆中 H_2CO_3 的浓度,正常值为 33~46 mmHg(4.39~6.25 kPa),平均值为 40 mmHg(5.32 kPa)。$PaCO_2$ 是反映呼吸性酸碱平衡紊乱的重要指标。$PaCO_2$<33 mmHg,表示肺过度通气,CO_2 排出过多,见于呼吸性碱中毒或代偿后的代谢性酸中毒;$PaCO_2$>46 mmHg,表示肺通气不足,有 CO_2 潴留,见于呼吸性酸中毒或代偿后的代谢性碱中毒。

3. 标准碳酸氢盐和实际碳酸氢盐 标准碳酸氢盐(standard bicarbonate,SB)是指全血标本在标准条件下(温度 38 ℃,$PaCO_2$ 为 40 mmHg,血氧饱和度为 100%)测得的血浆中 HCO_3^- 的含量。由于测定时排除了呼吸因素的影响,所以 SB 升高或降低只能是代谢因素变化的结果,故 SB 是反映代谢性因素的指标。其正常范围是 22~27 mmol/L,平均值为 24 mmoL/L。SB 在代谢性酸中毒时降低,代谢性碱中毒时升高。

AB 和 SB 的主要区别是什么?

实际碳酸氢盐(actual bicarbonate,AB)是指隔绝空气的全血标本在实际体温、$PaCO_2$ 和血氧饱和度的条件下测得的血浆 HCO_3^- 浓度。AB 反映了血浆中 HCO_3^- 的实际浓度,故受呼吸和代谢两方面因素的影响,正常人的 AB 与 SB 相等。SB 仅反映代谢性因素的影响,AB 与 SB 数值之差反映呼吸性因素对机体酸碱平衡的影响。当 AB>SB 时,说明有 CO_2 滞留,常见于呼吸性酸中毒;反之 AB<SB,说明 CO_2 排出过多,常见于呼吸性碱中毒;当两者数值均低于正常时,提示有代谢性酸中毒或代偿后的呼吸性碱中毒;当两者数值均高于正常时,提示有代谢性碱中毒或代偿后的呼吸性酸中毒。

4. 缓冲碱 缓冲碱(buffer base,BB)是血液中一切具有缓冲作用的碱性物质的总和。包括血浆和红细胞中的 HCO_3^-、Hb^-、HbO_2^-、Pr^- 和 HPO_4^{2-},正常值为 45~52 mmol/L,平均值为 48 mmol/L。缓冲碱也是反映代谢性因素的指标,代谢性酸中毒时 BB 降低,而代谢性碱中毒时 BB 升高。

5. 碱剩余 碱剩余(base excess,BE)是指在标准条件下即温度 38 ℃,血红蛋白氧饱和度为 100%,$PaCO_2$ 为 40 mmHg,用酸或碱滴定血标本至 pH 值 7.40 时所需的酸或碱的量(毫克/分子量)。若用酸滴定,使血液 pH 值达 7.40,则表示被测血液的碱过多,BE 用正值表示;如需用碱滴定,说明被测血液的碱缺失,BE 用负值来表示。

BE 是反映代谢性因素的指标,不受呼吸性因素的影响,正常值为 −3 mmol/L ~ +3 mmol/L,代谢性酸中毒时 BE 负值增加,代谢性碱中毒时 BE 正值增加。

6.阴离子间隙 阴离子间隙(anion gap,AG)是指血浆中未测定的阴离子(unmeasured anions,UA)的量减去未测定的阳离子(unmeasured cations,UC)的量所得的差值,即 AG = UA−UC。正常人血浆中的阴阳离子各 151 mmol/L,Na^+ 约占血浆阳离子的90%,即为可测定的阳离子,而 Cl^- 和 HCO_3^- 占血浆阴离子的85%,即为可测定的阴离子。未测定的阳离子主要有 K^+、Ca^{2+}、Mg^{2+},未测定的阴离子主要有 Pr^-、HPO_4^{2-}、SO_4^{2-}。

临床实际测定时,限于条件及需要,一般仅测定阳离子中的 Na^+ 及阴离子中的 HCO_3^- 和 Cl^-。根据血浆中的阴、阳离子总数相等原则,AG 可用血浆中可测定阳离子与可测定阴离子的差表示。

$$Na^+ + UC = HCO_3^- + Cl^- + UA \rightarrow$$

$$UA − UC = Na^+ − (HCO_3^- + Cl^-)$$

而 AG = UA−UC,故 AG = Na^+ − (HCO_3^- + Cl^-) = 140 − (24+104) = 12 mmol/L,波动范围是 12±2 mmol/L。

实质上,AG 是反映固定酸含量的指标,可帮助区分代谢性酸中毒的类型和诊断混合型酸碱平衡紊乱。目前多以 AG>16 mmol/L 作为判断是否有 AG 增高型代谢性酸中毒的界限。

AG 的主要生理学意义是什么?

第二节 单纯型酸碱平衡紊乱

临床上根据原发的改变是代谢成分还是呼吸成分,是单一的还是两种以上的酸碱失衡同时存在,将酸碱平衡紊乱分为单纯型酸碱平衡紊乱和混合型酸碱平衡紊乱。单纯型酸碱平衡紊乱又可分为四种类型:代谢性酸中毒、代谢性碱中毒、呼吸性酸中毒、代谢性碱中毒。本节主要介绍四种单纯型酸碱平衡紊乱。

一、代谢性酸中毒

代谢性酸中毒(metabolic acidosis)是指血浆中 HCO_3^- 原发性减少而导致 pH 值下降为特征的酸碱平衡紊乱。

(一)原因和机制

1.HCO_3^- 丢失过多 ①胰液、肠液和胆汁等消化液中碳酸氢盐含量均高于血浆,在严重腹泻、肠瘘或肠道引流等情况下可导致 HCO_3^- 大量丢失;②肾小管酸中毒时,由于肾小管对 HCO_3^- 重吸收减少,从尿液中排出的 HCO_3^- 增多,从而导致血浆 HCO_3^- 浓度降低;③大量使用碳酸酐酶抑制剂如乙酰唑胺,可抑制肾小管上皮细胞内碳酸酐酶活性,使 HCO_3^- 生成减少,泌 H^+ 和重吸收 HCO_3^- 减少;④大面积烧伤时,大量血浆渗出导致 HCO_3^- 丢失。

2.酸性物质产生过多 ①乳酸产生过多:任何原因引起的组织缺血缺氧都可以导

致细胞内糖的无氧酵解增强,乳酸产生增加,引起乳酸性酸中毒,常见于低氧血症、休克、心脏停搏、双胍类药物中毒等,也见于肝病导致的乳酸利用障碍。②酮体产生过多:见于体内脂肪被大量动员时,如糖尿病、严重饥饿或禁食等。糖尿病时由于胰岛素不足,使葡萄糖利用减少而脂肪动员增加,产生过多的酮体(其中 β-羟丁酸和乙酰乙酸为酸性物质),超过机体对酮体的利用能力,从而发生酮症酸中毒。严重饥饿或禁食情况下,当体内糖原被消耗后,大量动用脂肪供能,也可出现酮症酸中毒。

3. 酸性物质排出减少 肾是排出固定酸的主要器官,当肾功能衰竭时,体内硫酸和磷酸等固定酸排出减少,同时伴有 HCO_3^- 重吸收减少。

4. 其他原因 ①酸性物质摄入过多:如长期或大量服用阿司匹林、氯化铵等酸性药物;②高钾血症:各种原因引起细胞外液 K^+ 增多时,K^+ 与细胞内 H^+ 交换,引起细胞外 H^+ 增加,从而出现代谢性酸中毒;③血液稀释:见于快速输入大量无 HCO_3^- 的液体或生理盐水,使血液中 HCO_3^- 稀释,造成稀释性代谢性酸中毒。

(二)分类

代谢性酸中毒根据 AG 值和血氯的变化可分为两类:AG 正常型代谢性酸中毒(血氯增高)和 AG 增高型代谢性酸中毒(血氯正常)。

1. AG 正常型代谢性酸中毒(血氯增高) 其特点是 AG 正常,血氯升高。严重腹泻经消化道丢失 HCO_3^-、肾小管性酸中毒重吸收 HCO_3^- 减少、使用碳酸酐酶抑制剂和含氯的酸性盐摄入过多等情况下,血浆 HCO_3^- 浓度降低,细胞内 Cl^- 必然代偿性向细胞外转移,以维持电荷平衡,故血氯增高。

2. AG 增高型代谢性酸中毒(血氯正常) 其特点是 AG 增高,血氯正常。乳酸酸中毒、酮症酸中毒、肾泌氢功能障碍和水杨酸中毒等情况下,含氯以外的固定酸浓度增大,其解离的 H^+ 被 HCO_3^- 中和,导致血浆 HCO_3^- 减少,同时其酸根(乳酸根、β-羟丁酸根、乙酰乙酸根等)补充了 HCO_3^- 减少引起的电荷不足,故细胞内 Cl^- 向外转移不明显,因此血氯正常。

(三)机体的代偿调节

1. 血液缓冲系统 代谢性酸中毒时,血液缓冲系统最先被调动。增多的 H^+ 立即被血液中的各种碱性成分中和,如 HCO_3^- 可与 H^+ 反应,形成的 H_2CO_3 进一步分解成 CO_2 和 H_2O,而 CO_2 可通过肺排出体外。

2. 肺的代偿调节 代谢性酸中毒时,由于血液 H^+ 浓度增加,pH 值降低,通过刺激颈动脉体和主动脉体外周化学感受器兴奋呼吸中枢,使呼吸加深加快,肺的通气量增加,排出大量 CO_2,从而使血浆中 H_2CO_3 浓度降低,维持 HCO_3^-/H_2CO_3 的比值接近 20:1,则血液 pH 值趋于正常。肺的代偿反应发生速度快,一般在酸中毒几分钟后就出现呼吸增强,30 min 后达高峰,代偿最大极限时,$PaCO_2$ 可降到 10 mmHg。

代谢性酸中毒时,原发性 HCO_3^- 降低与继发性 $PaCO_2$ 降低呈一定比例变化,即 HCO_3^- 原发性降低 1 mmol/L,$PaCO_2$ 继发性代偿降低 1.2 mmHg,代偿的预测公式为 $\triangle PaCO_2=1.2\times\triangle HCO_3^-\pm2$ 或 $PaCO_2=40+1.2\times\triangle HCO_3^-\pm2$。单纯型代谢性酸中毒时,实测的 $PaCO_2$ 值应在代偿预测公式范围内,若超出此代偿范围,则表明合并呼吸性的酸碱紊乱。

3. 细胞内外离子交换和细胞内液缓冲 细胞的缓冲调节多发生在酸中毒 2~4 h

急性代谢性酸中毒时,机体最主要的代偿方式是什么?

后,通过离子交换方式使血液中增多的 H^+ 进入细胞内,被细胞内缓冲系统缓冲,而 K^+ 则从细胞内转移至细胞外,以维持细胞内外电荷平衡,因此,酸中毒易导致高钾血症。

4.肾的代偿调节 除肾功能障碍所引起的代谢性酸中毒,不能通过肾进行代偿调节以外,其他原因引起的代谢性酸中毒,肾均可通过增强排酸保碱能力发挥代偿作用,主要是代谢性酸中毒时肾小管上皮细胞中的碳酸酐酶、谷氨酰胺酶及膜上相关载体活性增强,导致泌 H^+、泌 NH_3 和重吸收 HCO_3^- 作用增强,通过以上反应,肾加速了酸性物质的排出和碱性物质的重吸收,使酸中毒得到代偿。但肾的代偿作用较慢,一般要 $3\sim5$ d 才能达到高峰。

(四)代谢性酸中毒时血气指标的变化

代谢性酸中毒经上述代偿调节后,若 $[HCO_3^-]/[H_2CO_3]$ 比值接近 $20:1$,则 pH 值可正常,为代偿性代谢性酸中毒;若 $[HCO_3^-]/[H_2CO_3]$ 比值明显减小,pH 值降低,为失代偿性代谢性酸中毒。血气指标变化:pH 值降低或正常,HCO_3^- 原发性降低,所以 AB、SB、BB 值均降低,BE 负值加大,经过肺的代偿调节后,AB<SB,$PaCO_2$ 继发性下降。

(五)对机体的影响

代谢性酸中毒对机体的影响是多方面的,其严重程度与代谢性酸中毒的严重程度密切相关,主要引起心血管系统和中枢神经系统的功能障碍,严重时对骨骼也有一定影响。

酸中毒对心肌收缩力的影响及主要机制是什么?

1.心血管系统的改变 严重的代谢性酸中毒能引起致死性心律失常、心肌收缩力降低及血管对儿茶酚胺的反应性降低。

(1)室性心律失常 代谢性酸中毒时心肌去极化阈值降低,易发生心室颤动等心律失常。另外,酸中毒多伴有高钾血症,严重的高血钾可导致房室传导阻滞和心肌兴奋性降低,甚至心脏停搏。

(2)心肌收缩力降低 Ca^{2+} 是心肌兴奋收缩耦联因子,酸中毒时引起心肌收缩力减弱的机制可能是细胞内增多的 H^+ 影响 Ca^{2+} 内流、减少肌浆网 Ca^{2+} 释放、竞争性抑制 Ca^{2+} 与心肌肌钙蛋白结合,从而抑制心肌的兴奋、收缩耦联,降低心肌收缩力,使心输出量减少。

(3)血管对儿茶酚胺的反应性降低 H^+ 增多时,可降低心肌和外周血管对儿茶酚胺的反应性,引起小血管舒张,血压下降,尤其是对毛细血管前括约肌的影响最为明显,使血管容量增加,回心血量减少,血压降低,所以休克时首先要纠正酸中毒,才能减轻血流动力学障碍,否则会导致休克进一步加重。

2.中枢神经系统的改变 代谢性酸中毒时可伴有乏力、意识障碍、嗜睡甚至昏迷等中枢神经系统抑制症状,甚至引起呼吸中枢和血管运动中枢麻痹而死亡,其发生机制可能是:①酸中毒时生物氧化酶活性受抑制,氧化磷酸化过程减弱,使 ATP 生成减少,脑细胞能量供应不足;②酸中毒时脑组织中谷氨酸脱羧酶活性增强,使 γ-氨基丁酸增多,后者对中枢神经系统具有抑制作用。

3.其他系统的影响 代谢性酸中毒时可以促进蛋白质分解,抑制蛋白质合成。另外,也可导致骨营养不良,促进骨的重吸收和抑制骨的形成,引起骨软化和纤维性骨炎的发生,小儿可出现骨骼生长延缓,严重者发生肾性佝偻病和骨骼畸形。以上这些作用尤其是在慢性肾功能衰竭患者中表现得更为明显,因此纠正代谢性酸中毒对于肾功能衰竭患者至关重要。

（六）防治原则

1. 预防和治疗原发病　去除引起代谢性酸中毒的发病原因,是治疗代谢性酸中毒的基本原则和主要措施。

2. 补充碱性药物　多数代谢性酸中毒在去除病因后,经过机体的代偿调节,往往可以恢复正常。但存在严重酸中毒的患者需要给予碱性药物治疗,常用的药物有碳酸氢钠和乳酸钠,补碱的剂量和方法应根据酸中毒的严重度区别对待,一般主张分次补碱,补碱量宜小不宜大。

3. 纠正水、电解质代谢紊乱　酸中毒时细胞内 K^+ 外流,补碱纠酸后 K^+ 又返回细胞内,可能会出现低钾血症;酸中毒时游离钙增多,补碱纠酸后 Ca^{2+} 与血浆蛋白在碱性条件下生成结合钙,使游离钙减少,可造成手足搐搦甚至全身抽搐,因此纠酸的同时需要补钙。

二、呼吸性酸中毒

呼吸性酸中毒是指 CO_2 排出障碍或吸入过多所引起的酸中毒,其特征是血浆中 $PaCO_2$ 原发性升高。

（一）原因和机制

1. CO_2 排出障碍　各种引起肺通气量减少的因素均可导致 CO_2 潴留,这是呼吸性酸中毒的最常见原因。①呼吸中枢抑制:颅脑损伤、脑炎、脑血管意外、呼吸中枢抑制剂(吗啡、巴比妥类)及麻醉剂用量过大或酒精中毒等均可导致呼吸中枢受抑制,肺通气量减少,引起 CO_2 潴留。②呼吸肌麻痹:脊髓灰质炎、脊神经根炎、重症肌无力、有机磷中毒、家族性周期性麻痹及吉兰-巴雷综合征等均可导致呼吸肌收缩障碍,肺通气量减少引起 CO_2 潴留。③呼吸道阻塞:喉头痉挛或水肿、溺水、异物堵塞气道易造成急性呼吸性酸中毒。④胸廓病变:胸部创伤、严重气胸或胸膜腔积液、严重胸廓畸形等均可导致胸廓活动受限而影响肺通气。⑤肺部疾患:慢性阻塞性肺疾病、肺淤血或肺水肿、肺气肿、肺纤维化等均可降低肺的顺应性,肺泡扩张受限出现 CO_2 潴留。⑥人工呼吸机使用不当:当人工呼吸机通气量过小时,可导致体内 CO_2 排出困难。

2. CO_2 吸入过多　较少见。在通风不良的矿井或坑道内,空气中 CO_2 含量升高,使吸入 CO_2 过多,导致呼吸性酸中毒。

（二）分类

呼吸性酸中毒按病程可分为两类。

1. 急性呼吸性酸中毒　见于急性气道阻塞、呼吸中枢抑制、呼吸肌麻痹、哮喘急性发作、急性肺水肿等。

2. 慢性呼吸性酸中毒　见于气道及肺部慢性炎症引起的慢性阻塞性肺疾病及广泛性肺纤维化或肺不张,CO_2 高浓度潴留持续达 24 h 以上。

（三）机体的代偿调节

呼吸性酸中毒发生的最主要环节是肺通气功能障碍,因此肺不能发挥代偿调节作用,此时主要依靠细胞内外离子交换、细胞内缓冲和肾进行代偿调节。

急性呼吸性酸中毒的主要代偿方式是什么?

1. 细胞内外离子交换和细胞内缓冲调节　这是急性呼吸性酸中毒时的主要代偿方式。急性呼吸性酸中毒时由于 CO_2 在体内潴留,使血浆 H_2CO_3 浓度不断升高,而碳酸氢盐缓冲系统对 H_2CO_3 并无缓冲能力,因此主要依靠非碳酸氢盐缓冲系统。①H^+-K^+交换:血浆中 H_2CO_3 解离为 H^+ 和 HCO_3^- 后,H^+ 与细胞内 K^+ 进行交换,进入细胞内的 H^+ 可被蛋白质缓冲;②红细胞缓冲:血浆中 CO_2 弥散进入红细胞,在碳酸酐酶作用下,与水生成 H_2CO_3,再解离为 H^+ 和 HCO_3^-,H^+ 主要被血红蛋白和氧合血红蛋白缓冲,HCO_3^- 则与血浆中 Cl^- 交换进入血浆。急性呼吸性酸中毒时,经过上述代偿方式,血浆 HCO_3^- 浓度有所增加,有利于维持 HCO_3^-/H_2CO_3 的比值接近 20:1。但这种缓冲能力十分有限,$PaCO_2$ 每升高 10 mmHg,血浆 HCO_3^- 仅升高 0.7~1.0 mmol/L,不足以维持 HCO_3^-/H_2CO_3 比值恢复正常,所以急性呼吸性酸中毒容易失代偿。急性呼吸性酸中毒时代偿的预测公式为 $\triangle HCO_3^- = 0.1 \times \triangle PaCO_2 \pm 1.5$ 或 $HCO_3^- = 24 + 0.1 \times \triangle PaCO_2 \pm 1.5$。

慢性呼吸性酸中毒的主要代偿方式是什么?

2. 肾的代偿调节　肾的代偿作用发挥较晚且缓慢,是慢性呼吸性酸中毒的主要代偿方式。慢性呼吸性酸中毒时 $PaCO_2$ 和 H^+ 浓度升高,刺激肾小管上皮细胞内碳酸酐酶和谷氨酰胺酶活性,使肾小管上皮泌 H^+、泌 NH_3 和重吸收 HCO_3^- 增加,H^+ 随尿液排出体外而 HCO_3^- 被重吸收入血。慢性呼吸性酸中毒时,除肾的强大代偿外,血液和细胞也参与缓冲,故常表现为代偿状态。

慢性呼吸性酸中毒时,$PaCO_2$ 升高 10 mmHg 时,血浆 HCO_3^- 升高 3.5~4.0 mmol/L,代偿的预测公式为 $\triangle HCO_3^- = 0.4 \times \triangle PaCO_2 \pm 3$ 或 $HCO_3^- = 24 + 0.4 \times \triangle PaCO_2 \pm 3$。单纯型呼吸性酸中毒时,实测的 HCO_3^- 值都在代偿预测公式范围内,如果超出此代偿范围,则表明合并代谢性酸碱平衡紊乱。

(四)呼吸性酸中毒时血气指标的变化

急性呼吸性酸中毒时仅靠缓冲系统调节,多为失代偿性,故 pH 值降低、$PaCO_2$ 原发性增高,SB、BB 及 BE 值可在正常范围。

慢性呼吸性酸中毒时,经过肾的代偿调节,可出现代偿性和失代偿性两种情况,故 pH 值可正常或降低,$PaCO_2$ 原发性增高,血浆 HCO_3^- 浓度继发性升高,AB、SB、BB 值升高,AB>SB,BE 正值增大。

(五)对机体的影响

为什么呼吸性酸中毒对中枢神经系统的影响更明显?

呼吸性酸中毒对机体的影响与代谢性酸中毒相似,但其对中枢神经系统的影响更为显著。CO_2 为脂溶性,很容易通过血脑屏障进入中枢,高浓度的 CO_2 可导致"CO_2 麻醉",出现精神错乱、震颤、谵妄或嗜睡,甚至昏迷,临床称为肺性脑病。CO_2 进入脑组织导致 H_2CO_3 浓度明显增高,而 HCO_3^- 为水溶性,较难通过血脑屏障,故 HCO_3^-/H_2CO_3 比值降低,加上脑脊液缓冲能力较差,故脑脊液 pH 值下降比血液更为明显,因此对脑细胞的影响更大。此外,CO_2 直接引起脑血管扩张,使脑血流增加、颅内压增高,甚至形成脑疝。故中枢神经系统的功能紊乱在呼吸性酸中毒时较代谢性酸中毒时更为显著。

(六)防治原则

1. 防治原发病,改善肺通气量　这是纠正呼吸性酸中毒的关键措施。如:对呼吸中枢抑制的患者,可使用呼吸中枢兴奋药或人工呼吸机;对慢性阻塞性肺疾病患者,应及时控制感染,解除气道痉挛、祛痰、强心。

2. 谨慎补碱　呼吸性酸中毒时应尽量避免使用碳酸氢钠,因为其可能增加 CO_2 潴留,尤其是在肺通气功能尚未改善前,错误地使用碱性药物,可引起代谢性碱中毒,并使呼吸性酸中毒病情加重。因此使用碱性药物尤其需要谨慎,必要时可使用三羟甲基氨基甲烷治疗酸中毒,但因其对呼吸中枢有一定的抑制作用,给药速度不宜过快。

三、代谢性碱中毒

代谢性碱中毒是指细胞外液 HCO_3^- 增多和(或) H^+ 丢失所引起的碱中毒,其特征是血浆中 HCO_3^- 浓度原发性升高。

(一)原因和机制

1. H^+ 丢失过多　①经胃液丢失:常见于剧烈频繁呕吐及胃液引流,使富含 HCl 的胃液大量丢失。由于胃腔内 HCl 丢失,来自胃壁、肠液和胰腺的 HCO_3^- 得不到 H^+ 中和而被吸收入血,造成血浆 HCO_3^- 浓度升高,发生代谢性碱中毒。②经肾丢失:利尿剂的大量应用、皮质醇或醛固酮等肾上腺皮质激素过多均可促进肾小管上皮泌 H^+ 、排 K^+ 和 HCO_3^- 大量被重吸收,导致代谢性碱中毒。

2. HCO_3^- 增多　常为医源性因素所致。常见于口服或静脉注射过多的碳酸氢钠,或大量输入含枸橼酸盐抗凝的库存血,枸橼酸盐在体内氧化可生成碳酸氢盐;当脱水导致血液浓缩时血浆 HCO_3^- 增高,引起浓缩性碱中毒,以上均可使血浆 HCO_3^- 浓度升高。

严重腹泻易引发代谢性碱中毒吗?

3. 低钾血症　低钾血症时,细胞内 K^+ 向细胞外转移补充钾的不足,同时细胞外 H^+ 进入细胞内,以维持电荷平衡,引起代谢性碱中毒。一般代谢性碱中毒时,尿液呈碱性,但低钾性碱中毒时,由于肾小管泌 H^+ 增多,尿液反而呈酸性,称为反常性酸性尿。

(二)分类

按照给予生理盐水后代谢性碱中毒能否得到纠正可将其分为两类,即盐水反应性碱中毒和盐水抵抗性碱中毒。

1. 盐水反应性碱中毒　主要见于剧烈呕吐、胃液引流和应用利尿剂等导致的代谢性碱中毒,由于此时常伴有细胞外液减少、有效循环血量不足、低血钾和低血氯等,这些因素可促进和维持代谢性碱中毒。适当补充生理盐水后,这些维持性因素得以去除,使碱中毒得到纠正。

2. 盐水抵抗性碱中毒　常见于原发性醛固酮增多症、严重低钾血症及皮质醇增多症等,维持因素是低钾和盐皮质激素的直接作用,故这种碱中毒给予生理盐水没有治疗效果,必须对因治疗。

(三)机体的代偿调节

1. 血液和细胞的缓冲作用　代谢性碱中毒时,血浆 HCO_3^- 浓度增高,可以被血液缓冲系统中的非碳酸氢盐系统缓冲,如 $HCO_3^- + H_2PO_4^- \rightarrow H_2CO_3 + HPO_4^{2-}$,结果血浆 H_2CO_3 浓度代偿性升高。代谢性碱中毒时,细胞外液 H^+ 浓度降低,细胞内 H^+ 向细胞外逸出,同时细胞外 K^+ 进入细胞内,引起低钾血症。

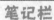

2. 肺的代偿调节　代谢性碱中毒时由于 H^+ 浓度降低,呼吸中枢受抑制,呼吸变浅变慢,肺泡通气量减少,CO_2 呼出减少,血浆 H_2CO_3 继发性升高,以维持 HCO_3^-/H_2CO_3 的比值接近 20:1,使 pH 值有所降低。但这种代偿是有限度的,很难达到完全的代偿。因为随着肺泡通气量减少,不但有 $PaCO_2$ 升高,还伴有 PaO_2 降低,缺氧会兴奋呼吸中枢,从而限制 $PaCO_2$ 进一步升高,$PaCO_2$ 继发性上升的代偿极限是 55 mmHg。因此代谢性碱中毒时,肺代偿作用迅速但代偿能力有限,很难达到完全代偿。

代谢性碱中毒时,原发性 HCO_3^- 升高与继发性 $PaCO_2$ 升高也呈一定比例,代偿的预测公式为 $\triangle PaCO_2 = 0.7 \times \triangle HCO_3^- \pm 5$ 或 $PaCO_2 = 40 + 0.7 \times \triangle HCO_3^- \pm 5$。单纯性代谢性碱中毒时,实测的 $PaCO_2$ 值都在代偿预测公式范围内,如果超出此代偿范围,则表明合并呼吸性酸碱平衡紊乱。

3. 肾的代偿调节　肾的代偿作用发挥较晚,代谢性碱中毒时血浆 H^+ 减少和 pH 值升高,二者可抑制肾小管上皮中碳酸酐酶和谷氨酰胺酶活性,故泌 H^+ 和泌 NH_4^+ 减少,HCO_3^- 重吸收也相应减少,血浆 HCO_3^- 浓度有所降低,以维持 HCO_3^-/H_2CO_3 的比值接近正常。但是肾需 3~5 d 才能充分发挥代偿作用,故急性代谢性碱中毒时,肾代偿不起主要作用。

(四)代谢性碱中毒时血气指标的变化

代谢性碱中毒时,通过机体的代偿调节,若 $[HCO_3^-]/[H_2CO_3]$ 比值接近 20:1,则血浆 pH 值可维持在正常范围内,为代偿性代谢性碱中毒;若 $[HCO_3^-]/[H_2CO_3]$ 比值明显高于 20:1,则血浆 pH 值升高,为失代偿性代谢性碱中毒。HCO_3^- 浓度原发性增高,故 AB、SB、BB 均升高,BE 正值加大。经肺的代偿调节,AB>SB,$PaCO_2$ 继发性升高。

(五)对机体的影响

轻度代谢性碱中毒患者通常无症状,或被原发疾病掩盖,严重的代谢性碱中毒可出现许多功能代谢变化。

1. 中枢神经系统功能变化　碱中毒时,因 pH 值增高,分解 γ-氨基丁酸的转氨酶活性增强,而产生 γ-氨基丁酸的脱羧酶活性降低,故中枢抑制性神经递质 γ-氨基丁酸分解增多而生成减少,使其中枢神经系统抑制作用减弱,因而患者出现烦躁不安、精神错乱、谵妄及惊厥等中枢神经系统兴奋的症状。

碱中毒时出现手足搐搦的主要原因是什么?

2. 血红蛋白氧解离曲线左移　血液 pH 值升高可使血红蛋白氧解离曲线左移,使血红蛋白与 O_2 的亲和力增强,血红蛋白不易将结合的 O_2 释放,因而造成组织缺氧。脑组织对缺氧十分敏感,故可出现神经精神症状,甚至昏迷。

3. 神经肌肉兴奋性增高　正常情况下,血钙以游离钙和结合钙两种形式存在,受 pH 值影响二者之间相互转化。代谢性碱中毒时,血浆游离钙减少,神经肌肉的应激性增高,患者可出现面部和肢体肌肉抽动、手足搐搦、腱反射亢进等症状。

4. 低钾血症　碱中毒时,由于细胞内 H^+ 与细胞外 K^+ 交换,可导致低钾血症。此时可表现为肌肉无力或麻痹,严重时可引起心律失常。

(六)防治原则

1. 防治原发病　由于代谢性碱中毒时机体代偿往往有限,故减少代谢性碱中毒的发生和治疗原发病就显得尤为重要,同时还需去除代谢性碱中毒的维持因素,以促使肾排出 HCO_3^-。

2. 补充生理盐水　对于盐水反应性代谢性碱中毒患者,只要口服或静脉滴注等张(0.9%)或半张(0.45%)的盐水即可恢复血浆 HCO_3^- 浓度。补充盐水一方面扩充血容量,消除了"浓缩性碱中毒"成分的作用,另一方面盐水中 Cl^- 浓度高于血浆,通过补充血容量和补充 Cl^-,使过多的 HCO_3^- 从尿中排出,达到治疗代谢性碱中毒的目的。

3. 补充含氯酸性药物　对于严重代谢性碱中毒,可酌情给予含氯酸性药物进行治疗,如用稀盐酸或氯化铵缓慢静脉滴注,以消除碱中毒对人体的危害。

四、呼吸性碱中毒

呼吸性碱中毒是指因肺过度通气导致 CO_2 排出增多引起的碱中毒,其特征是血浆 $PaCO_2$ 原发性降低。

(一)原因和机制

1. 低张性缺氧　吸入空气中氧分压过低(如高原、通风不良环境)或某些肺部疾病均可导致机体缺氧,缺氧刺激呼吸运动增强,CO_2 排出增多。

2. 呼吸中枢兴奋性增高　中枢神经系统疾病如脑血管意外、脑外伤、脑炎及脑肿瘤等,均可直接刺激呼吸中枢引起呼吸加深加快,CO_2 呼出增多。癔症发作时可引起精神性过度通气,某些药物如水杨酸也可直接兴奋呼吸中枢导致通气增强。

3. 机体代谢旺盛　见于高热、甲状腺功能亢进时,由于血温过高和机体分解代谢亢进引起呼吸中枢兴奋,通气过度使 CO_2 排出增多。

4. 人工呼吸机使用不当　当呼吸机通气量设置过大时可导致 CO_2 排出增多而引起呼吸性碱中毒。

(二)分类

呼吸性碱中毒按病程分为急性呼吸性碱中毒和慢性呼吸性碱中毒两类。

1. 急性呼吸性碱中毒　常见于呼吸机使用不当引起的过度通气、癔症、高热和低氧血症时,一般指 $PaCO_2$ 在 24 h 内急剧下降而导致 pH 值升高。

2. 慢性呼吸性碱中毒　常见于慢性颅脑疾病、肺部疾病、肝病等兴奋呼吸中枢,引起持久的 $PaCO_2$ 下降而导致 pH 值升高。

(三)机体的代偿调节

呼吸性碱中毒主要是由于肺的过度通气所致,所以肺的代偿调节功能丧失,而血液缓冲系统对碱性物质的缓冲能力有限,故呼吸性碱中毒主要依靠细胞内缓冲和肾进行代偿调节。

1. 细胞内外离子交换和细胞内缓冲　这是急性呼吸性碱中毒时的主要代偿方式。呼吸性碱中毒时血浆中 H_2CO_3 和 H^+ 浓度降低,细胞内 H^+ 与细胞外 Na^+ 和 K^+ 交换,转移至细胞外与血浆中 HCO_3^- 结合,使血浆中 HCO_3^- 浓度下降,而 H_2CO_3 浓度有所回升。另外,血浆中 HCO_3^- 与红细胞内 Cl^- 交换进入红细胞,使血浆 HCO_3^- 降低,而进入红细胞内的 HCO_3^- 与 H^+ 结合形成 H_2CO_3,再分解为 CO_2 和 H_2O,CO_2 逸出红细胞进入血浆中使 H_2CO_3 浓度有所回升。急性呼吸性碱中毒时 $PaCO_2$ 每下降 10 mmHg,血浆 HCO_3^- 下降

急性和慢性呼吸性碱中毒主要的代偿方式分别是什么?

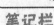

2 mmol/L,此时代偿的预测公式为 $\triangle HCO_3^- = 0.2 \times \triangle PaCO_2 \pm 2.5$ 或 $HCO_3^- = 24 + 0.2 \times \triangle PaCO_2 \pm 2.5$。此种代偿能力有限,故急性呼吸性碱中毒常常是失代偿性的。

2. 肾的代偿调节　这是慢性呼吸性碱中毒的主要代偿方式。由于肾的代偿调节是个缓慢的过程,需几天时间才能达到完善,故急性呼吸性碱中毒时肾来不及代偿,血液中反映代谢性因素的血气指标可在正常范围内。在慢性呼吸性碱中毒时,低碳酸血症持续存在,$PaCO_2$ 的降低使肾小管上皮细胞代偿性泌 H^+、泌 NH_4^+ 减少,HCO_3^- 重吸收减少,因此随尿排出增多,故血浆中 HCO_3^- 代偿性降低。慢性呼吸性碱中毒时,由于血液和细胞内的缓冲以及肾的代偿调节,可有效地避免细胞外液 pH 值发生大幅度变动。

慢性呼吸性碱中毒时,$PaCO_2$ 每下降 10 mmHg,血浆 HCO_3^- 下降 5 mmol/L,代偿的预测公式为 $\triangle HCO_3^- = 0.5 \times \triangle PaCO_2 \pm 2.5$ 或 $HCO_3^- = 24 + 0.5 \times \triangle PaCO_2 \pm 2.5$。单纯性呼吸性碱中毒时,实测的 HCO_3^- 值都在代偿预测公式范围内,如果超出此代偿范围,则表明合并代谢性酸碱平衡紊乱。

(四)呼吸性碱中毒时血气指标的变化

急性呼吸性碱中毒多为失代偿性,故血气分析的参数变化如下:pH 值升高、$PaCO_2$ 原发性降低,SB、BB 及 BE 值可在正常范围。

慢性呼吸性酸中毒时,经过肾的代偿调节后,可出现代偿性和失代偿性两种。pH 值正常或升高、$PaCO_2$ 原发性降低,血浆 HCO_3^- 浓度继发性降低,AB、SB、BB 值均降低,AB<SB,BE 负值增大。

(五)对机体的影响

慢性呼吸性碱中毒通常无明显症状。急性呼吸性碱中毒对机体的影响与代谢性碱中毒相似,但呼吸性碱中毒时,在中枢神经系统症状和低钙所致的抽搐等症状方面更为明显。神经系统功能障碍除与碱中毒对脑细胞的损伤有关外,还与低碳酸血症可引起脑血管收缩、脑血流量减少有关。

(六)防治原则

1. 防治原发病　消除引起肺通气过度的原因是防治呼吸性碱中毒的根本措施,多数碱中毒在病因去除后可自行缓解。

2. 吸入 CO_2 含量高的混合空气　急性呼吸性碱中毒患者可吸入含 5% CO_2 的混合气体或嘱患者反复屏气,或用纸袋套于患者的口鼻上使其反复吸回呼出的 CO_2 以维持血浆 H_2CO_3 浓度,症状即可迅速得到控制。

3. 对症处理　对精神性通气过度患者可酌情使用镇静剂。有手足搐搦者可缓慢静脉注射葡萄糖酸钙进行治疗。

第三节　混合型酸碱平衡紊乱

一、双重性酸碱平衡紊乱

双重性酸碱平衡紊乱是指患者同时发生两种单纯性的酸碱平衡紊乱。一般分为两类:酸碱一致型和酸碱混合型。

(一)酸碱一致型

如果患者体内同时存在两种酸碱平衡紊乱,且皆为酸中毒或碱中毒,称为酸碱一致型酸碱平衡紊乱,又称为相加混合型酸碱平衡紊乱。

1.呼吸性酸中毒合并代谢性酸中毒

(1)原因 常见于严重的通气障碍,CO_2蓄积引起呼吸性酸中毒,同时因持续缺氧而发生代谢性酸中毒,是临床上较常见的一种混合型酸碱平衡紊乱类型。例如:慢性阻塞性肺疾病并发心力衰竭或休克、呼吸和心搏骤停。此外,糖尿病酮症酸中毒患者合并肺部感染引起呼吸衰竭者,也可发生此型酸碱平衡紊乱。

(2)特点 由于呼吸性及代谢性因素指标均朝向酸性方面发展,HCO_3^-减少,$PaCO_2$升高,肺和肾不能代偿,故 pH 值下降显著,呈严重失代偿状态。AB、SB、BB 均下降,AB>SB,血 K^+浓度升高,AG 增大。

2.呼吸性碱中毒合并代谢性碱中毒

(1)原因 ①高热合并呕吐患者,血温升高可刺激呼吸中枢引起通气过度而发生呼吸性碱中毒,反复呕吐使胃液丢失而出现代谢性碱中毒;②肝硬化应用利尿剂治疗,败血症,慢性肝功能衰竭使血氨升高,可刺激呼吸中枢,CO_2 排出过多,利尿剂应用不当可引起代谢性碱中毒。

(2)特点 因呼吸性及代谢性因素均朝向碱性方面发展,H^+浓度降低,pH 值升高明显;呕吐或应用利尿剂使血浆 HCO_3^-升高,缓冲碱增多,此外,血 K^+浓度降低;通气过度使 $PaCO_2$降低。

(二)酸碱混合型

如果患者体内发生两种酸碱平衡紊乱且 pH 值变化方向相反,称为酸碱混合型酸碱平衡紊乱,又称为相消混合型酸碱平衡紊乱。

1.呼吸性酸中毒合并代谢性碱中毒

(1)原因 是临床上较常见的一种混合型酸碱平衡紊乱类型,可见于:通气过度合并 H^+丢失、HCO_3^-过度负荷的患者,如慢性阻塞性肺疾病合并呕吐,由于慢性呼吸功能障碍,患者有不同程度的 CO_2潴留,血浆 HCO_3^-代偿性增高,若伴随呕吐,造成的失 H^+、失 K^+、失 Cl^- 及失 H_2O 更易引起代谢性碱中毒。慢性肺源性心脏病出现心力衰竭时,使用排钾性利尿剂治疗,在原有呼吸性酸中毒基础上易合并代谢性碱中毒。

(2)特点 由于呼吸性和代谢性因素的变化,使血 pH 值向相反方向移动,血 pH 值的变动取决于酸中毒与碱中毒的强弱。如一方较强,则 pH 值略升高或降低;如程度相当,则相互抵消,pH 值不变。$PaCO_2$与血浆 HCO_3^-浓度明显升高,并且两者的变化程度均超出彼此代偿所应达到的范围。AB、SB、BB 均升高,BE 正值加大。

2.代谢性酸中毒合并呼吸性碱中毒

(1)原因 ①肝功能衰竭合并感染:感染及血氧升高均可刺激呼吸,使 CO_2排出过多,肝功能不良可引起乳酸代谢障碍并发代谢性酸中毒;②肾功能衰竭合并感染:患者因肾排酸保碱障碍出现代谢性酸中毒,同时又因发热刺激呼吸中枢而引起通气过度,合并呼吸性碱中毒;③水杨酸、酮体、乳酸生成增多,刺激呼吸中枢可发生代谢性酸中毒合并呼吸性碱中毒。

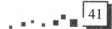

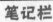

（2）特点　血 pH 值的变动取决于呼吸性或代谢性因素对体液酸碱度的影响程度。当酸中毒强于碱中毒时，pH 值轻度降低；当酸中毒与碱中毒程度相等时，pH 值不变；当碱中毒强于酸中毒时，pH 值轻度上升。$PaCO_2$ 和血浆 HCO_3^- 浓度显著降低，两者不能相互代偿，且两者的降低程度均超过彼此代偿所应达到的范围。

3. 代谢性酸中毒合并代谢性碱中毒

（1）原因　肾功能衰竭或糖尿病伴剧烈呕吐，既有原发病引起的代谢性酸中毒，又伴有剧烈呕吐引起的代谢性碱中毒。某些急性胃肠炎患者常有剧烈"上吐下泻"症状，频繁呕吐可丢失大量 HCl，严重腹泻又可丧失 HCO_3^-，同时出现低钾血症和脱水。

（2）特点　由于导致血浆 HCO_3^- 浓度升高或降低的原因同时存在或相继发生，彼此相互抵消，血浆 HCO_3^- 浓度及血浆 pH 值可以在正常范围内，也可以偏高或偏低。测定 AG 值对诊断有一定帮助，但 AG 正常型代谢性酸中毒合并代谢性碱中毒则无法应用 AG 及血气分析来诊断，需要结合病史全面分析。

二、三重性酸碱平衡紊乱

由于同一患者不可能同时存在呼吸性酸中毒和呼吸性碱中毒，因此三重性酸碱平衡紊乱只存在两种类型。

1. 呼吸性酸中毒合并 AG 增高性代谢性酸中毒和代谢性碱中毒　该型的特点是 $PaCO_2$ 明显增高，AG>16 mmol/L，HCO_3^- 一般升高，Cl^- 明显降低。

2. 呼吸性碱中毒合并 AG 增高性代谢性酸中毒和代谢性碱中毒　该型的特点是 $PaCO_2$ 降低，AG>16 mmol/L，HCO_3^- 升高或降低，Cl^- 一般低于正常。

三重性混合型酸碱平衡紊乱比较复杂，必须在充分了解原发病、密切结合患者病史的基础上，结合实验室检查进行综合分析后，才能做出正确判断。

问题分析与能力提升

患者，男，68 岁，患糖尿病十余年，平时血糖控制欠佳，因"肾功能衰竭合并尿路感染"入院。血气检查结果：pH 值 7.25，$PaCO_2$ 20 mmHg，HCO_3^- 12 mmol/L。

思考：①该患者发生了哪种类型的酸碱平衡紊乱？②如何纠正该患者此类酸碱平衡紊乱？

（南阳医学高等专科学校　魏　严）

第五章

应 激

学习目标

知识目标：①掌握应激的概念。②熟悉应激的神经内分泌反应和细胞体液反应、应激时机体的功能代谢变化和应激损伤及相关疾病。

能力目标：通过学习学生具备防治应激及相关疾病的病理生理基础。

情感目标：学生在生活中能正视各种应激原，有效排除应激原，可以用积极的生活方式和乐观的心态处理各种应激。

第一节 概 述

1. **应激的概念** 应激是指机体在受到各种内外环境因素及社会、心理因素刺激时所出现的全身性非特异性适应反应，又称应激反应。这些刺激因素统称为应激原。任何躯体的或心理的刺激（如高温、低温、感染、中毒、创伤、大手术、缺氧、恐怖、愤怒等）达到一定程度时，除引起与刺激因素直接相关的特异性变化外，还引起与刺激因素无直接关系的非特异性全身反应。

应激是一种普遍存在的现象，是一切生命为了生存和发展所必需的，是机体适应、保护机制的重要组成部分。应激反应可以使机体处于一种警觉状态，有利于增强机体的对抗或逃避能力，有利于机体在变动的环境中维持内环境的稳态以增强适应能力。

2. **应激的病因** 强度足够引起应激反应的各种刺激都可称为应激原。根据其来源不同，应激原大致可以分为三大类。①外环境因素：如高热、寒冷、射线、噪声、强光、低氧、病原微生物及化学毒物等。②内环境因素：如贫血、休克、器官功能衰竭及酸碱平衡紊乱等。③心理、社会环境因素：如职业的竞争、工作的压力、紧张的生活工作节奏、复杂的人际关系、拥挤、孤独、突发的生活事件等。心理、社会因素是现代社会中重要的应激原。

应当指出，由于遗传素质、性格特点、神经类型及既往经验等方面存在差异，不同个体对同样的应激原的敏感性及耐受性就会明显不同，因而强度相同的应激原在不同个体引起应激反应的程度可能不同。即使同一种应激原作用于同一个人，在不同的时间和条件下，引起反应的强度也可大不相同。

3. **应激的分类** 根据应激原对机体的影响程度，应激可以分为生理性应激和病理

注意应激与炎症概念的区别。

笔记栏

性应激。生理性应激是指应激原的作用不十分强烈,且作用的时间较短的应激,是机体对轻度和短暂的内外环境变化及社会心理刺激的一种重要防御适应性反应。如体育竞赛、紧张工作、职业竞争、考试等情况下的应激,这种应激反应有利于调动机体的潜能,促进机体完成某些艰巨的工作或者更好地避开可能发生的危险,对机体是有利的,因而又称为良性应激。病理性应激是指应激原强烈且作用时间持久的应激。如休克、大面积烧伤、过度焦虑、事业受挫和丧失亲人等情况下的应激,除仍具有某些防御代偿意义外,将引起机体内环境稳态的严重失调,甚至导致应激性疾病的发生,对身体是有害的,故又称为劣性应激。

根据应激原的性质不同,应激可分为躯体应激和心理应激。前者为理化、生物因素所致,如温度的剧变、射线、噪声、强光、电击、低压、低氧、中毒、创伤、感染等,给躯体造成刺激甚至损伤。而后者为心理、社会因素所致,如丧偶、生活孤独、担心不安、居住拥挤、工作负担过重、职业竞争、人际关系复杂等,往往引起过重的心理压力。心理应激可引起人的认知功能异常,如长期的噪声环境可导致儿童认知学习能力下降。还可引起情绪异常,如某些心理社会因素引起愤怒情绪可致情绪失控,有冠心病病史者还可诱发心源性猝死。

第二节　应激的发生机制

应激反应是一种非特异性的相当广泛的反应,其变化可发生在机体的整体水平,也可以出现于器官和细胞乃至基因水平。当机体受到强烈刺激时,最基本的表现是以蓝斑-交感-肾上腺髓质系统和下丘脑-垂体-肾上腺皮质系统的强烈兴奋为代表的一系列神经内分泌反应(图5-1),还可引起明显的体液、细胞乃至基因水平的反应,同时器官系统的功能代谢也会出现相应的变化。

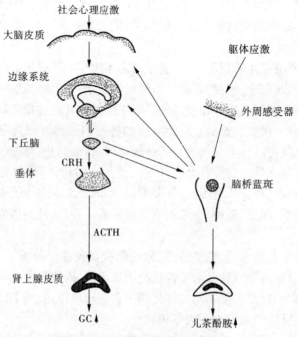

图5-1　应激时的神经内分泌反应

一、应激的神经内分泌反应

(一)蓝斑-交感-肾上腺髓质系统兴奋

1.结构基础　蓝斑-交感-肾上腺髓质系统是应激时发生快速反应的系统。位于脑桥的蓝斑是中枢神经系统对应激最敏感的部位,其中的去甲肾上腺素能神经元的上行纤维主要投射至杏仁复合体、海马、边缘系统及大脑皮质,是应激时情绪变化、学习记忆及行为改变的结构基础。肾上腺素能神经元的下行纤维主要分布于脊髓侧角,调节交感神经紧张性及肾上腺髓质中儿茶酚胺的分泌。

2.主要效应　应激时蓝斑-交感-肾上腺髓质系统的主要效应包括中枢效应和外周效应。

(1)中枢效应　应激时蓝斑-交感-肾上腺髓质系统的中枢效应主要是上述脑区中去甲肾上腺素释放增多引起的兴奋、警觉及紧张、焦虑等情绪反应。同时,位于脑桥蓝斑的去甲肾上腺素能神经元还与下丘脑有密切联系。前者释放去甲肾上腺素后,刺激下丘脑室旁核神经元上的 α-肾上腺素能受体而使促肾上腺皮质激素释放激素(corticotropin-releasing hormone,CRH)释放增多,从而启动下丘脑-垂体-肾上腺皮质轴的活化。

(2)外周效应　外周效应主要表现为血浆中肾上腺素、去甲肾上腺素及多巴胺等儿茶酚胺浓度迅速升高。低温、缺氧可使血浆去甲肾上腺素升高 10~20 倍,肾上腺素升高 4~5 倍;失血性休克时血浆肾上腺素可升高 50 倍,去甲肾上腺素可升高 10 倍;即将执行死刑的犯人血浆去甲肾上腺素可升高 45 倍,肾上腺素升高 6 倍。

3.代偿意义

(1)心血管系统　交感兴奋及儿茶酚胺释放对心脏有兴奋作用,使心率增快,心肌收缩力增强,心输出量增加。由于外周血管中肾上腺素能受体分布的差异,皮肤、腹腔内脏及肾等血管收缩,而脑血管口径无明显变化,冠状动脉和骨骼肌血管扩张,使血液重新分配,可保证心脏、脑和骨骼肌的血液灌流,对调节和维持各器官的功能、保证应激状态时的活动有重要意义。

(2)呼吸系统　儿茶酚胺引起支气管扩张,有利于改善肺泡通气,以保障应激状态下机体对氧的需求。

(3)新陈代谢　儿茶酚胺通过促进胰高血糖素分泌及抑制胰岛素分泌而促进糖原异生,升高血糖,并可促进脂肪动员,使血浆游离脂肪酸升高,从而满足应激时机体增加的能量需求。

(4)其他激素的分泌变化　除对胰岛素的分泌有抑制作用,儿茶酚胺对绝大多数激素的分泌有促进作用,如 ACTH、生长激素、肾素、促红细胞生成素及甲状腺激素等的分泌,这是应激时多种激素水平变化的重要原因,也是机体更广泛地动员各方面潜能来应付紧急情况的一种放大机制。

4.对机体的不利影响　应激时交感-肾上腺髓质系统持续兴奋对机体产生的不利影响主要表现为紧张、焦虑、抑郁、愤怒等情绪反应及行为改变;腹腔内脏血管的持续收缩可导致腹腔内脏器官缺血,胃肠黏膜的糜烂、溃疡、出血;外周小血管的长期收缩可使血压升高,这可能是精神、心理应激诱发高血压的重要机制之一;儿茶酚胺可使

应激时机体能发生快速反应的系统是什么?

应激时交感-肾上腺髓质系统兴奋所产生的主要防御性反应和不利反应分别包括哪些方面?

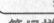

血小板数目增多及黏附聚集性增强,也可使白细胞数及纤维蛋白原浓度升高,从而增加血液黏滞度,促进血栓形成;心率增快,心肌耗氧量增加,导致心肌缺血。

(二)下丘脑-垂体-肾上腺皮质系统兴奋

1. 结构基础　下丘脑-垂体-肾上腺皮质系统(hypothalamic-pituitary-adrenal axis,HPA)主要由下丘脑的室旁核、腺垂体及肾上腺皮质组成。室旁核作为该神经内分泌系统的中枢部位,上行与边缘系统的杏仁复合体、海马结构及边缘皮层有广泛的往返联系,下行纤维则通过 CRH 控制腺垂体 ACTH 的释放,从而调控肾上腺糖皮质激素(glucocorticoid,GC)的合成和分泌。同时,室旁核 CRH 的释放也受到脑干蓝斑中去甲肾上腺素能神经元的影响。

2. 主要效应　应激时 HPA 轴兴奋可产生明显的中枢效应和外周效应。

(1)中枢效应　应激时 HPA 轴兴奋可产生明显的中枢效应,出现抑郁、焦虑及厌食等情绪行为改变,学习与记忆能力下降,这些效应主要由 CRH 分泌增多引起。

(2)外周效应　应激时 HPA 轴兴奋的外周效应主要由 GC 引起。应激时机体 GC 分泌增加,升高幅度大而且反应较迅速。因此,GC 在血浆中的浓度可作为判断应激的可靠指标。例如,外科手术后,GC 分泌量可增加 3~5 倍,如果患者手术完成且没有并发症,在术后 24 h,血浆 GC 下降到近于正常;若手术有并发症,则血浆 GC 浓度持续升高。大面积烧伤患者,血浆 GC 浓度维持高水平的时间可长达 2~3 个月。因此,动态检测血浆皮质醇的变化对于判断应激的强度或并发症的存在具有重要意义。

3. 代偿意义　应激时 GC 浓度升高对提高机体的适应能力具有重要意义。切除肾上腺的动物应激时极易死亡,但是如给切除肾上腺的动物补充 GC,则可恢复动物的抗损伤能力。GC 浓度维持高水平的防御代偿意义主要有以下几方面。

应激时糖皮质激素浓度升高对机体的防御代偿作用主要体现在哪些方面?

(1)维持心血管系统对儿茶酚胺的反应性。GC 本身不能引起心肌和血管平滑肌的收缩,但其通过儿茶酚胺的降解和提高心血管系统对儿茶酚胺的敏感性,维持儿茶酚胺对循环系统的正常调节作用。

(2)促进蛋白质分解和糖原异生,抑制肌肉组织对葡萄糖的利用,从而补充肝糖原的贮备和提高血糖水平。

(3)保证儿茶酚胺及胰高血糖素的脂肪动员作用。

(4)稳定细胞膜及溶酶体膜。GC 诱导产生巨皮质素(又称膜联蛋白-1),巨皮质素能够抑制磷脂酶 A_2 的活性,减少膜磷脂的降解,较少生成花生四烯酸、前列腺素及白三烯,对细胞发挥保护作用。

(5)强大的抗炎作用。GC 抑制多种促炎介质的生成、释放和激活,并诱导多种抗炎介质的产生,避免过强的炎症和变态反应的发生。

4. GC 对机体的不利影响　如果应激原长期存在,HPA 持续兴奋,引起 GC 水平的持续升高,会对机体造成许多不利影响。

(1)抑制免疫反应　动物实验表明,在各种严重应激时,动物的胸腺细胞凋亡,胸腺萎缩,淋巴结缩小。在临床患者及动物实验均观察到,慢性应激后多种细胞因子及炎症介质生成减少,免疫力下降,易并发感染。

(2)抑制生长发育　慢性应激时由于 CRH 的作用使生长激素分泌减少,由于 GC 增高而使靶细胞对胰岛素样生长因子产生抵抗,从而导致生长发育迟缓,伤口愈合不良等。

(3)抑制性腺轴　GC 可抑制促性腺素释放激素(gonadotropin-releasing hormone,

GnRH)及黄体生成素(luteinizing hormone,LH)的分泌,并使性腺对上述激素产生抵抗,因而导致性功能减退,月经不调或停经,哺乳期妇女泌乳减少等。

（4）抑制甲状腺轴　GC可抑制促甲状腺素释放激素(thyrotropin - releasing hormone,TRH)及促甲状腺激素(thyroid- releasing hormone,TSH)的分泌,并阻碍甲状腺素(T_4)在外周转化为活性更强的三碘甲状腺原氨酸(T_3)。

（5）行为改变　如抑郁症、异食癖及自杀倾向等。

（三）其他激素的反应

除蓝斑-交感-肾上腺髓质系统和HPA以外,应激还引起广泛的神经内分泌变化,见表5-1。

表5-1　应激时其他激素变化及其代偿作用

名称	分泌部位	变化	作用
β-内啡肽	腺垂体	升高	镇痛,抑制交感-肾上腺髓质过度兴奋,抑制ACTH及GC过多分泌
胰高血糖素	胰岛α细胞	升高	促进糖原异生和肝糖原分解
胰岛素	胰岛β细胞	降低	血糖升高
ADH(加压素)	下丘脑(室旁核)	升高	保水,维持血容量,增强抵抗力
生长激素	腺垂体	急性应激升高 慢性应激降低	升高血糖,保护组织
醛固酮	肾上腺球状带	升高	促进钠离子重吸收,维持血容量

（四）全身适应综合征

加拿大生理学家Selye等在20世纪三十至四十年代,进行了一系列实验,发现动物经各种不同的强烈刺激,如剧烈运动,过冷,横断脊髓,注射亚致死剂量的甲醛、吗啡、阿托品等处理后,都可出现一系列神经内分泌变化,这些变化具有一定的适应代偿意义,但是也可导致机体多方面的紊乱与损伤。Selye把这种反应称为全身适应综合征(general adaptation syndrome,GAS)。GAS可以分为下列三个阶段。

GAS抵抗期内哪种激素在体内发挥主要作用?

1. 警觉期　警觉期在应激原作用后很快出现。主要表现为交感-肾上腺髓质系统兴奋为主的各种变化。警觉反应使机体处于最佳动员状态,有利于机体的战斗或逃避,但此期只能持续较短时间。

2. 抵抗期　抵抗期中,以交感-肾上腺髓质兴奋为主的反应将逐步减弱,而肾上腺皮质开始肥大,糖皮质激素分泌增多。在本期中,GC在增强机体的抗损伤方面发挥重要作用,但免疫系统开始受到抑制,胸腺萎缩,淋巴细胞数目减少及功能减退。

3. 衰竭期　如果抵抗期持续过久,GC水平仍可升高,但其受体数目及亲和力下降,机体的许多适应机制开始走向衰竭,GAS进入衰竭期。衰竭期是机体抵抗期的终结,可以出现一个或一个以上器官功能衰竭甚至死亡。

上述三个阶段并不一定依次出现,多数应激只引起第一、二期的变化,只有少数严重的应激反应才出现第三期。GAS是对应激反应的经典描述,体现了应激反应的全身性及非特异性,其主要理论基础是应激时的神经内分泌反应,特别是蓝斑-交感-肾上腺髓质轴及HPA系统的作用。GAS的提出对于理解应激反应的基本机制是有益的,其基本观点至今仍然是正确的,但 GAS 只强调了应激的全身性反应,没能顾及应激时器官、细胞、基因水平变化的特征。而且,建立在动物实验基础之上的 GAS 未能对精神心理应激进行足够的阐述。因此,GAS 对于应激的描述是不够全面的。近 20 年来在急性期反应、热休克蛋白等领域的研究进展及医学模式的转变为从多个水平认识应激的本质提供了更丰富的资料。

二、急性期反应

感染、炎症、创伤、烧伤、手术等应激原均能引起机体产生快速反应,如体温升高、血糖升高、分解代谢增强、负氮平衡及血浆中某些蛋白质迅速升高等,这种反应称为急性期反应(acute phase response,APR)。在急性期反应时,血浆中浓度升高的这些蛋白质被称为急性期反应蛋白(acute phase protein,APP)。

应激时急性期反应蛋白增加最多的是哪种?

正常血浆中 APP 浓度低。在多种应激原作用下,有些 APP 浓度升高 1 000 倍以上,如 C 反应蛋白(C-reactive protein,CRP)及血清淀粉样蛋白 A 等;有些 APP 只升高数倍,如 α_1-抗胰蛋白酶、α_1-酸性糖蛋白、α_1-抗糜蛋白酶、纤维蛋白原等;有些 APP 只升高 50% 左右,如铜蓝蛋白、补体 C3 等;少数蛋白质在急性期反应时反而减少,如白蛋白、前白蛋白、运铁蛋白等,称为负 APP(表 5-2)。

表 5-2　几种重要的急性期反应蛋白

成分	反应时间 (h)	分子量	正常血浆浓度 (g/L)	急性炎症 增加倍数	可能功能
C 反应蛋白	6~10	110 000	0.068~8.0	>1 000 倍	激活补体,调理作用,结合磷脂酰胆碱
血清淀粉样蛋白 A	6~10	180 000	<10	>1 000 倍	清除胆固醇
α_1-抗胰蛋白酶	10	54 000	1.1~2.0	2~4 倍	抑制丝氨酸蛋白酶(尤其是弹性蛋白酶)的活性
α_1-抗糜蛋白酶	10	68 000	0.3~0.6	2~4 倍	抑制组织蛋白酶 G
α_1-酸性糖蛋白	24	41 000	0.6~1.2	2~4 倍	淋巴细胞与单核细胞的膜蛋白,促进成纤维细胞生长
纤维蛋白原	24	340 000	2.0~4.0	2~4 倍	促血液凝固及组织修复时纤维蛋白基质的形成
结合珠蛋白	24	86 000	0.5~2.0	2~4 倍	抑制组织蛋白酶 B、H、L
补体成分 C3	48~72	180 000	0.75~1.65	<1 倍	趋化作用、肥大细胞脱颗粒
血浆铜蓝蛋白	48~72	132 000	0.2~0.6	<1 倍	减少自由基产生

APP 主要由肝产生,单核吞噬细胞、血管内皮细胞、成纤维细胞及多形核白细胞亦可产生少量 APP。由于 APP 种类繁多,其生物学功能十分广泛,大致包括下述几个方面。

1. 抑制蛋白酶活化 在炎症、感染、创伤等应激状态下,体内蛋白水解酶增多,可导致组织细胞损伤。APP 中的多种蛋白酶抑制剂(如 α_1-抗胰蛋白酶、α_1-抗糜蛋白酶及 α_2-巨球蛋白等)可抑制这些蛋白酶活性,从而减轻组织损伤。

2. 清除异物和坏死组织 在炎症、感染、创伤等应激状态下,血浆中 CRP 常迅速增高。它可与细菌的细胞壁结合,起抗体样调理作用。它能激活补体经典途径,促进吞噬细胞功能,抑制血小板磷脂酶,减少其炎症介质的释放等。动物实验表明,CRP 转基因小鼠能明显抵抗肺炎双球菌的感染,表现为菌血症发生率降低,生存时间延长。因 CRP 的血浆水平与炎症的活动性有关,临床上常测定 CRP 以判断炎症及疾病的活动性。

3. 抑制自由基产生 APP 中的铜蓝蛋白能促进亚铁离子的氧化(使 Fe^{2+} 转变成 Fe^{3+}),故能减少羟自由基的产生。

4. 其他作用 血清淀粉样蛋白 A 能促进损伤细胞的修复。纤维连接蛋白(fibronection,FN)能促进单核吞噬细胞及成纤维细胞的趋化性,促进单核细胞膜上 Fc 受体及 C3b 受体的表达,并激活补体旁路,从而促进单核细胞的吞噬功能。

然而,正像神经内分泌反应一样,急性期反应及急性期蛋白对机体亦具有某些不利影响,如引起代谢紊乱、贫血、生长迟缓及恶病质等。在某些慢性应激患者,血清淀粉样蛋白 A 浓度升高可能导致某些组织发生继发性淀粉样变。

三、细胞反应

当暴露于各种理化及生物性损伤因素时,任何生物细胞(从单细胞生物到高等哺乳动物细胞)都将出现一系列适应代偿反应。这些反应包括与损伤因素性质有关的特异性反应。例如,当生物细胞受到氧自由基威胁时,其抗氧化酶(如超氧化物歧化酶、过氧化氢酶等)的表达可能增加;当暴露于低氧环境时,细胞中的低氧诱导因子-1 及其所调控的靶基因的表达可能增加;当遭遇重金属毒害时,细胞中金属硫蛋白可表达增多。与此同时,生物细胞亦可出现与损伤因素的性质无关的非特异反应。因特异性反应涉及诸多因素,应在相应疾病或病理过程中加以讨论,本章节仅就细胞的非特异反应进行阐述。

热休克蛋白(heat shock protein,HSP)是指细胞在高温(热休克)或其他应激原作用下所诱导生成或合成增加的一组蛋白质。除热休克外,其他多种物理、化学、生物因素及机体的内外环境变化(如放射线、重金属、乙醇、自由基、缺血、缺氧、寒冷、感染、饥饿及创伤等)都可诱导 HSP 产生。因此 HSP 又称为应激蛋白(stress proteins,SP)。

哪些因素能促使细胞产生热休克蛋白?

HSP 首先在果蝇体内发现。1962 年人们发现,当环境温度从 25 ℃提高到 30 ℃并维持 30 min 后,果蝇唾液腺染色体的某些部位可出现蓬松现象,提示这些区带基因的转录加强,预示有新蛋白质合成增加。1974 年,有学者从热休克果蝇的唾液腺中分离到 6 种新的蛋白质并将其命名为热休克蛋白。近年研究发现,HSP 是一具有多个成员的蛋白质家族,根据其分子量的大小可分为多个亚家族(表5-3)。

表 5-3 热休克蛋白的主要分类与功能

主要 HSP 家族成员	分子量	细胞内定位	可能的生物学功能
HSP110 亚家族	~110 000		
HSP110		核仁、胞质	热耐受,交叉耐受
HSP105		胞质	蛋白质折叠
HSP90 亚家族	~90 000		
HSP90α(HSP86)		胞质	与类固醇激素受体结合,热耐受
HSP90β(HSP84)		胞质	与类固醇激素受体结合,热耐受
HSP70 亚家族	~70 000		
HSC70(组成型)		胞质	蛋白质折叠及移位
HSP70(诱导型)		胞质,细胞核	蛋白质折叠,细胞保护作用
HSP60 亚家族	~60 000		
HSP60		线粒体	蛋白质的折叠
小分子 HSP 亚家族	20 000~30 000		
HSP32(HO-1)		胞质	抗氧化
HSP27		胞质,细胞核	肌动蛋白的动力学变化
αβ-晶状体蛋白		胞质	细胞骨架的稳定
HSP10	~10 000	线粒体	为 HSP60 的辅因子
泛素(ubiquitin)	~8 000	胞质,细胞核	蛋白质的非溶酶体降解酶

HSC70:热休克同族蛋白(heat shock cognate);HO-1:血红素氧化酶-1(heme oxygenase-1)

(一)HSP 的生物学特点

1. 诱导的非特异性　许多不同性质的应激原都可诱导 HSP 基因表达。

2. 存在的广泛性　HSP 广泛存在于单细胞生物(如细菌、酵母)至哺乳动物的整个生物界(亦包括植物)。

3. 结构的保守性　HSP 在进化过程中具有明显的结构保守性。如人类 HSP90(即分子量为 90 kD 的 HSP)的氨基酸序列与酵母 HSP90 有 60% 的相似性,与果蝇 HSP90 相比具有 78% 的相似性。

上述特点表明,HSP 是在长期生物进化过程中保留下来的具有普遍生物学意义的一类蛋白质。

(二)HSP 的主要生物学功能

HSP 的生物学功能主要包括哪些方面?

HSP 的主要功能与蛋白质代谢有关,其功能涉及细胞的结构维持、更新、修复、免疫等,但其基本功能为帮助蛋白质的正确折叠、移位、复性及降解。由于其伴随着蛋白质代谢的许多重要步骤,因此被形象地称为"分子伴娘"。在正常状态下,从核糖体上新合成的多肽链尚未经过正确的折叠而形成具有一定空间构型的功能蛋白质,其疏水基团常暴露在外。如果没有 HSP 分子伴娘的存在,这些蛋白质可通过其疏水基团互相结合、聚集而失去活性。HSP通过其C末端的疏水区与这些新合成的多肽链结合，从而防止其聚集并帮助其在折叠酶的作用下逐步完成正确折叠。在应激时，各种应激原导致蛋白质变性，使之成为伸展的或错误折叠的多肽链，其疏水区域可重新暴露在外，因而较易形成蛋白质聚集物，对细胞造成严重损伤。HSP充分发挥分子伴娘功能，防止蛋白质变性、聚集并促进聚集蛋白质的解聚及复性，因而在各种应激反应中对细胞具有保护作用，是机体内重要的内源性保护机制。

（三）HSP表达的调控

关于HSP基因表达的调控研究，近20年来有了诸多进展。目前认为，HSP的基础表达受HSP基因5′端的普通启动子（如TATA盒、CCAAT盒、GC盒等）的调控，但对其详细机制目前尚不明了。而HSP的诱导表达则是细胞中的热休克因子1（heat shock factor 1，HSF1）与HSP基因5′端启动子区的热休克元件（heat shock element，HSE）相互作用的结果。目前已知，几乎所有的HSP基因5′端启动子区都含有HSE（其核心序列为nGAAnnTTCn）。在正常状态下，HSF1以无活性的单体形式存在于细胞质中，并与某些HSP结合在一起。在各种应激原作用下，胞质中的变性蛋白质增多。这些变性蛋白的折叠发生改变，暴露出分子内部的疏水区域，从而导致HSP与其结合。HSP与受损伤蛋白质结合后释放出HSF1单体，HSF1单体再聚合成具有转录活性的三聚体。经过磷酸化修饰，HSF1三聚体向核内转移并结合至HSP基因启动子区的HSE，激活HSP基因的转录，使HSP产生增多。增多的HSP一方面可增强细胞的抗损伤能力，同时又可与HSF1结合，抑制其继续活化，对细胞的应激反应进行负反馈调控。HSP的发现及其功能与表达调控研究深化了人们对应激反应的认识，使应激反应的研究从整体水平深入至细胞、分子水平。

第三节 应激时机体的代谢与功能变化

（一）机体代谢变化

应激时，机体物质代谢变化表现为高代谢率（分解代谢增强，合成代谢减弱）。这种变化主要与儿茶酚胺、GC、胰高血糖素等内分泌激素及肿瘤坏死因子、白介素-1等炎症介质分泌过多及胰岛素分泌减少有关。应激时，三大代谢均发生明显变化（图5-2）。

1. 糖代谢变化　应激时，由于儿茶酚胺、胰高血糖素、生长激素和GC等促进糖原分解和糖原异生的激素分泌增多和胰岛素分泌相对不足，可出现高血糖，甚至出现糖尿，称为应激性高血糖和应激性糖尿。血糖升高能保证机体特别是大脑在紧急情况下有足够的能量供应。

2. 脂肪代谢变化　应激时，肾上腺素、去甲肾上腺素和胰高血糖素等均促进脂肪分解，因而血中游离的脂肪酸和酮体增多。

3. 蛋白质代谢变化　应激时，蛋白质分解代谢加强，血浆中氨基酸水平升高，尿氮排出量增加，呈负氮平衡。强烈应激时此种负氮平衡将会持续较久。

上述代谢变化为机体应付"紧急情况"提供了足够的能源，血浆中氨基酸水平的

应激时机体物质代谢变化特点有哪些?

笔记栏

升高为机体合成急性期反应蛋白及热休克蛋白提供了原料。但持续的应激状态可使机体能源物质大量消耗，导致消瘦、贫血、抵抗力下降、创面愈合迟缓等。

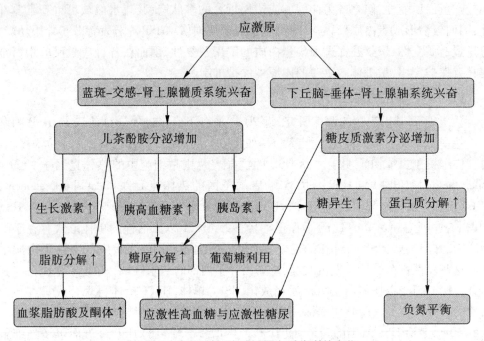

图5-2　应激时糖、脂肪及蛋白质代谢的变化

（二）机体功能变化

应激时心血管系统的主要变化有哪些？

1. **心血管系统**　应激时心血管系统主要变化为心率增快，心肌收缩力增强，总外周阻力增高及血液重分布等。这些变化有利于提高心排出量、升高血压，保证心脑血液供应。交感-肾上腺髓质系统的过度兴奋亦可对心血管系统产生不利影响，可导致冠状动脉痉挛、血小板聚集和血液黏滞度升高，从而导致心肌缺血及心肌梗死。强烈的精神应激可引起心律失常及猝死。

2. **消化系统**　消化系统的典型变化为食欲减退。动物实验表明，应激时的食欲减退与CRH分泌增多有关。应激时，亦有部分病例出现进食增加，甚至诱发肥胖症，其机制可能与下丘脑中内啡肽及单胺类介质（如去甲肾上腺素、多巴胺及5-羟色胺）水平升高有关。应激时交感-肾上腺髓质系统的强烈兴奋，可致胃肠血管收缩、血流量减少而导致胃肠黏膜受损，出现"应激性溃疡"。

3. **血液系统变化**　急性应激时，血液凝固性升高，表现为血小板数目增多及其黏附与聚集性加强，纤维蛋白原、凝血因子V、凝血因子Ⅷ浓度升高，凝血时间缩短。血液纤溶活性亦可增强，表现为血浆纤溶酶原、抗凝血酶Ⅲ升高及纤溶酶原激活物增多。同时，应激时还可见多形核白细胞数目增多、核左移，骨髓检查可见髓系及巨核细胞系的增生。此外，应激导致血液黏滞性增加，红细胞沉降率加快等。上述改变具有抗感染及防止出血的作用，但也有促进血栓形成，诱发DIC等不利作用。

慢性应激时患者常出现贫血。其特点常呈低色素性，血清铁降低，类似于缺铁性贫血，但用补铁治疗无效。其机制可能与单核吞噬细胞系统对红细胞的破坏加速有关。

4. **免疫系统** 急性应激时,机体非特异性免疫反应常有增加,如外周血中性粒细胞数目增多,吞噬活性增强,补体系统激活,C反应蛋白、细胞因子、趋化因子及淋巴因子等释放增多等,但持续强烈的应激将导致机体免疫功能的抑制。

机体免疫系统的功能受到神经内分泌系统的调节。参与应激反应的大部分内分泌激素及神经递质的受体都已在免疫细胞上发现,表5-4简略概括了应激反应的主要神经内分泌激素对免疫系统的调控作用。

急性应激时血液凝固性如何变化?

表5-4 神经内分泌激素对免疫功能的影响

内分泌激素	基本作用	具体效应
糖皮质激素	抑制	抗体、细胞因子的生成,NK细胞活性
儿茶酚胺	抑制	淋巴细胞增殖
β-内啡肽	增强/抑制	抗体生成,巨噬细胞、T细胞的活性
加压素	增强	T细胞增殖
ACTH	增强/抑制	抗体、细胞因子的生成,NK细胞、巨噬细胞的活性
GH	增强	抗体生成,巨噬细胞激活
雄激素	抑制	淋巴细胞转化
雌激素	增强	淋巴细胞转化
CRH	增强	细胞因子生成

5. **泌尿生殖系统** 应激时泌尿系统的主要变化是尿少,尿比重升高及尿钠浓度降低。引起这些变化的机制:交感-肾上腺髓质的兴奋及肾素血管紧张素系统的激活导致肾入球小动脉收缩,使肾小球滤过率下降;醛固酮及抗利尿激素分泌增加,导致肾小管对钠和水的重吸收增多。如应激得到缓解,肾血液灌流恢复,上述泌尿功能变化可完全恢复。如应激原强烈且持续存在,则可导致肾小管坏死。

应激对下丘脑促性腺激素释放激素及垂体的黄体生成素的分泌具有抑制作用,从而引起性功能减退,月经紊乱或闭经,使哺乳期妇女乳汁分泌减少。

第四节 应激与疾病

应激在许多疾病的发生发展上起着重要的作用,50%~70%的就诊患者其所患的疾病可被应激诱发或者恶化。大多数的应激反应,在撤除应激原后,机体可很快恢复自稳态。但如果劣性应激原持续存在,则可导致内环境紊乱和疾病。应激和疾病的关系正受到医学界的高度重视。习惯上,常将由应激所直接引起的疾病称为应激性疾病,如应激性溃疡,而将那些以应激作为条件或诱因,在应激状态下加重或加速发生发展的疾病称为应激相关疾病,如原发性高血压、动脉粥样硬化、冠心病、溃疡性结肠炎、支气管哮喘等。

应激可由躯体因素引起,也可由心理社会因素引起。而应激反应既可以对躯体造成损害,也可以导致精神、心理的障碍。

一、应激与躯体疾病

(一)应激性溃疡

应激性溃疡形成的最基本条件是什么?

1. 概念　机体遭受严重创伤(包括大手术)、感染及其他应激情况时,出现胃、十二指肠黏膜的糜烂、浅溃疡、渗血等急性损伤称为应激性溃疡。重伤重病时应激性溃疡发病率可高达 80% ~ 100%,其病理学特点与慢性消化性溃疡不同,周围无水肿、无炎症细胞浸润或纤维化,溃疡愈合后一般不留瘢痕。

2. 发生机制

(1)黏膜缺血　胃肠黏膜缺血是应激性溃疡形成的最基本条件。应激时由于交感-肾上腺髓质系统的兴奋和儿茶酚胺水平增高,使胃肠黏膜缺血,其缺血程度与病变程度呈正相关。黏膜缺血使上皮细胞能量不足,不能产生足量的碳酸氢盐和黏液,使由黏膜上皮细胞间的紧密连接和覆盖黏膜表面的碳酸氢盐-黏液层所组成的胃肠黏膜屏障遭到破坏,使胃腔内的 H^+ 顺浓度差进入黏膜。由于黏膜血流量减少,浸入黏膜的 H^+ 不能及时被中和或随血流运走,在黏膜内积聚而造成损伤。

(2)其他因素　GC 分泌增多,使蛋白质的分解大于合成,胃上皮细胞更新减慢,再生能力降低;胃黏膜合成前列腺素减少,使其对胃黏膜的保护作用减弱;酸中毒时血流对黏膜内 H^+ 的缓冲能力降低,可促进应激性溃疡的发生;在胃黏膜缺血的情况下十二指肠中的胆汁反流可损伤黏膜的屏障功能,使黏膜通透性升高。

(二)应激与心血管疾病

1. 高血压　长时间的精神紧张、焦虑、恐惧、愤怒和抑郁等状态都可导致血压的升高。应激引起血压升高的可能机制:交感-肾上腺髓质兴奋,血管紧张素及血管加压素分泌增多,使外周小动脉收缩,外周阻力增加;醛固酮、抗利尿激素分泌增多,导致钠、水潴留,增加循环血量;GC 分泌增多使血管平滑肌对儿茶酚胺更加敏感。

2. 应激性心律失常和应激性心脏病　心理应激,如突然的噩耗、惊吓和激怒等可以引起心律失常,称为应激性心律失常。另外,应激还能引起心肌梗死及猝死,导致应激性心脏病。

应激时主要通过交感神经过度兴奋和儿茶酚胺分泌过多而引起心律失常和心肌梗死,其机制:交感神经兴奋,通过 α、β 肾上腺素能受体的介导,使心肌细胞的钙内流增加,细胞内钙浓度升高,膜电位降低和快钠通道失活。这使心肌的去极化依赖于慢钙通道,结果快反应心肌细胞转变成慢反应细胞,慢反应细胞传导速度慢,不应期长,因此较易发生冲动的折返而出现心律失常;儿茶酚胺还可通过 β 肾上腺素能受体引起心肌耗氧量增加,造成心肌缺氧;血压升高斑块破裂,引起急性冠脉综合征;心肌内儿茶酚胺自氧化,使氧自由基生成增多。氧自由基损害生物膜,使心肌细胞功能受损,严重时导致细胞坏死。

(三)应激与免疫系统功能障碍

免疫系统功能障碍是应激反应的重要组成部分。免疫细胞具有大多数神经-内分泌激素的受体,其功能受到应激时神经-内分泌因子变化的影响。应激所导致的免疫功能障碍主要表现为两方面。

1.自身免疫病 许多自身免疫病都与精神创伤史或明显的心理应激因素有关,如妊娠、工作紧张等常诱导类风湿关节炎、系统性红斑狼疮的发生。严重的心理应激可导致哮喘的发作。

2.免疫抑制 慢性应激时免疫功能低下,患者对感染的抵抗力下降,容易患呼吸道感染,如感冒、结核等。临床研究也发现遭受严重精神创伤后一段时间内有明显的免疫功能低下,其主要机制可能是HPA轴的持续兴奋使GC过多所致。持续应激时,患者的胸腺、淋巴结都有萎缩现象。

(四)应激与内分泌功能障碍

应激可引起神经-内分泌功能变化,使机体产生多方面的功能紊乱。

1.生长 慢性应激可在儿童引起生长发育的延迟。如失去父母或生活在父母粗暴、亲子关系紧张家庭中的儿童,可出现生长缓慢、青春期延长并常伴有行为异常,如抑郁、异食癖等,被称为心理社会呆小状态,或心因性侏儒。

应激所致的内分泌功能障碍主要体现在哪些方面?

急性应激时,生长激素(growth hormone,GH)升高,但慢性应激时GH分泌减少,且由于GC的作用使靶细胞对胰岛素样生长因子出现抵抗。而GH减少则是由CRH诱导的生长抑素的增多所引起。此外,慢性应激时甲状腺轴受HPA轴的抑制,生长抑素和GC都抑制促甲状腺素的分泌,且GC还抑制T_4在外周转化为活性更高的T_3,使甲状腺功能低下。上述因素皆可导致儿童的生长发育障碍。

2.应激与性腺轴 应激对性腺轴的干扰与抑制不仅见于慢性应激,有时亦见于急性应激。如赛前过度训练的运动员、芭蕾舞演员可出现性欲减退,月经紊乱或停经。一些突发的生活事件、精神打击(如丧失亲人)等,可使年轻女性突然绝经或哺乳期妇女突然断乳。

GC的持续升高可在各个环节抑制性腺轴。GC能抑制下丘脑腺垂体的促性腺素释放激素及黄体生成素的分泌,并使靶组织(性腺)对性激素产生抵抗。

二、应激与心理、精神障碍

应激除引起躯体疾病外,还与许多功能性精神疾患的发病有关。社会心理应激原还能直接导致精神疾患。应激所致的心理、精神障碍与边缘系统(如扣带回皮质、海马、杏仁复合体)及下丘脑等部位关系密切。

1.应激对认知功能的影响 良性应激可使机体保持一定的唤起状态,对环境变化保持积极反应,可增强认知功能。但持续的劣性应激可损害认知功能,如噪声环境的持续刺激可使儿童学习能力下降。

应激总是损害认知功能吗?

2.应激对情绪及行为的影响 动物实验证明,慢性精神、心理应激可引起中枢兴奋性氨基酸的大量释放,导致海马区锥体细胞的萎缩和死亡,从而导致记忆的改变及焦虑、抑制及愤怒等情绪反应。愤怒的情绪易导致攻击性行为反应,焦虑使人变得冷漠,抑郁可导致自杀等消极行为反应。

3.急性心因性反应 急性心因性反应是指在急剧而强烈的心理社会应激原作用后,数分钟至数小时内所引起的功能性精神障碍。患者可表现为伴有情感迟钝的精神运动性抑制,如不言不语,对周围事物漠不关心,呆若木鸡。也可表现为伴有恐惧的精神运动性兴奋,如兴奋、恐惧、紧张或叫喊,无目的地乱跑,甚至痉挛发作。上述症状持续时间较短,一般在数天或一周缓解。

4.延迟性心因性反应　延迟性心因性反应又称创伤后应激障碍,是指受到严重而强烈的精神打击(如经历恐怖场面、恶性交通事故、残酷战争、凶杀场面或被强暴后等)而引起的延迟出现或长期持续存在的精神障碍,一般在遭受打击后数周至数月后发病,其主要表现:做噩梦、易触景生情而增加痛苦;易出现惊恐反应,如心悸、出汗、易惊醒,不与周围人接触等。多数可恢复,少数呈慢性病程,可长达数年之久。

第五节　应激性疾病防治的病理生理基础

应激过程中,正确地掌握应激的处理原则,对于保证患者的健康极为重要。

1.排除应激原　当应激原的性质十分明确时,应尽量予以排除,如控制感染、修复创伤、清除有毒物质等。

2.GC 的应用　在严重创伤、感染、败血症、休克等应激状态下,GC 的释放是一种重要的防御机制。

由于 GC 对免疫系统具有抑制作用,近年来在处理某些应激状态(如败血症休克)时主张采用小剂量 GC。

3.补充营养　提高全身抵抗力,可经胃肠道或静脉补充氨基酸、葡萄糖-胰岛素-钾(GIK)液或白蛋白等。

4.加强心理护理　帮助患者解除紧张情绪,缓解患者的心理应激,增强患者的康复信心。

问题分析与能力提升

患者,男,36 岁,外科医师,因"向妻子乱发火,很想打人"而入院。自诉作为医疗救援志愿者在四川汶川大地震灾区工作近 2 周后回广州,随后出现精神紧张、失眠、做噩梦、易惊醒、心悸、出汗、不敢看电视电影、不与周围人接触等。尤其严重的是易怒,向妻子乱发火,想打人、骂人,并出现了抑郁、焦虑、烦躁等反常行为。同时逐渐消瘦。体检:无明显异常。查空腹血糖 8.8 mmol/L,心电图:窦性心动过速、ST-T 改变。心理医生和他耐心沟通后,调整了患者的工作目标,并且合理地调配工作、休息、娱乐时间。经过一段时间心理治疗后症状逐渐消失。患者否认有任何心脏病病史。

思考:①该患者属于何种应激状态?②为何会出现上述异常临床表现?③空腹血糖为何会升高?④为何出现窦性心动过速及 ST-T 改变?

(南阳医学高等专科学校　未小明)

第六章

发　热

学习目标

　　知识目标:①掌握发热和过热的概念,发热的原因,发热的时相及各时相的热代谢特点。②熟悉发热时机体代谢与功能的变化。③了解发热的机制及治疗原则。

　　能力目标:具有对发热患者进行初步处理的能力;能讲解发热的相关知识及危害,指导患者配合治疗。

　　情感目标:培养学生学习兴趣,提高医学生热爱生命、热爱本职工作的道德情操。

　　人和哺乳动物具有相对稳定体温以适应正常生命活动的需要,这种恒定的体温是在体温调节中枢的调控下实现。体温调节的高级中枢位于视前区-下丘脑前部(preoptic anterior hypothalamus,POAH),目前仍以"调定点"学说解释体温中枢调节方式。

　　正常成年人体温维持在37 ℃左右,一昼夜上下波动不超过1 ℃。在疾病过程中,由于致热原的作用使体温调节中枢调定点上移而引起的调节性体温升高(超过0.5 ℃)就称为发热。然而在临床上体温升高超过正常值0.5 ℃并不都是发热,体温升高分调节性体温升高和非调节性体温升高,前者即发热。发热时,体温调节功能仍正常。由于调定点上移,体温调节在高水平上进行。非调节性体温升高是调定点并未移动,而是由于体温调节中枢障碍(如体温调节中枢损伤、下丘脑损伤、出血等)或散热障碍(如先天性汗腺缺陷症、皮肤鱼鳞病和环境高温所致的中暑)及过度产热(如甲状腺功能亢进、癫痫大发作的剧烈抽搐),体温调节机制不能将体温控制在与调定点相适应的水平上,这类体温升高称为过热。

　　除上述情况外,某些生理情况也能出现体温升高,如剧烈运动、月经前期、妊娠期。生理性体温升高随生理过程结束自动恢复正常,不对机体产生危害(图6-1)。

发热与过热的主要区别是什么?请举例说明。

体温升高 { 生理性体温升高 { 月经前期 / 剧烈运动 / 应激 ; 病理性体温生高 { 发热(调节性体温升高) / 过热(被动性体温升高) }

图6-1　体温升高的分类

57

第一节　发热的原因及机制

发热是由于某些外源性或内源性的物质刺激产生致热性因子,作用于体温中枢,从而使体温上升。通常把能引起人类或实验动物发热的物质称为致热原(pyrogen)。根据致热原在发热中的作用环节分为发热激活物和内生致热原。

(一)发热激活物

凡能激活产内生致热原细胞产生和释放内生致热原的物质都称发热激活物(pyrogenic activator)。

1. 微生物及其产物

绝大多数发热都属于感染性发热吗?

(1)细菌　革兰氏阳性菌如葡萄球菌、链球菌、肺炎球菌、白喉杆菌和枯草杆菌及其产生的外素。革兰氏阴性菌如大肠杆菌、伤寒杆菌、脑膜炎球菌、志贺菌等,致热主要成分是胞壁的脂多糖,也称内毒素(endotoxin,ET)。它是最常见的外致热原,具有很强的致热作用,由O-特异侧链、核心多糖和脂质A三部分组成,脂质A是致热性和毒性的主要部分,ET分子量较大(100万~200万),不易透过血脑屏障,有较强的耐热性,通常需160 ℃干热2 h方能将其彻底破坏。分枝杆菌,典型菌群为结核分枝杆菌,其全菌体及胞壁成分都有致热作用。

(2)病毒及其他病原体　病毒常见有流感病毒、麻疹病毒、风疹病毒、柯萨奇病毒等。病毒以全病毒体和其所含的血凝素致热。

真菌如白假丝酵母菌、球孢子菌和副球孢子菌、组织胞浆菌。真菌的致热因素是全菌体及菌体所含荚膜多糖和蛋白质。

螺旋体常见有钩端螺旋体、回归热螺旋体和梅毒螺旋体。其致热因素是代谢裂解产物及细胞因子毒素。

疟原虫感染人后,引起周期性红细胞破裂,大量裂殖子和疟色素等释放入血,引起高热。

立克次体、衣原体也可以引起发热。

2. 抗原-抗体复合物　实验证明,抗原-抗体复合物对产内生致热原细胞也有激活作用。如牛血清蛋白对正常家兔无致热作用,但是用牛血清蛋白致敏家兔,然后再将致敏动物血清转移给正常家兔,再用特异性抗原攻击受血动物时,可引起其发热,这表明抗原-抗体可能是产内生致热原细胞的激活物。

3. 类固醇　体内某些类固醇产物对人体有致热作用。本胆烷醇酮是睾酮的代谢产物,给人肌内注射后可引起明显的发热。某些周期性发热的患者,常找不到发热原因,而在血浆中本胆烷醇酮浓度升高。

4. 致炎物　硅酸盐结晶和尿酸盐结晶可激活产内生致热原细胞产生和释放内生致热原。

(二)内生致热原

发热激活物并不直接作用于体温中枢,它们通过激活免疫系统的一些细胞,使其合成、分泌某些致热细胞因子,作用于体温中枢引起发热。产致热原细胞被激活后形成并释放的能引起发热的物质称为内生致热原(endogenous pyrogen,EP)。它是引起多种发热的共同基本因素,可称为发热机制中的基本信息分子。

1. 内生致热原的产生和释放 能够产生和释放 EP 的细胞都称为产 EP 细胞,包括单核细胞、巨噬细胞、内皮细胞、淋巴细胞、星状细胞及肿瘤细胞等。

EP 的产生和释放是复杂的细胞信息传递和基因表达的调控过程。这一过程包括 EP 细胞的激活、EP 的产生和释放。发热激活物如脂多糖与血清中脂多糖结合蛋白形成复合物,再与单核细胞/巨噬细胞表面 CD_4 结合形成三重复合物,从而激活启动细胞内 EP 合成。脂多糖信号通过信号转导途径,激活核转录因子,启动 EP 细胞因子合成表达 EP,并释放入血。

2. 内生致热原的性质和种类 EP 是一组不耐热的小分子蛋白质,加热 56 ~ 70 ℃,30 min 可破坏其致热性。而胃蛋白酶、胰蛋白酶及碱性环境也可破坏其致热性。

(1)白细胞介素-1(interleukin-1,IL-1) IL-1 是由单核细胞、巨噬细胞、内皮细胞、肿瘤细胞等在发热激活物的作用下产生的多肽物质。实验证明,给动物静脉内注射 IL-1 可以引起典型的发热。在 ET 引起发热动物血液中有大量 IL-1。

(2)肿瘤坏死因子(tumor necrosis factor,TNF) TNF 是由巨噬细胞、淋巴细胞等产生和释放的一种小分子蛋白。内毒素、链球菌、葡萄球菌等可诱导 TNF 的产生。将 TNF 给家兔、大鼠静脉内注射可引起明显发热,并可以被环加氧酶抑制剂布洛芬阻断。TNF 在体内和体外都能刺激 IL-1 产生。

(3)干扰素(interferon,IFN) IFN 是一种抗病毒、抗肿瘤作用的蛋白质。主要由白细胞所产生,有多种亚型,IFN-α 和 IFN-γ 与发热有关。引起发热反应时有剂量依赖性,反复注射可产生耐受性。

(4)巨噬细胞炎症蛋白-1(macrophage inflammatry protein-1 ,MIP-1) MIP-1 是内毒素对巨噬细胞诱导产生的一种肝素结合蛋白。家兔静脉注射微量 MIP-1 可引起体温升高。

3. 内生致热原的作用部位 EP 能通过血脑屏障进入脑或产生自脑内,可能直接作用于 POAH。近年研究提出,来自外周的内生致热原,若不能通过血脑屏障,可能到达第三脑室上的视上隐窝处的终板血管器(organum vasculosum of lamina terminalis,OVLT)。OVLT 毛细血管属有孔毛细血管,通透性高于一般毛细血管,EP 通过毛细血管到达血管外间隙作用于靶细胞,诱生介质作用于该处神经元或通过室管膜细胞紧密连接再作用于神经元,然后把信息传递到 POAH,使体温调节中枢调定点上移引起发热。

(三)中枢发热介质

EP 无论直接作用于体温调节中枢,还是通过 OVLT,从动脉注入 EP 到体温升高总有一段潜伏期。进一步研究发现 EP 到达下丘脑后,有一些中枢发热介质释放,使体温调定点上移引起发热。发热时,体温升高不是无限上升,而是限制在一定高度,这是中枢发热介质的正调节物和负调节物相互作用的结果。

1. 中枢的正调节介质

(1)前列腺素 E(prostaglandin E, PGE) 在各种体液因子中,PGE 可能是发热反

内生致热原的常见种类有哪些?

中枢发热介质均属于促使体温升高的物质吗?

应中重要的中枢介质。动物实验发现,向脑内注入 PGE 可引起动物体温升高,而且呈剂量依赖关系。EP 诱导引起发热的动物其脑脊液 PGE 含量明显增多。用下丘脑组织分别与 IL-1、IFN 和 TNF 进行体外培养,培养液中 PGE 也增高。阻断 PGE 合成的药物对 IL-1、IFN、TNF 造成的发热都有解热作用,同时使脑脊液中 PGE 含量降低。这些都提示 PGE 升高,可引起发热。

(2)环磷酸腺苷(cyclic adenosine monphosphate,cAMP) cAMP 是调节细胞功能和突触传递的重要介质。它在体温调节中的作用很受重视。实验发现给家兔侧脑室注入 cAMP,在一定范围内引起剂量依赖性体温上升;家兔静脉注射 EP 引起发热时,脑脊液中 cAMP 明显增多,且与体温上升呈明显的正相关。促进 cAMP 的降解,可减轻发热。许多学者认为 cAMP 可能是更接近终末环节的发热介质。

(3)Na^+/Ca^{2+} 比值 实验显示给多种动物脑室内灌注 Na^+ 使体温很快升高,灌注 Ca^{2+} 则体温很快降低;降钙剂脑室内灌注也引起体温升高。研究资料表明,Na^+/Ca^{2+} 比值改变不直接引起调定点上移,而是在发热机制中可能担负重要中介作用。用降钙剂灌注高家兔侧脑室引起发热时,脑脊液中 cAMP 含量明显升高,灌注 $CaCl_2$ 可阻止钙剂的致热作用,同时也抑制脑脊液中 cAMP 的增高。$CaCl_2$ 对 EP 和 ET 性发热也有类似作用,而且脑脊液中 cAMP 含量升高被抑制的程度与体温上升被抑制的程度呈明显正相关。因此,目前认为 EP→下丘脑 Na^+/Ca^{2+} ↑→cAMP↑→调定点上移是多种致热原引起发热的重要途径。

(4)促皮质素释放激素(corticotropin releasing horrnone,CRH) CRH 主要由室旁核的小细胞神经元分泌。IL-1、IL-6 能刺激离体和在体下丘脑释放 CRH;给动物中枢注入 CRH 可引起脑温和结肠温度明显升高;用 CRH 单克隆抗体中和 CRH 或用 CRH 受体拮抗剂阻断 CRH 的作用,可完全抑制 IL-1β、IL-6 等 EP 的致热性。

发热时体温会无限制上升吗? 为什么?

(5)一氧化氮(nitric oxide,NO) 目前研究表明,NO 与发热有关机制可能为:通过作用于 POAH、OVLT 等部位,介导发热时体温上升;通过刺激棕色脂肪组织的代谢活动导致产热增加;抑制发热时负调节介质的合成与释放。

2. 中枢负调节介质 临床和实验表明,发热时的体温升高极少超过 41 ℃,即使增加致热原的剂量也难超过此热限。这就表明体内存在自我限制发热的因素。体内存在的那些对抗体温升高或降低体温的物质称为负调节介质。主要包括精氨酸加压素(arginine vasopreein,AVP)、α-黑素细胞刺激素(α-melanocyte stimulating hormone,α-MSH)及由肺、脑等器官产生的脂皮质蛋白-1(lipocortin-1)。

(四)发热时体温调节的方式

来自体内外的发热激活物作用于产 EP 细胞,引起 EP 的产生和释放,EP 随血液循环到达脑内,在 POAH 或 OVLT 附近,引起中枢发热介质的释放,后者作用于相应的神经元,使 POAH 的调定点上移。由于调定点高于中心温度,体温调节中枢对产热和散热进行调节。即冷敏神经元兴奋,通过交感神经引起皮肤血管收缩,散热过程抑制。通过体神经引起骨骼肌紧张,不随意收缩产热过程加强,从而使体温升高至与调定点相适应的水平。在体温上升的同时,负调节介质产生释放,对调定点上移和体温的上升发挥限制性作用,因此发热时体温很少超过 41 ℃,避免了高热引起脑细胞受损。发热持续一定时间后,随着激活物消失或被控制,EP 及增多的介质被降解清除,调定点恢复正常,体温也相应被调控下降至正常(图6-2)。

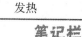

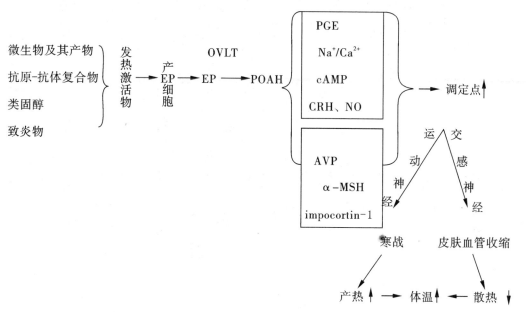

图 6-2　发热机制的基本环节示意

第二节　发热的时相及热代谢特点

发热可分为三个时相:体温上升期、高热持续期、体温下降期。

1. 体温上升期　发热的第一期体温不断上升,称为体温上升期。在发热开始阶段,由于正调节占优势,所以体温调定点上移,而血液温度低于调定点水平,原来正常体温变成"冷刺激",中枢对"冷"信息发生反应,发出指令经交感神经到达散热器官,引起皮肤血管收缩和血流减少,皮肤温度降低,散热随之减少。同时,指令到达产热器官,引起寒战和物质代谢加强,产热随之增加。此期的热代谢特点是产热增加,散热减少,产热大于散热,体温因此升高。体温上升期由于血管收缩,皮肤温度下降,患者感到发冷、恶寒、皮肤苍白。因竖毛肌收缩,皮肤出现"鸡皮疙瘩",也可表现寒战。寒战是由于寒战中枢兴奋指令经脊髓侧索的网状脊髓束和红核脊髓束下传,再经运动神经引起骨骼肌不随意的节律收缩。其产热率较高,比正常增加 4～5 倍。

2. 高热持续期　当体温升高到与新的调定点水平相适应的高度,就波动于较高水平,称为高热持续期。由于此期体温与调定点设定值适应,寒战停止并出现散热反应。高热持续期热代谢特点是产热和散热在较高水平上保持相对平衡。因皮肤血管扩张,血流量增加,皮肤温度上升,患者畏寒消失,反而由于皮温高于正常而自觉酷热。由于皮肤温度升高增加水分蒸发,因而皮肤和口唇干燥。

发热的时相、各时相热代谢特点及相应临床表现分别是什么?

3. 体温下降期　由于发热激活物、EP 及中枢发热介质的清除,体温调节中枢的调定点恢复到正常水平。这时,血温高于正常调定点,POAH 的温敏神经元发放冲动增多,促进散热,而冷敏神经元受抑制,减少产热。热代谢表现为散热增多,产热减少,体温下降逐渐恢复到正常调定点相适应的水平(图 6-3)。

此期由于高血温及皮肤温度感受器传来的热信息对发汗中枢的刺激,汗腺分泌增多,导致大量发汗,严重者可引起脱水。

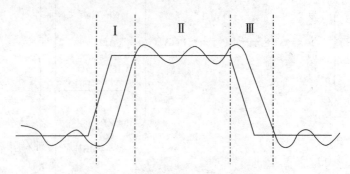

图 6-3　发热各期体温与调定点的关系
Ⅰ示体温上升期　Ⅱ示高热持续期　Ⅲ示体温下降期
······调定点变化曲线　——体温变化曲线

发热时机体的
变化

第三节　发热时机体的代谢与功能变化

除各种原发病所引起的各种改变以外,发热时体温升高,EP 及体温调节效应可引起机体一系列代谢及功能变化。

一、物质代谢的改变

发热时物质代谢增加。一般认为体温每升高 1 ℃,基础代谢率提高 13%。所以发热患者物质消耗明显增加。如果持久发热,营养物质得不到相应的补充,患者会消耗自身的物质,导致消瘦。

发热时患者为什么有时会感觉全身肌肉酸痛?

1. 糖代谢　发热时由于产热的需要,能量消耗增加,因此对糖代谢的需求增加。肝糖原和肌糖原分解及糖异生作用加强,使糖原储备减少,血糖升高,出现糖尿。寒战期糖的消耗更大,氧供相对不足乳酸的产生量更大。

2. 脂肪代谢　发热时因能量消耗需要及糖原储备量不足加之患者饮食减少营养摄取不足,机体动员脂肪储备。脂肪分解明显增加,大量脂肪分解并氧化不全可致酮血症和酮尿。长期发热体内脂肪消耗导致患者消瘦。

3. 蛋白质代谢　发热时蛋白质分解加强,尿氮比正常人增加 2~3 倍。此时如不能及时补充足够的蛋白质,机体呈负氮平衡。蛋白质分解加强可为肝脏提供大量游离氨基酸,用于急性期反应蛋白的合成和组织修复。

4. 维生素代谢　发热由于糖、脂肪、蛋白质分解代谢加强,各种维生素消耗增多;患者食欲减退和消化液分泌减少,导致维生素摄取和吸收减少。患者可出现维生素 C 和 B 族维生素缺乏。对于长期发热,要注意及时补充维生素。

5. 水、盐代谢　发热的体温上升期,肾血流量减少,尿量明显减少,Na^+、Cl^- 排泄减少。而退热期因尿量恢复和大量出汗,Na^+、Cl^- 排除增多。高热持续期由于皮肤和呼吸道的水分蒸发及退热期大量出汗可导致水大量丢失,严重时可导致脱水。因此,高热患者退热期应注意及时补充水和适量电解质。

二、生理功能的改变

1. 心血管系统功能　发热时因致热性细胞因子导致交感-肾上腺髓质系统兴奋及血温升高刺激窦房结,可引起心跳加快。体温每升高 1 ℃,心率平均增加 18 次/min。在一定限度的心率加快可增加心输出量,有利于向代谢旺盛的发热机体更多供氧、供血。但对于心肌劳损或心脏有潜在病灶的人,可因心脏负荷加重而容易诱发心力衰竭。在体温上升期,心率加快,心输出量增加及外周血管收缩,可使血压轻度升高。高热持续期及体温下降期因外周血管扩张及出汗,血压可轻度下降。但体温骤降因大量出汗可致虚脱,甚至循环衰竭,应及时预防。

2. 中枢神经系统功能　发热时神经系统兴奋性增加,特别是高热(40～41 ℃)时患者神经系统表现为烦躁不安、失眠、谵妄、幻觉。发热患者常有头痛、头晕。但也有些高热患者神经系统表现为抑制,出现淡漠、嗜睡等。小儿高热易出现全身或局部抽搐,称为热惊厥。这可能与小儿中枢神经系统尚未发育成熟,皮质下中枢兴奋性易增强有关。

3. 呼吸系统功能　发热时,血温增高可刺激呼吸中枢,并提高呼吸中枢对 CO_2 的敏感性,加上代谢增强,CO_2 生成增多使呼吸加深加快,从而有利于更多热量从呼吸道散发。

4. 消化系统功能　发热时由于交感神经兴奋,使消化液分泌减少,胃肠蠕动减弱,患者常出现消化系统功能异常。由于唾液分泌减少,可出现口干、口腔异味、舌苔;由于胃肠蠕动减少,消化液分泌减少,食物在胃肠停滞,消化不良导致食欲不振、恶心、呕吐、腹胀、便秘等。

5. 免疫系统功能　发热时免疫系统的功能总体表现为增强,因为 EP 本身是一些免疫调控因子。如发热时 IL-1 可刺激 T、B 淋巴细胞的增殖和分化,增强吞噬细胞的杀菌活性;IL-6 促进 B 细胞的分化,并促进肝细胞产生急性期蛋白,诱导细胞毒性 T 细胞(T cytotoxic,CTL)的生成;IFN 除抗病毒外,还增强 NK 细胞与吞噬细胞的活性;TNF 具抗肿瘤活性,增强吞噬细胞杀菌活性,促进 B 淋巴细胞的分化。一定程度的体温升高也可使吞噬细胞活力增强,但持续高热及过度刺激将引起免疫系统功能紊乱。

第四节　发热的防治原则

1. 积极治疗原发病　消除根本原因。

2. 发热的一般处理方法　发热是疾病的信号,体温曲线的变化常具有重要的诊断价值,且适度的发热有助于增强机体的免疫功能。因此,一般发热不必急于解热,以免因过早退热而掩盖病情,延误诊断、治疗及抑制机体免疫功能。对于一般发热,应针对发热时物质代谢增强及大汗等变化,给予足够的营养物质、维生素和水。

3. 必要的情况下及时解热

(1)持续高热造成机体过度消耗或病情加重应及时解热。

(2)高热病例(高于 40 ℃),尤其是小儿高热易诱发惊厥,应及时解热。

发热对机体各大系统的功能影响主要体现在哪些方面?

笔记栏

（3）有心脏病的患者因发热时心率加快,心脏负荷增加容易诱发心力衰竭及心肌潜在损害者应及早解热。

（4）妊娠妇女为防止发热致畸胎或增加心脏负荷诱发心力衰竭,也应及时解热。

4. 解热措施

（1）药物解热　如阿司匹林、糖皮质激素等药物,通过抑制 EP 的合成和释放,阻断 PGE 合成;抑制免疫反应和炎症反应等发挥降热作用。

（2）物理降热　在高热或病情危急时,可采用乙醇擦浴、冷敷等辅助降温措施。

问题分析与能力提升

患儿,男,3 岁,1 d 前出现发热,T 39 ℃,咳嗽,无痰,无呼吸困难。于入院前开始抽搐,两眼向上凝视,四肢抖动,持续 1 min 后自行缓解。查体:意识清楚,T 39 ℃,HR 100 次/min,R 30 次/min。咽部充血、双侧扁桃腺Ⅱ度肿大。两肺呼吸音粗,未闻及水泡音。化验:白细胞 13.3×10^9/L,淋巴细胞 16%,中性粒细胞 83%。

思考:①该患者体温为什么升高,其机制是什么? ②该患者为什么出现抽搐、两眼向上凝视、四肢抖动等症状? ③对该患者目前主要的处理有哪些?

（河南医学高等专科学校　陈　洁）

第七章

缺 氧

缺氧(hypoxia)是指组织细胞供氧不足或用氧障碍,从而导致其代谢、功能和形态结构发生异常变化的病理过程。

氧是维持人体生命活动的必需物质。正常成人静息时需氧量约为 250 mL/min,而体内贮存的氧仅有 1.5 L,只能供组织消耗几分钟,因此机体必须不断从外界获取氧,并输送到全身以满足机体对氧的需求,否则短时间内机体将会因缺氧而死亡。机体内氧的获取和利用包括外呼吸、气体在血液中的运输和内呼吸三个基本环节,任何一个或一个以上环节出现障碍均将导致缺氧的发生。缺氧是临床多种疾病过程中常见的基本病理过程,是导致患者死亡的重要原因之一。临床中常用不同的血氧指标来反映组织供氧和用氧的状况。

第一节 临床常用血氧指标及意义

血氧的变化可以反映组织的供氧量与耗氧量。组织的供氧量=动脉血氧含量×组织血流量,组织的耗氧量=(动脉血氧含量-静脉血氧含量)×组织血流量。因此,血氧参数是反映组织的供氧量与耗氧量的重要指标。常用的血氧指标有以下几种。

简述临床常用血氧指标及其生理意义。

1. 血氧分压 血氧分压(partial pressure of oxygen,PO_2)是指以物理状态溶解在血浆内的氧分子所产生的张力(故又称血氧张力)。正常人动脉血氧分压(arterial partial pressure of oxygen,PaO_2)约为 13.3 kPa(100 mmHg),主要取决于吸入气体氧分压和外呼吸功能;静脉血氧分压(venous partial pressure of oxygen,PvO_2)约为 5.33 kPa

（40 mmHg），主要取决于机体内呼吸状态。

2. 血氧容量　血氧容量（oxygen binding capacity in blood，$CO_{2\,max}$）是指在温度 38 ℃，PaO_2 为 150 mmHg，动脉血二氧化碳分压（$PaCO_2$）为 40 mmHg 的标准条件下，体外 100 mL 血液中血红蛋白被氧充分饱和时的最大携氧量。正常血红蛋白在上述条件下，每克能结合氧 1.34～1.36 mL。若按每 100 mL 血液含血红蛋白 15 g 计算，正常值约为 20 mL/dL。血氧容量主要取决于单位容积血液内血红蛋白的量和血红蛋白的质（结合氧的能力）。血氧容量的高低可反映血液携带氧的能力。

3. 血氧含量　血氧含量（oxygen content in blood，CO_2）是指体内 100 mL 血液的实际带氧量，包括实际与血红蛋白结合的氧和血浆中溶解的氧。由于物理状态溶解的氧量极微（约 0.3 mL/dL），一般可忽略不计，因此血氧含量主要指 100 mL 血液中血红蛋白实际结合的氧量，主要取决于血氧分压和血氧容量。正常情况下，动脉血氧含量（CaO_2）约 19 mL/dL，静脉血氧含量（CvO_2）约 14 mL/dL。

4. 动-静脉血氧含量差　动-静脉血氧含量差（$CaO_2 - CvO_2$）是指动脉血氧含量与静脉血氧含量之间的差值，其大小取决于组织细胞从单位容积血液中摄取的氧量，一定程度上反映组织细胞摄取和利用氧的能力。正常值约为 5 mL/dL，即通常 100 mL 血液流经组织细胞时约 5 mL 的氧被摄取利用。当血红蛋白含量减少，血红蛋白与氧亲和力异常增强，组织氧化代谢减慢或存在动-静脉分流时，动-静脉血氧含量差变小；反之则可增大。

5. 血氧饱和度　血氧饱和度（oxygen saturation，SO_2）是指血液中已经与氧结合的血红蛋白占血液血红蛋白总量的百分比。可用以下公式计算：

$$血氧饱和度（SO_2）= \frac{氧含量 - 溶解氧量}{氧容量} \times 100\% \approx \frac{氧含量}{氧容量} \times 100\%$$

正常动脉血氧饱和度（SaO_2）为 95%～97%，静脉血氧饱和度（S_vO_2）为 70%～75%。SO_2 主要取决于 PaO_2，二者之间呈氧合血红蛋白解离曲线（简称氧解离曲线）的关系。

依据血红蛋白结合氧的特点，正常情况下氧解离曲线大致呈"S"形。当血浆 H^+ 浓度升高、二氧化碳分压（PCO_2）增高、2,3-二磷酸甘油酸（2,3-DPG）增多及血液温度升高时，血红蛋白与氧的亲和力降低，SO_2 减小，氧解离曲线右移；反之 SO_2 增加，氧解离曲线左移（图 7-1）。

血红蛋白与氧亲和力的高低，可用 P_{50} 表示。P_{50} 是指在血液温度 38 ℃，PCO_2 40 mmHg 的条件下，使 SO_2 达到 50% 时的氧分压。正常时 P_{50} 为 26～27 mmHg。通常情况下，上述影响氧解离曲线右移或左移的因素均会引起 P_{50} 的改变。当氧解离曲线右移时 P_{50} 增大，氧解离曲线左移时 P_{50} 减小（图 7-1）。

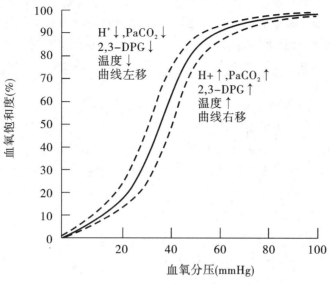

图 7-1　氧解离曲线及其主要影响因素

第二节　缺氧的类型、原因和特点

低张性缺氧

缺氧是由供氧和用氧环节障碍引起的。因此,根据缺氧的原因和血氧变化的特点,可将缺氧分为四种基本类型。

一、低张性缺氧

低张性缺氧是指各种原因引起的 PaO_2 降低,使动脉血氧含量减少而引起的缺氧,亦称为乏氧性缺氧或低张性低氧血症。

(一)原因

1. 吸入气体氧分压过低　多发生于快速进入 3 000 m 以上的高原或高空,处于通风不良的矿井、坑道,长时间潜水作业,大量吸入惰性气体、麻醉剂或过度稀释的空气时。因吸入气中氧分压过低,导致 PaO_2 降低,又称为大气性缺氧。

低张性缺氧时主要的血氧指标改变是什么?

2. 外呼吸功能障碍　由肺通气功能或换气功能障碍致使 PaO_2 降低而引起,又称为呼吸性缺氧。多见于各型肺炎、气胸、慢性阻塞性肺疾病、呼吸中枢抑制等。

3. 静脉血分流入动脉增多　多见于某些先天性心脏病,如室间隔缺损伴肺动脉狭窄或肺动脉高压时,出现右向左的分流,大量静脉血掺入左心的动脉血中,形成静脉血掺杂,引起 PaO_2 降低。

(二)血氧变化的主要特点

低张性缺氧时,最关键的改变是各种病因引起的 PaO_2 降低。由于肺或组织进行气体交换时,进入血液的氧总是先溶解,提高氧分压,再进行化学结合,因此 PaO_2 降低可直接导致血氧含量减少,血氧饱和度降低。由于血液与细胞线粒体部位的血氧分压差降低,使氧弥散速度减慢,进而导致组织细胞从单位容积血液中获取的氧量减少,故动-静脉血氧含量差减小。但慢性低张性缺氧患者因组织细胞利用氧的能力代偿性增强,此时动-静脉血氧含量差也可无明显变化。因低张性缺氧时血红蛋白无显著变化,故血氧容量一般保持正常,但慢性低张性缺氧患者可因红细胞代偿性生成增多而使血氧容量有所增加。

低张性缺氧时毛细血管中氧合血红蛋白减少,脱氧血红蛋白(正常时 26 g/L)增多,当毛细血管血液中脱氧血红蛋白大于 50 g/L 时,透过患者皮肤黏膜呈现青紫色称为发绀(cyanosis)。发绀是缺氧的表现,但缺氧的患者不一定都有发绀,如血液性缺氧;而发绀的患者也可以无缺氧,如临床中代偿性红细胞增多症的患者。

什么是发绀?发绀与缺氧二者互为因果吗?

二、血液性缺氧

血液性缺氧是由于血红蛋白数量减少或性质改变,导致血氧含量降低、血液携氧能力降低或血红蛋白结合的氧不易释出所引起的缺氧。此型缺氧大多是动脉血氧含量降低而氧分压正常,所以亦称为等张性缺氧。

(一)原因

1. 贫血　各种原因引起贫血时,单位容积血液中红细胞数目和血红蛋白数量减少,使血液携氧能力降低。贫血是血液性缺氧最常见的原因,多见于缺铁性贫血。

2. 碳氧血红蛋白血症　由一氧化碳(carbon monoxide,CO)中毒引起,血红蛋白与 CO 结合形成碳氧血红蛋白(carboxyhemoglobin,HbCO)从而失去携氧功能。CO 还能抑制红细胞糖酵解,使 2,3-DPG 减少,氧解离曲线左移,血红蛋白和 O_2 的亲和力增加,加重组织细胞缺氧。CO 与血红蛋白结合的速率仅为 O_2 与血红蛋白结合速率的 1/10,但 HbCO 的解离速率却为 HbO_2 解离速率的 1/2 100。因此 CO 与血红蛋白的亲和力比 O_2 大 210 倍。当吸入气中 CO 含量为 0.1% 时 HbCO 可达 50%,为重度中毒;当吸入含 0.5% CO 的气体时,血中 HbCO 仅在 20～30 min 就可高达 70%,中毒者将死于心脏和呼吸衰竭。CO 主要来源于含碳物质的不完全燃烧,煤、天然气、汽油、香烟等在燃烧时均可产生 CO,尤其在密闭环境中燃烧,一方面造成 CO 聚集,另一方面造成大气氧消耗,往往从这两方面导致此环境下缺氧。

正常血液中 HbCO 浓度为 0.1% ～0.4%。是由血红蛋白中血红素分解过程中产生的 CO 引起的,现已发现生理条件下产生的 CO 是体内很重要的信号物质。

3. 高铁血红蛋白血症　血红蛋白中的二价铁,在氧化剂的作用下,可氧化成三价铁形成高铁血红蛋白(methemoglobin,$HbFe^{3+}OH$),又称变性血红蛋白或羟化血红蛋白。因为高铁血红蛋白的 Fe^{3+} 与羟基牢固结合而使血红蛋白失去携氧能力,并且血红蛋白分子 4 个血红素中部分被氧化成 Fe^{3+} 后,还能促使剩余的 Fe^{2+} 与氧的亲和力增加,导致氧解离曲线左移,进一步加重组织缺氧。正常人血液中含有极少量的 $HbFe^{3+}$,约占血蛋白总量的 1.7%。当机体出现亚硝酸盐、过氯酸盐、磺胺等氧化剂中毒时,血中 $HbFe^{3+}$ 剧增可达 20% ～50%,患者可出现头痛、头晕、呼吸困难、心动过速等症状;达 60% 以上时可出现痉挛、昏迷,甚至死亡。大量食用含较多硝酸盐的腌菜或残剩菜时,肠道细菌将硝酸盐还原为亚硝酸盐,经肠道吸收后形成大量的 $HbFe^{3+}$,使皮肤、黏膜呈咖啡色或灰褐色,称为肠源性发绀(enterogenous cyanosis)。

贫血、CO 中毒和氧化剂中毒引起的血液性缺氧患者皮肤黏膜颜色分别是什么?

4.血红蛋白与氧的亲和力异常增强 如输入大量碱性液体,血液 pH 值升高,通过 Bohr 效应使血红蛋白与 O_2 的亲和力增强;大量输库存血液,因库存血红细胞中 2,3-DPG 含量低及含有较多的柠檬酸盐(经代谢生成 HCO_3^-)使氧解离曲线左移;此外现已发现三十多种血红蛋白病,由于血红蛋白肽链中存在氨基酸的替代,导致血红蛋白与 O_2 的亲和力异常增高几倍以上,使结合在血红蛋白上的氧不能释出。

(二)血氧变化的主要特点

单纯血液性缺氧时,由于呼吸功能正常,因此 PaO_2 和血氧饱和度基本正常。由于此类缺氧的始动环节发生于血红蛋白数量的减少和性质的改变,因此血氧含量、血氧容量均降低;需要区别的是血红蛋白与氧亲和力异常增强引起的血液性缺氧较特殊,其动脉血氧容量和血氧含量并不降低,甚至还可高于正常。由于动脉血氧含量降低,导致血液流经毛细血管时血氧分压迅速降低,氧向组织细胞弥散的速度很快减慢,再加上氧解离曲线左移,氧不易从血红蛋白上释出,因而动-静脉血氧含量差一般减小。

什么是肠源性紫绀?其本质是什么?

CO 中毒时,将血取出在体外用氧充分饱和后,测得的血氧容量是正常的,因血红蛋白结合的 CO 已完全被 O_2 所取代;但患者体内的血氧容量应该是降低的。

血液性缺氧的患者皮肤黏膜颜色变化因血红蛋白的改变而异。血红蛋白数量减少使严重贫血的患者皮肤黏膜苍白,这种患者即使合并低张性缺氧,但由于毛细血管中脱氧血红蛋白达不到 50 g/L,所以不出现发绀。HbCO 大量形成使 CO 中毒患者皮肤、黏膜呈樱桃红色,有时因 CO 中毒引起皮肤血管收缩,皮肤黏膜亦呈苍白色。$HbFe^{3+}OH$ 呈咖啡色或青石板色,故使高 $HbFe^{3+}OH$ 血症患者皮肤黏膜呈相同的颜色变化。单纯由血红蛋白与 O_2 亲和力增高引起的缺氧,毛细血管中氧合血红蛋白高于正常人,因此皮肤黏膜可呈玫瑰红色。

血液性缺氧时主要的血氧指标改变是什么?

三、循环性缺氧

因灌流组织的血液速度减慢、血流量减少所引起的缺氧称为循环性缺氧或低血流动力性缺氧。循环性缺氧可以是局部的病变如脑血栓、冠状动脉痉挛,也可以是全身的病变如心力衰竭、休克。由动脉狭窄或阻塞,致动脉血流灌注不足而引起的缺氧又称缺血性缺氧;而静脉回流受阻、血流缓慢、微循环淤血引起的缺氧又称为淤血性缺氧。

循环性缺氧

(一)原因

1.局部循环障碍 如局部组织器官动脉痉挛、脉管炎、动脉血栓形成或动脉粥样硬化等引起该血管供血区域的缺血性缺氧变化;如静脉栓塞、静脉炎或静脉受实体肿瘤压迫等引起局部静脉回流障碍导致淤血性缺氧的变化。

2.全身循环障碍 多见于休克和心力衰竭。休克时由于微循环缺血、淤血或麻醉性扩张,导致微循环血液灌注剧减而引起缺氧;心力衰竭患者由于心泵功能降低导致动脉系统供血不足和静脉回流受阻淤血而引起循环性缺氧。

(二)血氧变化的主要特点

单纯循环性缺氧时,PaO_2、血氧含量、血氧容量均可正常;由于循环血流速度减慢,血液流经毛细血管的时间延长,组织细胞从单位容量血液中摄取较多的氧,因此静脉血氧含量降低,动-静脉血氧含量差增大。但由于供应组织的血液总量降低,使弥散至组织细胞的总氧量减少以致不能满足细胞对氧的需求从而发生缺氧。

一般来讲,淤血性缺氧时由于毛细血管静脉端脱氧血红蛋白明显增多,可引起发绀;而缺血性缺氧时因组织器官灌流量明显减少,皮肤黏膜可呈苍白色。

全身性循环障碍累及肺,如左心衰竭引起肺水肿,或休克引起急性呼吸窘迫综合征时,则可合并有呼吸性缺氧,使 PaO_2 与血氧含量低于正常。

> 循环性缺氧时主要的血氧指标改变是什么?

四、组织性缺氧

因组织细胞利用氧障碍所引起的缺氧称为组织性缺氧,亦称用氧障碍性缺氧。

(一)原因

1.组织中毒 很多毒物(如氰化物、硫化物、砷化物、有机磷等)可引起组织中毒性缺氧,尤以氰化物中毒最具代表性。各种氰化物(HCN、KCN、NaCN 等)可通过消化道、呼吸道或皮肤进入体内,其中的 CN^- 迅速与氧化型细胞色素氧化酶的三价铁结合形成氰化高铁细胞色素氧化酶,使之不能接受细胞色素 C 传递过来的电子而还原,导致呼吸链阻断,组织细胞不能有效利用氧。氰化物具有剧毒性,0.06 g HCN 即可使人死亡。砷化物、硫化物等毒物也主要通过抑制细胞色素氧化酶而使细胞生物氧化还原障碍。

2.维生素缺乏 不少维生素是生物氧化还原酶的辅酶或辅基,尤其是 B 族维生素(维生素 B_1、维生素 B_2、维生素 B_6、维生素 B_{12} 等)。如维生素 B_1 为丙酮酸脱氢酶的辅酶成分,维生素 B_2 是黄素酶的辅酶成分,维生素 PP 组成的 NAD^+ 和 $NADP^+$,均为许多氧化还原酶的辅酶。因此这些维生素严重缺乏时,会影响生物氧化过程。

3.线粒体受损 生物氧化过程是在线粒体内完成的,各种原因如大剂量放射线照射、细菌毒素、高热、自由基及严重缺氧等均可引起线粒体损伤,使生物氧化障碍。

(二)血氧变化的主要特点

组织性缺氧时,动脉血氧分压、血氧含量、血氧容量和血氧饱和度均可正常。因组织细胞不能有效利用氧,故静脉血氧含量增高,动-静脉血氧含量差减小;由于毛细血管静脉端氧合血红蛋白含量增高,使皮肤黏膜呈玫瑰红色。

以上所述是各种单纯性缺氧的原因和特点,但在临床上所见的缺氧常常是混合性缺氧。例如,革兰氏阴性细菌感染性休克主要引起循环性缺氧,但其释放的内毒素损伤线粒体引起组织利用氧障碍而发生组织性缺氧,并发休克肺时可出现低张性缺氧。

各型缺氧血氧指标变化的特点见表7-1。

表 7-1 各型缺氧的血氧指标变化

缺氧类型	动脉血氧分压	血氧容量	动脉血氧含量	动脉血氧饱和度	动-静脉血氧含量差
低张性缺氧	↓	N 或↑	↓	↓	↓ 或 N
血液性缺氧	N	或 N	↓	N	↓
循环性缺氧	N	N	N	N	↑
组织性缺氧	N	N	N	N	↓

注:↓降低,↑升高,N 正常

第三节　缺氧时机体的代谢与功能变化

缺氧对机体的影响取决于缺氧发生的原因、速度、部位、程度、持续时间和机体的功能代谢状态。一般来讲,轻度缺氧主要引起机体的代偿性反应,快速严重缺氧而机体代偿不全时,则出现功能代谢障碍,并可引起不可逆损伤,甚至死亡。机体在急性缺氧与慢性缺氧时的代偿反应有区别。急性缺氧时由于机体来不及充分代偿较易发生功能代谢障碍,而慢性缺氧时机体具有较好的代偿适应性反应,缺氧对机体的损伤相对较轻。以下以低张性缺氧为例说明缺氧对机体的影响。低张性缺氧时,动脉血氧分压(PaO_2)一般要降至 60 mmHg 以下才引起机体的代偿反应;PaO_2 低于 30 mmHg 可导致严重的代谢功能障碍。

一、呼吸系统的变化

(一)代偿性反应

当 PaO_2 低于 60 mmHg 时,可刺激颈动脉体和主动脉体化学感受器,反射性兴奋呼吸中枢,引起呼吸运动增强,呼吸加深加快,同时肺泡通气量增加,使肺泡气氧分压升高,PaO_2 也随之升高。随着胸廓呼吸运动的增强,可使胸内负压增大,促进静脉血液回流,增加心输出量和肺血流量,有利于氧的摄取和运输。但过度通气可使 PaO_2 降低,减少 CO_2 对延髓中枢化学感受器的刺激,从而限制肺通气的增强。有报道缺氧直接作用于大鼠及猫的下丘脑神经元,使其发放冲动增加,可能与呼吸反应有关。

低张性缺氧所引起的肺通气变化与缺氧持续的时间有关。如人到达 4 000 m 高原后,肺通气量立即增加,但仅比在海平面高 65%;数日后,肺通气量可高达在海平面的 5~7 倍;但久居高原后,肺通气量逐渐回降,至仅比海平面者高 15% 左右。在急性缺氧早期肺通气增加较少,可能因过度通气形成的低碳酸血症和呼吸性碱中毒对呼吸中枢的抑制作用,使肺通气的增加受阻;2~3 d 后,通过肾代偿性排出 HCO_3^-,脑脊液内的 HCO_3^- 也逐渐通过血脑屏障进入血液使脑组织中 pH 值逐渐恢复正常,解除对呼吸中枢的抑制作用,此时才能充分显示缺氧兴奋呼吸中枢的作用,使肺通气量明显增加。久居高原使肺通气量回降,可能与外周化学感受器对缺氧的敏感性降低致使肺通气反应减弱有关。据观察,久居高原者颈动脉体的体积平均比世居海平面者大 6.7 倍,患慢性阻塞性肺疾病的患者颈动脉体比正常人大 1 倍以上。电镜观察表明,在慢性低张性缺氧的早期,颈动脉体增大,其中 I 型细胞增多,因 I 型细胞中嗜铬体含儿茶酚胺类神经介质,其增多可能具代偿意义。但在缺氧晚期,在增大的颈动脉嗜铬体的中心缩小,晕轮加宽,有时整个嗜铬体被空泡所取代,这可能是颈动脉体化学感受器敏感性降低的原因。长期缺氧使肺通气反应减弱,这也是一种慢性适应过程,因为肺通气每增加 1 L,呼吸肌耗氧增加 0.5 mL,从而可加剧机体氧的供求矛盾,故长期呼吸运动增强显然是对机体不利的。

肺通气量增加是对急性缺氧最重要的代偿性反应。此反应的强弱存在显著的个体差异,代偿良好的肺通气增加较多,PaO_2 比代偿不良者高,$PaCO_2$ 较低。

低张性缺氧引起肺通气量增加的主要机制是什么?

急性低张性缺氧时机体最重要的代偿反应是什么?

血液性缺氧和组织性缺氧因 PaO_2 不低,故呼吸一般不增强;循环性缺氧如累及肺循环(如心力衰竭引起肺淤血和肺水肿时),可使呼吸加快。

(二)呼吸功能障碍

急性低张性缺氧,如快速登上 4 000 m 以上的高原时,可在 1~4 d 内发生急性肺水肿,表现为呼吸困难、咳嗽、血性泡沫痰、肺部有湿啰音、皮肤黏膜发绀等。因高原肺水肿的动物模型难以复制成功,故其发病机制至今尚不清楚。根据肺水肿与肺动脉高压呈正相关,有人强调肺毛细血管压力增高的作用,即缺氧引起外周血管收缩使回心血量增加和肺血量增多,加上缺氧性肺血管收缩反应使肺血流阻力增加,导致肺动脉高压。由于肺血管收缩强度不一,致使肺血流分布不均,在肺血管收缩较轻或不收缩的部位肺泡毛细血管血流增加,毛细血管压增高,从而引起压力性肺水肿。也有人强调肺微血管壁通透性增高的作用,因为患者支气管肺泡洗出液中蛋白质含量较高,并有大量肺泡巨噬细胞,可测得补体 C3a、白三烯、血栓素等血管活性物质。肺内血压高和流速快对微血管的切应力(流动的血液作用于血管壁的力与管壁平行方向的分力)可能是导致微血管内皮损伤和血管壁通透性增高的一个因素。肺水肿影响肺的换气功能,可使 PaO_2 进一步下降。当 PaO_2 过低时可直接抑制呼吸中枢,使肺通气量减少,最终导致中枢性呼吸衰竭的发生。

二、循环系统的变化

(一)代偿性反应

低张性缺氧引起的代偿性心血管反应主要表现为心输出量增加、血流分布改变、肺血管收缩与毛细血管增生。

1.心输出血量增加 心输出量增加可提高全身组织的供氧量,故对急性缺氧有一定的代偿意义。心输出量增加的主要原因:①心率加快,过去认为心率加快是颈动脉体和主动脉体化学感受器受刺激反射性地引起。但实验证明:在控制呼吸不变的情况下,缺氧刺激血管化学感受器却使心率变慢。因此缺氧时心率加快很可能是通气增加所致肺膨胀对肺牵张感受器的刺激,反射性地兴奋交感神经引起的。②心肌收缩性增强,缺氧作为一种应激原,可引起交感神经兴奋,作用于心脏 β-肾上腺素能受体,使心肌收缩性增强。③静脉回流量增加,胸廓呼吸运动及心脏活动增强,可导致静脉回流量增加和心输出量增多。

2.血流分布改变 器官血流量取决于血液灌注的压力(动静脉压差)和器官血流的阻力。后者主要取决于开放的血管数量与内径大小。缺氧时,一方面交感神经兴奋引起血管收缩,另一方面组织因缺氧产生的乳酸、腺苷、前列环素等代谢产物则使缺氧组织的血管扩张。这两种作用的平衡关系决定该器官的血管是收缩或扩张,以及血流量是减少或增多。急性缺氧时,皮肤、腹腔器官因交感神经兴奋,缩血管作用占优势,使血管收缩,血流减少;而心、脑血管因受局部组织代谢产物的扩血管作用使血流增加。这种血流分布的改变显然对于保证生命重要器官心脑的氧供是有利的。

3.肺血管收缩 肺血管对缺氧的反应与体血管相反。肺泡缺氧及混合静脉血的氧分压降低都引起肺小动脉收缩,从而使缺氧肺泡的血流量减少。由肺泡通气量减少引起的局部肺血管收缩反应有利于维持肺泡通气与血流的适当比例,使流经这部分肺

泡的血液仍能获得较充分的氧,从而维持较高的 PaO_2。此外,正常情况下由于重力作用,肺尖部的肺泡通气量与血流量的比值过大、肺泡气中氧不能充分被血液运走。当缺氧引起较广泛的肺血管收缩导致肺动脉压升高时,肺上部的血流增加,肺上部的肺泡通气能得到更充分的利用。

缺氧引起肺血管收缩的机制较复杂,尚未完全阐明,研究结果也有矛盾。当前倾向性的观点:①交感神经作用,缺氧所致交感神经兴奋可作用于肺血管的 α-肾上腺素能受体引起血管收缩反应。②体液因素作用,缺氧可促使肺组织内肥大细胞、肺泡巨噬细胞、血管内皮细胞甚至血管平滑肌细胞等产生血管活性物质,其中有的能收缩肺血管,如白三烯、血栓素 A_2、内皮素、血管紧张素 Ⅱ 等,有的能舒张肺血管,如前列环素、一氧化氮(nitric oxide,NO)及组胺等。在肺血管收缩反应中,缩血管物质生成与释放增加,起介导作用;扩血管物质的生成释放也可增加,起调节作用。两者力量对比决定肺血管收缩反应的强度。③缺氧直接对血管平滑肌作用,缺氧使平滑肌细胞钾通道关闭,使外向性 K^+ 电流减少,膜电位下降,膜去极化,再导致电压依赖性钙通道开放,Ca^{2+} 内流引起肺血管收缩。可见,缺氧性肺血管收缩反应是多因素综合作用的结果。

4.毛细血管增生　长期缺氧可促使血管内皮生长因子(vascular endothelial growth factor,VEGF)等基因表达增加,使毛细血管增生,尤其是脑、心和骨骼肌的毛细血管增生更显著。毛细血管的密度增加可缩短血氧弥散至细胞的距离,增加对细胞的供氧量。

(二)循环功能障碍

严重的全身性缺氧时,心脏可受累,如高原性心脏病、肺源性心脏病、贫血性心脏病等,甚至发生心力衰竭。现以高原性心脏病为例说明缺氧引起循环障碍的机制。

缺氧导致肺动脉高压的主要机制是什么?

1.肺动脉高压　肺泡缺氧所致肺血管收缩反应可增加肺循环阻力,导致严重的肺动脉高压。慢性缺氧使肺小动脉长期处于收缩状态,可引起肺血管壁平滑肌细胞和成纤维细胞的肥大和增生,血管硬化,从而形成持续的肺动脉高压。另外,缺氧引起红细胞增多,使血液黏度增高也可增加肺血流阻力。肺动脉高压增加右心室射血的阻力,导致右心室肥大,甚至心力衰竭。

2.心功能结构异常　严重缺氧可降低心肌的舒缩功能,甚至使心肌发生变性、坏死;也可引起窦性心动过缓、期前收缩,甚至发生心室颤动致死。期前收缩与心室颤动的发生与心肌细胞内 K^+ 减少、Na^+ 增加,使静息膜电位降低、心肌兴奋性及自律性增高、传导性降低有关。缺氧部位的心肌静息电位降低,使其与相邻较完好的心肌之间形成电位差而产生"损伤电流",也可成为异位激动的起源。严重的心肌受损可导致完全的传导阻滞。

3.静脉回流减少　严重缺氧时,呼吸中枢的抑制使胸廓运动减弱,可导致静脉回流减少。同时全身性极严重而持久的缺氧也可使体内产生大量乳酸、腺苷等代谢产物,后者可直接舒张外周血管,使外周血管床扩大,大量血液淤积在外周,使回心血量减少,进而导致心输出量减少。

三、血液系统的变化

缺氧可使红细胞增多及氧解离曲线右移,从而增加氧的运输和释放。

慢性缺氧促使红细胞及血红蛋白量明显增加的主要机制是什么?

（一）红细胞增多

研究表明,移居到 3 600 m 高原的男性居民红细胞计数通常约为 6×10^{12} 个/L,血红蛋白约为 210 g/L,这主要是由慢性缺氧促使骨髓造血功能增强使红细胞增多引起。当低氧血流经肾时,刺激肾小管旁间质细胞,使其生成并释放促红细胞生成素(erythropoietin,EPO),后者促使干细胞分化为原红细胞,进而通过分化、增殖和成熟,加速血红蛋白的合成,并使骨髓内的网织红细胞和红细胞释放入血液。当血浆中 EPO 增高到一定水平时,因红细胞增多使缺氧缓解,肾 EPO 的产生因而减少,通过这种反馈机制控制着血浆 EPO 的含量。红细胞增多可增加血液的氧容量和氧含量,从而增加组织的供氧量。

（二）氧解离曲线右移

缺氧时,红细胞内 2,3-DPG 增加,导致氧解离曲线右移,即血红蛋白与氧的亲和力降低,易于将结合的氧释出供组织利用。但是,如果 PaO_2 低于 60 mmHg,则氧离曲线的右移将使血液通过肺泡时结合的氧量减少,使之失去代偿意义。

2,3-DPG 是红细胞内糖酵解过程的中间产物。缺氧时红细胞中 2,3-DPG 增多是因为:①低张性缺氧时氧合血红蛋白减少,脱氧血红蛋白增多。前者中央孔穴小,不能结合 2,3-DPG;后者中央孔穴较大,可结合 2,3-DPG,故当脱氧血红蛋白增多时,红细胞内游离的 2,3-DPG 减少,使 2,3-DPG 对磷酸果糖激酶及二磷酸甘油酸变位酶(diphoglycerate mutase,DPGM)的抑制作用减弱,从而使糖酵解增强,2,3-DPG 生成增多。②低张性缺氧时出现的代偿性肺过度通气所致呼吸性碱中毒,以及缺氧时大量存在的脱氧血红蛋白稍偏碱性,使 pH 值增高从而激活磷酸果糖激酶,使糖酵解增强,2,3-DPG 合成增加。此外,pH 值增高还可抑制 2,3-DPG 磷酸酶(2,3-DPG phosphatase,2,3-DPGP)的活性,使 2,3-DPG 的分解减少。

2,3-DPG 增多使氧解离曲线右移,因为:①2,3-DPG 与脱氧血红蛋白结合,可稳定后者的空间构型,使之不易与氧结合;②2,3-DPG 是一种不能透过红细胞的有机酸,增多时可以降低红细胞内 pH 值,而 pH 值下降通过 Bohr 效应可使血红蛋白与氧的亲和力降低。

四、中枢神经系统的变化

在机体所有器官中,脑氧耗最高。正常状态下,脑重约为体重的 2%,而脑血流量约占心输出量的 15%,脑耗氧量约为总耗氧量的 23%,因此脑对缺氧十分敏感。脑灰质比脑白质的耗氧量多 5 倍,对缺氧的耐受性更差。缺氧所引起的中枢神经系统功能障碍,可随脑 PvO_2 的下降出现进行性加重,严重时可引起神经细胞变性、坏死,导致脑水肿的发生。急性缺氧时可引起头痛、情绪激动、思维力、记忆力、判断力降低或丧失及运动不协调等,严重时可导致惊厥、昏迷甚至死亡;慢性缺氧时可引起乏力、易疲劳、注意力不集中、嗜睡及精神抑郁等症状。

脑组织对缺氧最敏感的部位是什么?

缺氧引起中枢神经系统功能障碍的机制较复杂,主要包括神经元细胞膜电位降低、神经递质合成减少、ATP 生成不足、酸中毒、细胞内游离 Ca^{2+} 增多、溶酶体酶的释放及细胞水肿等,均可导致神经元结构破坏,神经系统功能障碍。缺氧与酸中毒又可使脑血管扩张,微血管壁通透性增高,导致脑间质水肿。脑血管扩张、脑细胞及脑间质水肿可使颅内压增高,由此引起头痛、情绪激动、呕吐等症状和体征。

五、组织细胞的变化

(一)代偿性反应

在供氧不足的情况下,组织细胞可通过增强用氧能力和无氧糖酵解,以获取维持生命活动所必需的能量。

1. 细胞用氧能力增强　慢性缺氧时,细胞内线粒体数目和膜表面积均增加,呼吸链中的酶如琥珀酸脱氢酶、细胞色素氧化酶可增加,使细胞的内呼吸功能增强,提高用氧的效率。如胎儿在母体内处于相对缺氧的环境,其细胞线粒体的呼吸功能为成年动物的3倍,于出生后10~14 d,线粒体呼吸功能才降至成年动物水平。

2. 无氧糖酵解增强　缺氧时,ATP生成减少,ATP/ADP比值下降,以致6-磷酸果糖激酶活性增强。该酶是控制糖酵解过程最主要的限速酶,其活性增强可促使糖酵解过程加强,在一定的程度上可补偿能量的不足。

3. 肌红蛋白(myoglobin,Mb)增加　慢性缺氧可使肌肉中Mb含量增多。Mb和氧的亲和力较大。当氧分压为10 mmHg时,血红蛋白的氧饱和度约为10%,而Mb的氧饱和度可达70%,当氧分压进一步降低时,Mb可释出大量的氧供细胞利用。Mb增加可能具有储存氧的作用。

4. 低代谢状态　缺氧可减弱细胞的耗能过程,如各种合成代谢和离子泵功能均降低,使细胞处于低代谢状态,有利于在缺氧下生存。细胞内酸中毒可能是合成代谢降低的原因之一。

细胞缺氧时不仅有能量代谢改变使细胞适应在缺氧环境中生存,有些组织细胞还对缺氧发生特有的反应,有利于整体的生存,如颈动脉体化学感受器在缺氧时分泌神经介质,引起反射性呼吸运动增强;血管平滑肌细胞对缺氧发生的舒缩反应,可改变血流分布;肾小管间质细胞缺氧时产生EPO,使骨髓红细胞生成增多;细胞缺氧时血管内皮生长因子等基因表达增强,促进血管增生等,这些细胞反应可提高机体对缺氧的适应能力。至于细胞如何感受缺氧的刺激,又如何对缺氧产生反应,近年不少研究提示:缺氧通过改变细胞的氧化还原状态,活性氧生成的减少、NAD(P)H/NAD(P)和GSH/GSSH比例增多,使胞质内缺氧诱导因子-1(hypoxia induced factor-1,HIF-1)活性增高,进入核内与EPO基因的3′端增强子结合,从而增强组织红细胞生成素的基因表达,致EPO增多。已测得HIF-1不仅存在于肾间质细胞,几乎存在于所有被测的各种器官的细胞;不仅与EPO的生成有关,也可诱导其他与细胞缺氧反应有关的基因,如血管内皮生长因子、血红素氧合酶-1、一氧化氮合酶、糖酵解酶、醛缩酶A、烯醇化酶、乳酸脱氢酶A、磷酸果糖激酶、磷酸葡萄糖酸激酶-1、环氧合酶、血栓素合酶等基因表达。除HIF-1外,细胞缺氧时还可能有肝脏因子-4(HNF-4)和其他转录因子被激活,与基因增强子或启动子结合,对基因表达起促进作用,基因表达导致蛋白质合成的改变,从而影响细胞的代谢功能,引起细胞的缺氧反应。此外,缺氧时细胞氧化还原状态改变也可能直接影响离子通道的开关,导致细胞膜电位及功能变化。

(二)细胞损伤

缺氧性细胞损伤主要为细胞膜、线粒体及溶酶体的变化。

组织细胞对缺氧的代偿性变化体现在哪些方面?

缺氧时细胞损伤主要是对哪些细胞结构的影响?

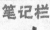

1. 细胞膜的变化　在细胞内 ATP 含量减少以前,细胞膜电位已开始下降,其原因为缺氧时细胞膜对离子的通透性增高,导致离子顺浓度差通过细胞膜。①Na^+ 内流:使细胞内 Na^+ 浓度增加,可激活 Na^+–K^+ 泵以泵出 Na^+,从而消耗 ATP,ATP 消耗增多使线粒体氧化磷酸化增强。严重缺氧时,ATP 生成减少,以致 Na^+–K^+ 泵不能充分运转,使细胞内 Na^+ 增多,促使水进入细胞致细胞水肿。血管内皮细胞肿胀可堵塞微血管,加重组织缺氧。②K^+ 外流:使细胞内缺 K^+,而 K^+ 为合成代谢所必需;细胞内缺钾导致合成代谢障碍,酶的生成减少,将进一步影响 ATP 的生成和离子泵的功能。③Ca^{2+} 内流:细胞外钙浓度比胞质中钙约高 10 000 倍,细胞内 Ca^{2+} 外流、肌浆网及线粒体摄取 Ca^{2+} 均为逆浓度差的耗能过程。当严重缺氧使细胞膜对 Ca^{2+} 的通透性增高时,Ca^{2+} 内流增加;同时 ATP 减少将影响 Ca^{2+} 的外流和被摄取,进一步促使胞质 Ca^{2+} 浓度增高。胞质 Ca^{2+} 增多可抑制线粒体的呼吸功能;可激活磷脂酶,使膜磷脂分解,引起溶酶体的损伤及其水解酶的释出;还可使黄嘌呤脱氢酶转变为黄嘌呤氧化酶,从而增加自由基的形成,加重细胞的损伤。

2. 线粒体的变化　细胞内的氧有 80%～90% 在线粒体内用于氧化磷酸化生成 ATP,仅 10%～20% 在线粒体外用于生物合成、降解及生物转化作用等。轻度缺氧或缺氧早期线粒体呼吸功能是增强的;严重缺氧则降低线粒体的呼吸功能,使 ATP 生成明显减少,严重时可出现线粒体肿胀、嵴崩解、外膜破碎和基质外溢等病变。

3. 溶酶体的变化　缺氧时因糖酵解增强使乳酸生成增多和脂肪氧化不全使酮体增多,导致酸中毒。随着 pH 值降低和胞质游离钙增加可引起磷脂酶活性增高,使溶酶体膜磷脂被分解,膜通透性增高,结果使溶酶体肿胀、破裂和大量溶酶体酶释出,进而导致细胞及其周围组织的溶解、坏死。

第四节　影响机体缺氧耐受性的因素

影响机体对缺氧耐受性的因素很多,可归纳为两点,即代谢耗氧率与机体的代偿能力。

1. 代谢耗氧率　基础代谢率高者,如发热或甲状腺功能亢进的患者,由于机体耗氧量大,对缺氧的耐受性较低;寒冷、体力活动、情绪激动等可增加机体耗氧量,也使机体对缺氧的耐受性降低。体温降低、神经系统的抑制则因能降低机体耗氧率使机体对缺氧的耐受性升高,故低温麻醉、人工冬眠可用于心脏外科手术,提高患者对缺氧的耐受性,以延长手术所必需的阻断血流的时间。

同等条件下,新生动物与成年动物的缺氧耐受性谁高谁低?

2. 机体的代偿能力　机体通过呼吸、循环和血液系统的代偿性反应能增加组织的供氧,通过组织细胞的代偿性反应能提高利用氧的能力。这些代偿性反应存在着显著的个体差异,因而各人对缺氧的耐受性很不相同。有心、肺疾病及血液病者对缺氧耐受性低,老年人因为肺和心的功能储备降低、骨髓的造血干细胞减少、外周血液红细胞数减少,以及某些呼吸酶活性降低等,均可导致对缺氧的适应能力下降。另外,代偿能力是可以通过锻炼提高的。轻度的缺氧刺激可调动机体的代偿能力,如登高山者若采取缓慢的阶梯性上升要比快速上升者能更好地适应;慢性贫血的患者血红蛋白即使很低仍能维持正常生命活动,而急性失血使血红蛋白减少至同等程度就可能引起严重的代谢功能障碍。

第五节　缺氧的防治原则

（一）积极防治原发病

根据缺氧的原因不同,应迅速采取相应的措施,保护重要生命器官的功能以挽救生命,同时要防止缺氧所致的各种后遗症。

1. 低张性缺氧　大气性缺氧应尽快通风换气或撤离缺氧环境,以减少缺氧对机体的损害;呼吸性缺氧要改善外呼吸功能,增加肺通气或肺换气;对于静脉血分流入动脉而致的缺氧,要阻断分流,如先天性心脏病患者应尽早修复房室间隔缺损和关闭肺动脉导管。

2. 血液性缺氧　对贫血造成的缺氧,应查找贫血原因给予正确的治疗,严重时应输入红细胞,增加携氧能力,尽快纠正缺氧;CO 中毒的患者,则应将患者迅速撤离中毒环境,置于通风处或高氧环境,必要时进行高压给氧;亚硝酸钠中毒引起的高铁血红蛋白血症需用还原剂(NADH、抗坏血酸、还原型谷胱甘肽等)治疗,促使高铁血红蛋白还原;血红蛋白与氧亲和力增高所致的缺氧,应去除病因(如尽量避免输入大量库存血),同时用纠正碱中毒的方法,来适度降低血红蛋白与氧的亲和力。

3. 循环性缺氧　全身性循环障碍所致的缺氧,应通过改善心功能、扩张血管、纠正休克等措施来缓解缺血缺氧给生命重要器官造成的损害;局部性循环障碍所致的缺氧,针对病因,采取解除血管痉挛或受压、溶栓等措施来改善局部血液循环减轻缺氧。

4. 组织性缺氧　组织中毒性缺氧应迅速从体内清除毒物,给予相应的药物解除毒性,如对氰化物中毒患者,给予亚硝酸盐和硫代硫酸钠,前者可促使高铁血红蛋白形成,高铁血红蛋白竞争结合氰酸根,促使细胞色素氧化酶上的氰酸根解离下来,恢复呼吸链功能;而结合在血红蛋白上的氰酸根解离后,与硫代硫酸钠在肝脏的氰酸酶的催化下,形成无毒的硫氰化物随尿排出。对参与生物氧化的维生素如 B 族维生素缺乏,应及时补充。另外,各种原因在引起细胞损伤时均可损伤线粒体,引起氧的利用障碍。故注意保护细胞膜和线粒体,可减轻组织中毒性缺氧的损伤。

（二）给氧治疗和氧中毒

1. 给氧治疗　各类缺氧的治疗,除了消除引起缺氧的原因、对症处理外,均可给患者吸氧。给氧治疗是临床上治疗缺氧的重要手段,但氧疗的效果因缺氧的类型而异。一般来讲,给氧治疗对低张性缺氧和 CO 中毒疗效最好。低张性缺氧时患者的 PaO_2 和动脉血氧饱和度(SaO_2)明显低于正常,吸氧可增加肺泡气氧分压,使血氧分压和 SaO_2 增高,血氧含量增多,因而对组织的供氧增加;CO 中毒时,如果患者吸入纯氧,使血氧分压迅速升高,氧可与 CO 竞争与血红蛋白结合,从而加速 HbCO 的解离,促使 CO 排出,故氧疗效果很好。

贫血和循环性缺氧时 PaO_2 和 SaO_2 正常,可结合氧的血红蛋白已达 95% 左右的饱和度,故吸氧时 SaO_2 的增加很有限,但可增加血浆内溶解的氧,明显提高 PaO_2 。通常在海平面吸入空气时,100 mL 血液中溶解的氧仅 0.3 mL;吸入纯氧时可达1.7 mL/dL;吸入 3 个大气压的纯氧时增至 6 mL/dL。而通常组织 100 mL 血液中摄取

不同类型的缺氧如何氧疗?效果如何?

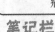

氧量平均约为 5 mL,故吸入高浓度氧或高压氧,使血浆中溶解氧量增加能改善组织的供氧。组织性缺氧时,供氧一般虽无障碍,而组织利用氧的能力降低,通过氧疗提高血浆与组织之间的氧分压梯度以促进氧的弥散,也可能有一定的治疗作用,但作用不会太大。给氧时一定要注意氧疗的适应证,并防止氧中毒。

给氧治疗适应证及注意点:①对低氧血症伴 CO_2 潴留的患者,以低浓度、低流量持续给氧,PaO_2 维持在 8 kPa(60 mmHg)为宜,过多、过快给氧会诱发呼吸抑制。因为快速吸入高浓度的氧,虽可缓解低氧血症,却因解除了缺氧反射性兴奋呼吸中枢的作用,致使 CO_2 潴留更加严重,甚至引起 CO_2 麻醉。②对低氧血症不伴有 CO_2 潴留的患者,可用高浓度氧或纯氧,供应的 PaO_2 维持在 9.33~16 kPa(70~120 mmHg)为宜,以免氧中毒。

2. 氧中毒　氧中毒常由高压氧吸入或常压高浓度氧的持续吸入引起,会导致组织器官功能或结构的异常改变,主要表现为对肺、神经系统、眼、红细胞的损伤性影响,如肺部炎性病变、头痛、感觉异常、抽搐、晶状体后纤维组织增生引起的失眠、红细胞能量代谢障碍、溶血等。氧虽然为生命活动所必需,但 0.5 个大气压以上的氧对细胞有毒性作用,易引起氧中毒。一般认为氧中毒时细胞受损的机制与活性氧的毒性作用有关。氧中毒的发生取决于氧分压而不是氧浓度。当吸入气的氧分压过高时,因肺泡气和动脉血的氧分压随着增高,使血液与组织细胞之间的氧分压差增大,氧的弥散加速,组织细胞因获得过多氧而中毒。

人类氧中毒有如下两型:①肺型氧中毒,发生于吸入约 1 个大气压的氧 8 h 以后,出现胸骨后疼痛、咳嗽、呼吸困难、肺活量减小、PaO_2 下降,同时肺部呈炎性病变,呈现炎症细胞浸润、肺充血、水肿、出血和肺不张。氧疗的患者如发生氧中毒,可使 PaO_2 下降,加重缺氧,故氧疗时应控制氧的浓度和时间。②脑型氧中毒,由吸入 2~3 个大气压以上的氧引起,患者主要出现视觉和听觉障碍、恶心、抽搐、晕厥等神经症状,严重者可昏迷、死亡。高压氧疗时,患者出现神经症状,应区分脑型氧中毒与由缺氧引起的缺氧性脑病。前者患者先抽搐后昏迷,后者则先昏迷后抽搐。对氧中毒者应控制吸氧,但对缺氧性脑病者应加强氧疗。

(三) 对症治疗

及时纠正酸中毒和脑水肿,降低氧耗量(地西泮、冬眠、低温),补充能量,保护细胞膜和细胞等。

📖 问题分析与能力提升

患者,女,45 岁,菜农,因于当日清晨 4 时左右在蔬菜温室为火炉添煤时,突然昏倒在温室内,2 h 后被其丈夫发现,急诊入院。患者以往身体健康。体检:T 37.5 ℃,R 20 次/min,P 110 次/min,BP 100/70 mmHg(1 mmHg=0.133 kPa),意识不清,口唇呈樱桃红色,其他无异常发现。实验室检查:PaO_2 99.6 mmHg,血氧容量 108 mL/L,动脉血氧饱和度 95%。入院后立即吸氧,不久渐醒,给予纠酸、补液等处理后,病情迅速好转。

思考:①导致患者意识不清的原因是什么? 简述其发生机制。②该患者的缺氧类型是什么? 有哪些血气指标符合该型缺氧?

(河南医学高等专科学校　牛朝霞)

第八章

弥散性血管内凝血

学习目标

知识目标:①掌握弥散性血管内凝血的概念、原因及发生机制。②熟悉弥散性血管内凝血的分期、分型、机体的功能与代谢变化。③了解弥散性血管内凝血防治的病理生理学基础。

能力目标:具有分析弥散性血管内凝血常见病因和影响因素并根据发病机制及时判断、合理预防其发生的能力。

情感目标:培养高尚的职业道德和为人类健康服务的奉献精神。

凝血与抗凝血功能平衡是机体抗损伤机制的重要组成部分。机体损伤导致出血时,内、外源性凝血途径依次被激活,同时伴有血管痉挛,血小板激活、黏附和聚集于损伤血管基底膜,在局部引起血液凝固而迅速止血;与此同时,抗凝血系统和纤溶系统被激活。抗凝系统的激活,可防止凝血过程扩散。纤溶系统的激活有利于局部血流再通,保证正常的血液供应。弥散性血管内凝血(disseminated intravascular coagulation,DIC)是在多种病因作用下,大量促凝物质入血,凝血因子和血小板被激活,引起广泛微血栓形成,同时,微血栓形成消耗了大量凝血因子和血小板,或继发纤维蛋白溶解系统亢进,从而出现出血、休克、贫血和器官功能障碍等临床表现的全身性病理过程。DIC 在临床上是一种危重的综合征,一旦发生,原发病的病情将快速恶化,死亡率高达 50% ~60% 。

> DIC 的本质是什么?

第一节　DIC 的原因和发生机制

(一)DIC 的原因

可以引起 DIC 的原因很多,最常见的是感染性疾病,还可见于恶性肿瘤、产科意外、大手术和创伤等(表8-1)。此外,蛇毒、休克、血管内溶血等也可引起 DIC,疾病过程中并发的缺氧、酸中毒及相继激活的纤溶系统、激肽系统、补体系统可促进 DIC 的发生、发展。

笔记栏

表 8-1　DIC 的常见原因

类型	发生率(%)	主要疾病
感染性疾病	31~43	各种细菌、病毒、真菌、螺旋体及某些寄生虫等严重感染
恶性肿瘤	24~34	各系统的恶性肿瘤如胰腺癌、结肠癌、食管癌、白血病等
妇产科疾病	4~12	胎盘早剥、羊水栓塞、宫内死胎、流产、剖宫产手术等
创伤及手术	1~5	器官移植术，肝、肺、脑等脏器大手术，严重刀伤，枪伤，撞伤，挤压伤，冻伤，大面积烧伤等

(二) DIC 的发生机制

DIC 的发病机制比较复杂，其主要机制：组织因子的释放、血管内皮细胞损伤及凝血、抗凝功能失调、血细胞大量破坏、血小板的激活及促凝物质入血等。

内外源性凝血系统分别如何被启动？

1. 组织因子入血启动外源性凝血系统　大手术、严重烧伤、创伤、产科意外等导致组织细胞损伤，释放大量组织因子(tissue factor，TF)；严重感染时，大量内毒素可诱导 TF 的表达；肿瘤组织的坏死、白血病放、化疗后所致的白血病细胞大量破坏等情况下，可释放大量组织因子入血。组织因子可与活化的凝血因子Ⅶ(Ⅶa)及 Ca^{2+} 结合，形成复合物启动外源性凝血系统，促进 DIC 的发生。目前认为组织因子释放引起的外源性凝血系统激活是引发 DIC 的主要途径。

2. 血管内皮细胞损伤，凝血因子Ⅻ激活，启动内源性凝血系统　缺氧、酸中毒、严重感染和抗原-抗体复合物形成等均可损伤血管内皮细胞，内皮下胶原暴露，胶原和内毒素、免疫复合物等带负电荷的物质可激活凝血因子Ⅻ，转变成有活性的Ⅻa，凝血因子Ⅻ的这种激活方式称为接触激活。凝血酶、纤溶酶、激肽释放酶(kallikrein，KK)、胰蛋白酶等可溶性蛋白酶能水解凝血因子Ⅻ，转变成Ⅻf，Ⅻf 和Ⅻa 可使激肽释放酶原(prekallikrein，PK)转变为 KK，KK 又可激活凝血因子Ⅻ，这种激活方式称为酶性激活。凝血因子Ⅻ活化后，依次激活Ⅺ因子、Ⅸ因子、Ⅹ因子等，启动内源性凝血系统。

此外，内皮细胞的损伤也可释放 TF，启动外源性凝血系统。

3. 血细胞大量破坏，血小板被激活，参与凝血

(1)红细胞的大量破坏　异型输血、蚕豆病、恶性疟疾等，可引起急性溶血，红细胞大量破坏，导致：①红细胞破坏后释出大量 ADP，促进血小板黏附、聚集；②红细胞膜磷脂可局限凝血因子Ⅶ、Ⅸ、Ⅹ等，使大量凝血酶生成，促进 DIC 的发生。

(2)白细胞的大量破坏　白血病在放、化疗之后，大量白细胞破坏，释放出组织因子样物质，可启动外源性凝血系统。内毒素、抗原-抗体复合物等可诱导单核细胞、中性粒细胞，大量表达 TF，启动凝血系统。

(3)血小板的激活　血小板在凝血过程中发挥重要作用。血管内皮细胞受损后暴露的胶原可激活血小板，活化的血小板发生黏附、聚集，并释放出多种血小板因子(platelet factor，PF)、ADP、5-羟色胺(5-HT)、血栓素 A_2(TXA$_2$)等，进一步激活血小板。激活的血小板表面出现带负电荷的磷脂质(PF$_3$)，从而吸附大量凝血因子，并激活产生凝血酶。此过程在 DIC 的发生发展中多为继发性作用，少数情况，如血栓性血小板减少性紫癜时，可能为原发性作用。

4. 其他促凝物质进入血液　急性坏死性胰腺炎时，大量胰蛋白酶入血可激活凝血

酶原;蛇毒释放入血可促进凝血酶生成;某些恶性肿瘤细胞可分泌促凝物质,激活凝血反应;羊水内容物中的促凝物质可激活凝血因子X,促进血液凝固。

综上所述,DIC 的病因可通过多种途径引发 DIC。如严重感染时,机体凝血功能增强,抗凝血和纤溶功能相对不足,血小板、白细胞激活,使得凝血与抗凝血平衡被打破,促进微血栓形成,导致 DIC 的发生。

第二节　影响 DIC 发生发展的因素

1. 单核吞噬细胞系统功能受损　单核吞噬细胞系统既可吞噬、清除血液中的凝血酶、纤维蛋白原、内毒素、ADP 及其他促凝物质,也可清除纤溶酶、纤维蛋白降解产物(fibrin degradation products,FDP)、补体等形成的复合物,起到维持凝血与抗凝血之间动态平衡的作用。当其功能严重障碍(如长期大量应用糖皮质激素、肝功能障碍等)或由于吞噬了大量其他物质(如细菌、坏死组织等)使其功能受"封闭"时,则可促进DIC 发生。

2. 肝功能严重障碍　机体的抗凝物质(如 PC、AT－Ⅲ 等)大多在肝脏合成,凝血因子Ⅸa、Ⅹa 等也在肝脏灭活。当肝炎病毒、某些药物等损害肝细胞,引起肝功能严重障碍时,机体凝血与抗凝血平衡紊乱,容易诱发 DIC;肝细胞受损后可大量释放组织因子,启动凝血系统,促进 DIC 的发生、发展;引起肝功能障碍的某些病因,如病毒和某些药物也可直接激活凝血因子。这些因素在 DIC 的发生、发展中起到一定作用。

3. 血液的高凝状态　孕妇从妊娠第 3 周起,血液中血小板及凝血因子逐渐增多,胎盘产生的纤溶酶原激活物抑制物也增多,而具有抗凝作用的某些物质则减少。随妊娠时间的延长,血液渐趋高凝状态,至妊娠末期最明显。故当产科意外发生时,如胎盘早剥、宫内死胎、羊水栓塞等,极易诱发 DIC。

为什么妊娠末期的产科意外容易诱发 DIC?

酸中毒一方面可损伤血管内皮细胞,启动凝血系统;另一方面,血液 pH 值降低可使凝血因子的酶活性升高,血小板聚集性加强,而肝素的抗凝活性减弱,这些均可造成血液的高凝状态,促进 DIC 的发生发展。

此外,高血压、糖尿病、高脂血症、肥胖、吸烟、酗酒及口服避孕药等也可使血液凝固性升高,成为 DIC 发生的危险因素。

4. 微循环障碍　正常血液中出现的少量活化凝血因子及微小的纤维蛋白凝块能够被血流稀释并带走。休克时,严重的微循环障碍及毛细血管通透性增加,使血浆成分外渗,血细胞聚集,血液黏度增加,甚至呈"泥化"状态。此时,红细胞聚集,血小板也发生黏附、聚集。微循环障碍所导致的缺血、缺氧,使内皮细胞受损、酸中毒,更促进了 DIC 的发展。巨大血管瘤患者由于局部微血管中血流缓慢,甚至出现涡流,并伴有内皮细胞损伤,易引发 DIC。血容量明显降低时,由于肝、肾血液灌流减少,机体对凝血及纤溶物质的稀释和清除功能降低,也可促进 DIC 的发生。

5. 其他　临床上不恰当地应用 6-氨基己酸等纤溶抑制剂,可使纤溶系统过度抑制而出现血液黏度升高,促进 DIC 的发生。

第三节 DIC 的分期及分型

(一) DIC 的分期

典型的 DIC,根据病理生理特点和发展过程可分三期(表 8-2)。

1.高凝期 各种病因导致的凝血系统被激活,使微循环中形成大量微血栓。此期主要病理特点为血液的高凝状态。临床出血相对较轻,以皮肤、黏膜栓塞性坏死、脱落、溃疡形成,器官功能衰竭等为主要表现。

2.消耗性低凝期 大量凝血酶的产生和微血栓的形成,使凝血因子和血小板被消耗而减少,同时由于继发性纤溶系统被激活,使血液处于低凝状态。此期患者可有明显的出血。

3.继发性纤溶亢进期 大量凝血酶及 FⅫa 等激活了纤溶系统,产生大量纤溶酶,加之 FDP 的形成,使纤溶和抗凝作用明显增强。此期主要病理特点是纤维蛋白溶解,故临床表现为明显的多发性出血,特别是再发或迟发性出血。

表 8-2 DIC 的分期

分期	发生机制	临床表现	实验室检查
高凝期	凝血系统激活→凝血酶增加→微血栓形成	血液高凝状态	凝血时间缩短,血小板黏附性升高
消耗性低凝期	凝血因子和血小板因消耗而减少	血液低凝状态,有出血表现	血小板计数减少,纤维蛋白原含量减少,凝血时间延长
继发性纤溶亢进期	纤溶系统激活,产生大量纤溶酶,FDP 形成	多发性出血	FDP、D-二聚体增加,凝血酶时间延长,3P 试验阳性

(二) DIC 的分型

1.根据 DIC 发生快慢分型

(1)急性型 起病急,常在数小时或 1~2 d 内发生,进展快,分期不明显。临床表现以血栓形成、器官衰竭、休克、出血为主。多见于急性溶血、严重感染、严重创伤、急性移植排斥反应、羊水栓塞等。

(2)亚急性型 常在数日至几周内逐渐发病,病情较急性型者缓和。多见于癌症扩散、急性白血病、死胎滞留等。

(3)慢性型 起病缓慢,病程可达数月至数年。此时单核吞噬细胞系统功能较健全,且机体具有一定代偿能力,故临床表现较轻,出血轻微、休克少见,常以某器官功能障碍为主要表现。实验室检查只有少数指标异常,诊断困难,部分病例需通过尸检方能确诊。多见于慢性肝病、胶原病、慢性溶血性贫血等。

2.根据机体代偿状态分型 在 DIC 发生发展过程中,凝血因子和血小板被消耗,同时,肝脏合成凝血因子和骨髓生成血小板的能力增强,以代偿其消耗。根据凝血物质的消耗和代偿状态可将 DIC 分为三型：失代偿型、代偿型和过度代偿型。

（1）失代偿型 凝血因子和血小板大量消耗，实验室检查可见血小板和纤维蛋白原等凝血因子数量明显减少。临床表现有明显的出血、休克等。多见于急性型 DIC。

（2）代偿型 凝血因子和血小板的消耗和生成基本平衡，实验室检查无明显异常。临床表现不明显或有轻微出血，易被忽视，可转为失代偿型，多见于慢性 DIC。

（3）过度代偿型 凝血因子和血小板生成大于消耗。临床表现不明显，多见于慢性或恢复期 DIC。

此外，局部型 DIC 指患者在静脉瘤、主动脉瘤、体外循环、器官移植时，局部凝血过程激活而发生的局限于某一器官的多发性微血栓症，是全身性 DIC 的一种局部表现。

第四节 DIC 时机体功能代谢变化与临床表现

DIC 对机体的影响复杂多样，临床主要表现为出血、循环功能障碍（休克）、器官功能障碍及贫血，以出血和微血栓形成最为突出。

（一）出血

出血常为 DIC 最早的临床表现。DIC 发生过程中，机体凝血功能紊乱多表现为血液从高凝状态转变为低凝状态。虽然微血栓形成是 DIC 典型的病理变化，但不易及时发现，而多部位严重的出血倾向，如皮肤瘀斑、紫癜、牙龈出血、鼻出血及阴道出血、呕血、咯血、黑便、血尿等，常常成为 DIC 的特征性表现及重要的诊断依据。患者出血程度、位置不一，轻者只有伤口或注射部位渗血不止，重者可同时多部位大量出血，只出现内脏出血时容易被漏诊。出血发生的机制可能与下列因素有关。

1. 凝血物质被消耗而减少 在 DIC 的发生发展过程中，大量凝血因子和血小板被消耗，超出了肝脏和骨髓的代偿能力，导致血液中凝血物质，如纤维蛋白原、凝血酶原、凝血因子 V、凝血因子 X 和血小板等明显减少，使凝血过程障碍，导致出血。

2. 继发纤溶系统激活 DIC 的病因在启动凝血系统的过程中，凝血酶可激活纤溶酶原成为纤溶酶；激肽释放酶的异常增多又可使纤溶酶原转变为纤溶酶的过程加强。过多的纤溶酶一方面使纤维蛋白（原）降解加速，转变为纤维蛋白（原）降解产物，另一方面还可水解多种凝血因子，造成血液凝固性进一步降低，引起出血。

3. 纤维蛋白（原）降解产物形成 凝血过程的激活及继发性纤溶过程的启动使血中纤溶酶增多，纤溶酶水解血浆纤维蛋白（原）裂解出各种片段，统称为 FDP。其中包括 X、Y、E、D 和 X′、Y′、E′等片段及各种二聚体。FDP 具有增加血管通透性、抑制血小板聚集、干扰纤维蛋白单体聚合及对抗凝血酶的作用。因此，FDP 的形成使机体出血倾向进一步加重。各种 FDP 片段的检查在 DIC 的诊断中具有重要意义，主要有 3P 试验和 D-二聚体检查。

（1）3P 试验 即血浆鱼精蛋白副凝试验（plasma protamine paracoagulation test）。其原理：当 DIC 患者的血液中有 FDP 形成时，血液凝固性降低，此时将鱼精蛋白加入患者血浆，鱼精蛋白可与 FDP 结合，使血浆中原来与 FDP 结合的纤维蛋白单体分离并彼此聚合而凝固。这种不需酶的作用而形成纤维蛋白的现象称为副凝试验。DIC 患

为什么 DIC 患者晚期较易出现广泛性出血？

者常呈阳性反应,在 DIC 的诊断中具有重要意义。但晚期有时也可为阴性。

(2)D-二聚体检查　D-二聚体(D-dimer,DD)是纤溶酶分解纤维蛋白的产物,目前被认为是诊断 DIC 的重要指标之一。纤溶酶既可降解纤维蛋白,又可降解纤维蛋白原,但一般情况下,纤维蛋白比纤维蛋白原更易被纤溶酶降解。只有当纤维蛋白原首先被凝血酶分解产生纤维蛋白多聚体,然后纤溶酶再分解纤维蛋白多聚体,最后才能形成 D-二聚体。换言之,只有在继发性纤溶亢进时,血液中才会出现 D-二聚体。因此,D-二聚体是反映继发性纤溶亢进的重要指标。

此外,大量胸腔积液、腹腔积液、大血肿时,可使血中 D-二聚体增多。肺栓塞、心肌梗死、动静脉血栓症及部分口服避孕药者也可见血中 D-二聚体轻度升高。若过度纤溶亢进,D-二聚体的测定值可能比实际含量低。

(二)循环功能障碍

试述 DIC 与休克二者之间的关系。

DIC 尤其是急性 DIC 时常常伴发休克,发生率为 50% ~ 80%。休克也可伴发 DIC,二者互为因果,形成恶性循环。DIC 引发的休克常常突然出现,并伴有严重而广泛的出血、发绀及多器官功能不全,死亡率高。DIC 引起休克的机制如图 8-1,与下列因素有关:①DIC 过程中产生的血管活性物质,如激肽、补体、组胺等,使微血管扩张,血管容量增加,回心血量减少,有效循环血量锐减;②广泛微血栓形成阻塞微血管,使回心血量下降;③心脏内的微血栓使心肌供血障碍,心脏舒缩功能下降,心输出量减少;④激肽、组胺及 DIC 过程中组织缺氧、酸中毒等使血管壁通透性增加,血浆外渗,血容量进一步减少;⑤广泛、严重的出血使有效循环血量下降。

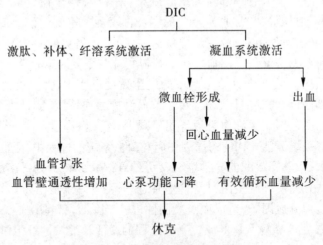

图 8-1　DIC 引发休克的机制

(三)器官功能障碍

DIC 是各种原因导致凝血系统被激活,全身微血管内微血栓形成,引起缺血性器官功能障碍,严重或持续时间较长可导致受累器官功能衰竭。累及脏器不同,可有不同的临床表现。

(1)肾　肾是休克所致 DIC 时最常受损的器官。入球小动脉及毛细血管受累导致肾皮质坏死和急性肾功能不全,患者出现少尿或无尿、血尿、蛋白尿和氮质血症等。

DIC 时的器官
功能障碍

（2）肺　肺内DIC发生速度较慢者,可出现呼吸困难、肺水肿及肺出血,严重者出现呼吸衰竭,急性广泛性肺内DIC可导致死亡。

（3）脑　轻者脑组织多发性小灶性坏死,患者表现为谵妄、惊厥或嗜睡等中枢神经功能紊乱,重者脑皮质、脑干等出血,可引起昏迷甚至死亡。

（4）心脏　临床上可表现为突然发生的心肌梗死、心力衰竭或心源性休克等。

（5）肝脏　肝脏内DIC患者表现为黄疸、肝功能不全,血清胆红素、谷丙转氨酶等明显高于正常。

（6）胃肠　轻者胃肠黏膜出现广泛的点片状出血,患者出现恶心、呕吐或腹泻;重者发生应激性溃疡、消化道出血甚至死亡。

（7）内分泌腺　DIC引起肾上腺坏死时,造成急性肾上腺皮质功能衰竭,称为沃-弗综合征;引起垂体坏死时,导致席汉综合征。

（四）微血管病性溶血性贫血

DIC患者的贫血属于微血管病性溶血性贫血。其特征:外周血涂片中可见一些特殊的形态各异的变形红细胞或细胞碎片,如星形、盔甲形、新月形等,统称为裂体细胞或红细胞碎片。碎片形成的主要原因是凝血反应的早期微血管腔内的纤维蛋白丝形成细网状,红细胞在流经网孔时,在血流的冲击下被挤压、切割、变形或破裂（图8-2和图8-3）。裂体细胞脆性高,易发生溶血。

DIC患者病程中引发何种类型的贫血?其主要特征是什么?

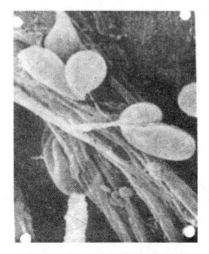

图8-2　红细胞在纤维蛋白条索中通过的电镜扫描图像

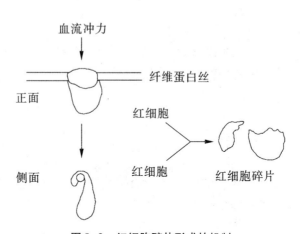

图8-3　红细胞碎片形成的机制

还需注意的是,DIC患者由于原发疾病不同,病情轻重各异,DIC的类型及临床表现也不同。例如,革兰氏阴性菌严重感染引起的DIC,常以休克及急性肾功能衰竭为主要症状,可不立即出现出血;手术后的患者可见切口及引流部位大量渗血;羊水栓塞、脂肪栓塞可以急性肺源性心脏病及肺梗死为主要表现;胎盘早剥患者常迅速发生休克,阴道出血可不明显等。

第五节 DIC 的防治原则

1. 防治原发病,清除诱因 针对 DIC 的病因治疗是防治 DIC 的根本措施。某些轻度 DIC,去除病因后机体可迅速恢复。

2. 改善微循环 采取扩充血容量、解除血管痉挛等措施疏通被微血栓阻塞的微循环,增加其灌流量等,在防治 DIC 的发生、发展中具有重要作用。此外,也有人应用阿司匹林、双嘧达莫等抗血小板药来稳定血小板膜、减少 TXA_2 的生成,从而对抗血小板的黏附和聚集,对改善微循环也有一定的效果。

3. 重新建立凝血和纤溶间的动态平衡 在 DIC 的高凝期和消耗性低凝期应进行抗凝治疗,临床常用肝素。有人认为,同时应用 AT-Ⅲ 可增强肝素的抗凝作用。但 DIC 后期伴有继发性纤溶亢进时,治疗应以抗纤溶药物为主,抗凝治疗应谨慎进行。在 DIC 恢复期可酌情输新鲜全血,或补充凝血因子、血小板等。

问题分析与能力提升

患者,女,38 岁,因"妊娠 39^+ 周,摔倒后阴道出血 1 小时"入院。

体格检查:T 36.3 ℃,R 22 次/min,P 95 次/min,BP 105/80 mmHg,心律齐。宫口开大 5 cm,羊水已破,阴道出血呈暗红色,量少。

分娩过程:静脉滴注催产素,进入第二产程后,孕妇在用力分娩时感觉有气促,不久娩出一正常男婴。胎盘娩出后继续静脉滴注催产素及按摩子宫,患者觉心悸、气促加剧,产道出血量增加,达 1 500 mL,流出血液鲜红、不凝固。R 32 次/min,P 110 次/min,BP 80/60 mmHg。眼球结膜见出血点,身体多处有瘀点、瘀斑,尿少。

实验室检查:血红蛋白 75 g/L,红细胞 $2.4×10^{12}/L$,外周血见裂体细胞;血小板 $75×10^9/L$,纤维蛋白原定量 1.5 g/L(正常值 4 g/L),凝血酶原时间 21 s(正常值 12～14 s),鱼精蛋白副凝试验(3P 试验)阳性,D-二聚体检查阳性。尿蛋白(+++),RBC(++)。

病理活体组织检查报告示:胎盘母体面见血凝块,血管腔内见羊水成分。

思考:①该患者是否发生了 DIC? 如果是,请分析患者发生 DIC 的原因及影响因素。②试分析该病例中哪些是 DIC 的临床表现。

(南阳医学高等专科学校 魏 严)

第九章

休　克

学习目标

知识目标:掌握休克的概念、原因、分类、休克各期微循环变化特点及发生机制、休克时各器官的功能代谢变化。

能力目标:培养学生人际沟通能力、团队协作能力、分析问题和解决问题的能力。

情感目标:启发学生职业意识,培养良好的职业态度。

休克是临床常见的危重急症。目前认为休克是多病因、多发病环节、多种体液因子参与,是由各种强烈致病因素引起的急性循环功能障碍,使组织器官微循环灌流量急剧减少,导致重要脏器功能代谢严重障碍和细胞损伤的急性全身性病理过程。机体重要器官灌注量急剧减少,细胞受损是休克发生的主要特征。其临床主要表现为血压降低、面色苍白、脉搏细速、尿量减少、皮肤湿冷、静脉塌陷、表情淡漠、精神萎靡、反应迟钝甚至昏迷。病情常迅速恶化,如不及时抢救,组织器官将发生不可逆性损害而危及患者生命。

第一节　休克的病因与分类

(一)休克的原因

1. 失血或失液　常见于外伤大出血、上消化道大出血、肝脾破裂致腹腔大出血及产后大出血等,当急性失血量超过总血量的20%以上时即可引起休克。失液见于剧烈呕吐、腹泻及大量出汗时的大量体液丧失。

2. 烧伤　多见于大面积烧伤时,可因血浆大量外渗及疼痛引起烧伤性休克,若合并感染可发展为败血症休克。

3. 创伤　各种严重的创伤,如骨折、挤压伤、火器伤等可因疼痛,特别是当伴有一定量出血和疼痛时常引起创伤性休克。

4. 感染　见于各种致病微生物引起的严重感染,特别是以革兰氏阴性菌感染引起

笔记栏

的休克最为常见,占感染性休克的70%～80%。如细菌性痢疾、流行性脑脊髓膜炎等引起的败血症。其中内毒素对此型休克的发生尤为重要,故又称此类休克为内毒素性休克。严重感染往往伴有败血症,故又称败血症休克。

5. 心脏和大血管病变 见于大面积急性心肌梗死、严重心律失常、急性心肌炎、急性肺动脉栓塞及心包压塞等,影响静脉血液回流和心脏射血的病变均可引起心输出量急剧减少而发生休克。

6. 过敏 具有过敏体质的人,对某些药物(如青霉素)或血清制品(如破伤风抗毒素)过敏,可通过Ⅰ型变态反应,肥大细胞释放大量组织胺和缓激肽,引起血管扩张和通透性增加,从而导致有效循环血量不足而发生过敏性休克。

7. 神经刺激 剧烈疼痛、高位脊髓损伤或麻醉及中枢镇静药过量使用等可引起神经源性休克。

(二)休克的分类

1. 按病因分类 这是目前临床常用的分类方法,分为失血性休克、失液性休克、创伤性休克、烧伤性休克、感染性休克、心源性休克、过敏性休克和神经源性休克等。

2. 按休克发生的始动环节分类

休克发生的始动环节是什么?

(1)低血容量性休克 是指血容量减少引起的休克。常见于失血、失液及烧伤,由于血容量急剧减少,使有效循环血量减少,导致血压下降,回心血量和心排出量降低,从而导致微循环灌流量剧减,重要器官和外周器官微循环灌流不足而引起。

(2)心源性休克 由于急性心脏泵血功能障碍,使心肌舒缩功能降低,心排出量急剧减少而使循环血量不足所引起的休克。常见原因为心肌源性(心肌梗死、心律失常和心肌炎)和非心肌源性(心包压塞、气胸、肺动脉栓塞等)。

(3)血管源性休克 外周血管床容积显著扩张,大量血液淤滞在扩张的小血管内,有效循环血量相对不足且分布异常,导致组织器官血液灌流量减少的休克。正常情况下血管床的潜在容量巨大,由于神经体液的调节作用,使血管容量与全血量处于相对的平衡适应状态,如出汗可引起血容量减少,但由于血管收缩使血管容量相应减少,体内微血管交替开放和关闭,既不会引起缺血又保证有效的循环血量,从而维持正常的有效循环血量。血管容量增加是指全身微循环血管扩张,由于外周血管活性物质作用,小血管舒张致血管床容积增大,大量血液淤积在舒张的微血管中,使回心血量减少,心排出量急剧降低所致的休克。多为过敏性休克、神经源性休克及部分感染性休克的始动环节。

3. 按休克时血流动力学变化分类

(1)低排高阻型休克(低动力性休克) 是临床最常见的类型,其血流动力学特点是心排出量降低,心脏指数降低,而总外周血管阻力增高。因皮肤血管收缩,血流量减少,皮肤苍白,温度降低,故又称为"冷休克"。低血容量性休克、心源性休克、创伤性休克和大多数感染性休克均属此型。

(2)高排低阻型休克(高动力性休克) 较少见,其血流动力学特点是心排出量增高,心脏指数增高,总外周血管阻力降低。因皮肤血管扩张,血流量增多而使皮肤温度升高,皮肤潮红、温暖,故又称为"暖休克"。过敏性休克、部分感染性休克及某些神经源性休克属此型。

第二节　休克的发生发展过程及其机制

　　休克的原因和类型虽多,但其发生机制的共同基础是微循环障碍。血流动力学和微循环变化有一定规律,以失血性休克为例,休克的发生发展过程根据微循环的变化可分为三个时期(图9-1)。

休克的分期

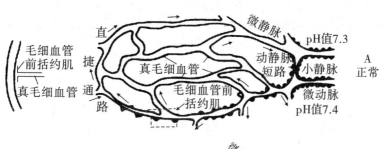

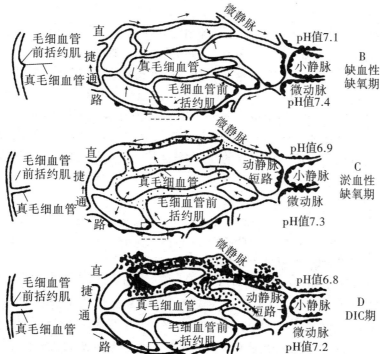

图9-1　休克各期的微循环变化特点

（一）休克代偿期（休克早期或微循环缺血缺氧期）

　　休克代偿期是休克发展过程的早期阶段,也称休克早期、微循环缺血期,主要病理生理变化为组织缺血性缺氧和代偿作用。

　　1.微循环变化特点　　主要表现为微血管痉挛。①微动脉、后微动脉、毛细血管前括约肌和微静脉持续收缩,毛细血管前、后阻力增加,尤其是前阻力明显增加。②大量真毛细血管网关闭,而动-静脉吻合支开放。③微循环灌流量严重减少,出现"少灌少流、灌少于流"现象,造成微循环缺血、缺氧。

2. 微循环变化的机制　交感神经兴奋和缩血管物质增多是微循环缺血缺氧的主要机制。①各种致休克原因可通过不同途径导致交感-肾上腺髓质系统强烈兴奋,使儿茶酚胺大量释放,去甲肾上腺素可刺激 α-受体,使心脑以外的小肌性血管痉挛收缩。肾上腺素可激活 β-受体,使微循环血管的动-静脉吻合支开放,从而导致流经真毛细血管的血流减少。②交感神经兴奋,儿茶酚胺增多及血容量减少均可引起肾缺血,使肾素-血管紧张素-醛固酮系统活性增强,产生大量的血管紧张素 Ⅱ,因其具有强烈的缩血管作用(比去甲肾上腺素强 10 倍),致使微血管强烈收缩,组织灌流量进一步降低,缺血缺氧加剧。③血容量减少,可反射性地使下丘脑分泌超生理剂量的抗利尿激素引起内脏小血管的收缩。④血栓素 A2、心肌抑制因子、内皮素、白三烯等缩血管活性物质生成、释放增多,均可促使小血管和微血管强烈收缩。

3. 本期的代偿意义　上述的内脏、皮肤小血管明显收缩,使组织处于严重的缺血缺氧状态,但对整体却有一定的调整作用和代偿意义。主要表现在以下几个方面(图9-2)。

(1)回心血量增加　①儿茶酚胺等缩血管物质大量释放,使血管收缩,血容量减少,尤其是被称为容量血管的小静脉、微静脉及毛细血管的收缩,从而使回心血量增加,肝、脾血窦的收缩也使回心血量增加,这种"自我输血"使机体有效循环血量得以补充。②组织液回吸收增加,由于后微动脉和毛细血管前括约肌对儿茶酚胺的敏感性比微静脉更高,收缩更明显,造成毛细血管前阻力大于后阻力,因而毛细血管内静水压下降,使得组织间液回流增加,血容量得以补充,起到"自我输液"的作用,故回心血量增多。③微循环中动-静脉吻合支的开放,虽然加剧了组织的缺氧,但却增加了静脉回流。④醛固酮与抗利尿激素分泌增多,可使肾小管对钠和水的重吸收增加,有助于补充血容量的不足。

(2)动脉血压维持正常　①回心血量增多,心室充盈量增加和交感-肾上腺髓质系统兴奋,均可使心率加快,心肌收缩力加强,导致心排出量增加。②小动脉、微动脉收缩,使外周总阻力增加,动脉血压得以维持在正常范围。

(3)血液重新分布,保证心脑血液供应　由于缩血管物质大量释放,腹腔内脏、皮肤、骨骼肌及肾的血管 α 受体密度高,对儿茶酚胺的敏感性较高,故血管强烈收缩,血液灌流锐减。但脑血管却无明显改变,血流基本正常,冠状动脉反而舒张,血流增加。这种不同组织器官的血管对儿茶酚胺反应的不一致性,使有限的血液资源得到重新分布。加之此期血压得以维持,即血液流入脏器的灌注压未下降,优先保证生命器官心、脑的血液供应。

4. 临床表现　本期患者因应激反应可出现烦躁、精神紧张。由于交感-肾上腺髓质系统兴奋表现为皮肤苍白、四肢厥冷、出冷汗、尿量减少但血压正常、脉压减少、心率加快等。而脉压的减小比血压下降更具有早期诊断意义。此期为休克的代偿期,应尽早消除休克病因,及时补充循环血量,解除微血管痉挛,休克很快扭转,否则病情可发展为休克期进展期。

休克代偿期微循环变化的代偿意义有哪些方面?

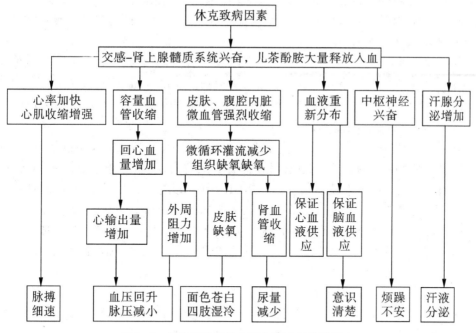

图9-2　休克代偿期的主要机制及其代偿意义

(二)休克进展期(休克中期或微循环淤血缺氧期)

休克进展期是休克的可逆性失代偿期,也称休克中期、微循环淤血期,主要病理生理学变化是组织淤血性缺氧和失代偿。表现为外周血管总阻力降低,动脉血压明显下降,使病情显著恶化。

1. 微循环变化特点　主要为微循环淤血。①随着休克代偿期的进一步发展,内脏微循环血管的自律运动首先消失,微动脉、后微动脉和毛细血管前括约肌对儿茶酚胺的敏感性明显降低而扩张。②微静脉及小静脉收缩,使毛细血管的后阻力大于前阻力,真毛细血管网大量开放,血流涌入。③微血管壁通透性增高,血浆外渗,血液浓缩,血流速度缓慢。④血液浓缩,微循环后阻力增加。此期微循环特点为"多灌少流,灌大于流",造成微循环血液淤滞,组织细胞严重淤血性缺氧。

2. 微循环淤血的机制

(1)酸中毒　微循环持续性缺血使组织缺氧而发生乳酸性酸中毒。由于微动脉和毛细血管前括约肌对酸性物质耐受性小,因而对儿茶酚胺反应性降低致使血管舒张,而微小静脉对 H^+ 耐受性强,故仍对儿茶酚胺产生反应而收缩。酸中毒还使毛细血管网大量开放,结果使微循环处于灌入大于流出而发生淤血。

(2)局部扩血管代谢物的作用　组织持续缺血、缺氧和酸中毒刺激肥大细胞释放组胺增多;同时 ATP 分解腺苷堆积;激肽系统激活使激肽类物质增多,此类舒张血管活性物质可引起小血管扩张和毛细血管的通透性升高。此外,细胞破坏释放 K^+ 增多, K^+ 外流使 Ca^{2+} 通道抑制 Ca^{2+} 内流减少,引起血管收缩性减弱。

(3)血液流变学的改变　血液流变学改变在休克期微循环淤血的发生发展中起着非常重要的作用。因毛细血管扩张,通透性升高,导致血浆外渗,血液浓缩,造成红细胞聚集,白细胞滚动,贴壁嵌塞,血小板黏附凝集,致使血液黏度增加,血流阻力增大,进一步加重微循环障碍。黏滞并激活的白细胞可释放氧自由基和溶酶体酶,导致血管内皮细胞和其他组织细胞损伤。

(4)内毒素的作用 革兰氏阴性菌感染释放的内毒素直接入血引起感染性休克;出血和创伤发生的非感染性休克可引起胃肠道功能紊乱、肠道菌群失调,可发生肠源性内毒素血症。内毒素和其他毒素可通过激活巨噬细胞,通过 NO 生成增多等途径引起血管扩张,导致持续性低血压。

3.失代偿性改变 ①由于内脏毛细血管血流淤滞,毛细血管流体静压升高及组胺、激肽和前列腺素的作用引起毛细血管通透性增高,不仅组织液进入毛细血管的"自身输液"停止,而且促使血浆渗出到组织间隙。②由于酸性代谢产物和溶酶体水解产物等的作用,大量的毛细血管开放及血管床容量增加,回心血量减少,"自身输血"停止。③回心血量减少和血压持续性下降使交感-肾上腺髓质系统更加兴奋,血液灌流量进一步下降,组织缺氧更加严重,形成恶性循环。由于血液浓缩,促使红细胞聚集,导致有效循环血量进一步减少。

4.临床表现 此期患者血压由基本正常到进行性下降、皮肤由苍白到发绀甚至花斑、神志由烦躁到淡漠、意识模糊、尿量由少尿到无尿、静脉塌陷、穿刺困难,是区别休克代偿期的鉴别点,也是休克加重而进入失代偿期的标志(图9-3)。

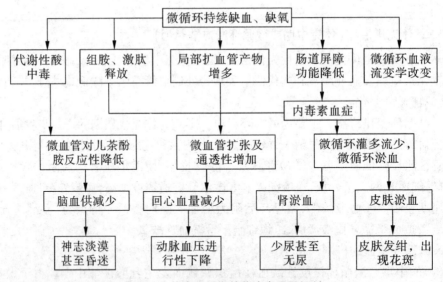

图9-3 休克进展期的临床表现及机制

休克中期,病情逐渐恶化,抢救的关键是疏通微循环,解除微循环淤血。如果本期仍未得到正确的治疗,则休克将转入晚期。

(三)休克难治期(休克晚期或微循环衰竭期)

休克难治期是休克发展的晚期阶段,亦称休克晚期、微循环衰竭期,主要病理生理学变化是微循环衰竭和DIC。

1.微循环变化特点 主要是微循环血管中广泛微血栓形成。微循环淤滞进一步加重,微血管麻痹、扩张,对血管活性物质不发生反应。微血管内大量纤维蛋白性血栓

休克难治期微循环变化的特点是什么?

形成,微循环血流停止,甚至出现毛细血管无复流现象,微循环处于"不灌不流"状态,组织严重缺氧。

2. 难治期的机制　由于血液进一步浓缩,血流速度缓慢,血液处于高凝状态;由于严重的缺血、缺氧、酸中毒、内毒素、应激反应等均可使血管内皮和组织细胞受损,激活凝血系统;血小板活化因子、TXA₂等促使血小板聚集,加速 DIC 形成;纤溶系统被激活,可溶性纤维蛋白多聚体及其裂解产物可封闭单核吞噬细胞系统功能,使来自肠道的内毒素不能充分被清除,进一步加重 DIC 的形成(图 9-4)。

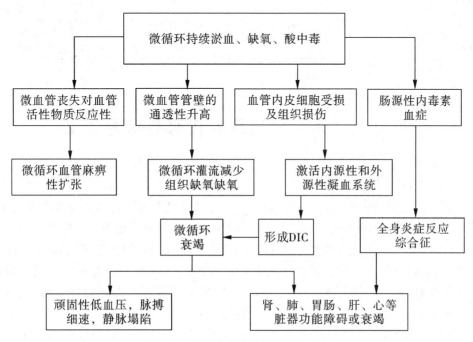

图 9-4　休克晚期的临床表现及机制

3. 微循环改变的后果　①血压显著下降,且给予升压药难以恢复;②无复流现象:由于白细胞嵌塞、血管内皮肿胀及微血管 DIC,即使大量补液输血,血压回升后,有时仍不能恢复毛细血管的血流,称为毛细血管无复流现象,这是休克难治的主要原因之一;③合并 DIC;④细胞损伤和器官功能障碍:由于微血栓形成加重组织缺血、缺氧和酸中毒,导致细胞受损和重要器官功能障碍,甚至多器官功能衰竭。

4. 临床表现　中心静脉压降低,浅表静脉严重萎陷,使静脉输液十分困难。心音低弱,脉搏细速甚至摸不到,患者血压显著下降,呼吸困难、表浅,不规则,少尿或无尿,合并 DIC,点状出血,患者嗜睡、意识障碍甚至昏迷。

休克各期的主要临床特点见表 9-1。

不是所有休克都依次经历上述三期变化。如低血容量性休克、心源性休克和部分感染性休克可从微循环缺血期开始,而过敏性休克多从淤血期开始,严重烧伤性休克可一开始即出现微循环衰竭期表现。

表 9-1　休克各期的主要临床特点

	休克代偿期	休克进展期	休克难治期
皮肤黏膜	面色苍白,四肢湿冷	发绀、花斑	瘀斑
血压	正常、骤降或略降、脉压变小	进行性下降	显著下降
脉搏	细速	细弱	极弱
尿量	减少	少尿、无尿	无尿
神志	清楚、烦躁不安	淡漠、昏迷	模糊、昏迷
其他			多器官功能障碍

第三节　休克时机体的代谢与功能变化

(一)细胞代谢障碍

1. 能量代谢障碍　休克时,微循环严重障碍可引起组织缺氧,细胞有氧氧化障碍,糖无氧酵解增强,乳酸生成增多,ATP 生成减少。ATP 生成不足致细胞膜钠泵活性降低,Na^+、K^+ 运转失调,使细胞内 Na^+ 升高,细胞外 K^+ 增高,导致细胞水肿和高钾血症。

2. 代谢性酸中毒　各种休克都伴有代谢性酸中毒,由于组织缺氧、糖酵解过程增强,乳酸生成增多超过肝脏代谢能力,加上肾功能障碍,使排酸保碱功能降低。酸性代谢产物不能及时清除代谢,均促进了酸中毒的发生。

休克时因细胞受损和代谢障碍,势必导致组织器官,尤其是肾、肺、心、脑等器官的功能障碍,这是造成休克难治的重要因素,也是休克患者死亡的常见原因。

(二)结构的损伤

休克时细胞的损伤是各器官功能衰竭的共同机制,而细胞的损伤首先表现在生物膜发生损害。而生物膜损伤最早表现为细胞膜和细胞器的通透性增高。

1. 细胞膜受损　缺氧、酸中毒、能量生成不足、内毒素、溶酶体酶的释放、氧自由基引起的脂质过氧化反应及炎症介质和细胞因子等均会造成细胞膜损伤、钠泵障碍,使细胞内 K^+ 逸出而细胞外 Na^+ 和水进入细胞内,引起细胞水肿和细胞器肿胀、细胞膜上多种酶的含量改变及功能障碍。

2. 线粒体受损　线粒体损伤最早表现为呼吸功能和 ATP 生成受抑制,后期发生线粒体致密结构和嵴消失,线粒体明显肿胀,钙盐沉积,最后崩解破坏。线粒体损伤后 ATP 进一步生成减少,导致细胞死亡。

3. 溶酶体损伤　缺氧、缺血和酸中毒致使溶酶体酶释放增加,甚至溶酶体膜破裂,引起细胞自溶、周围组织的消化、激活激肽系统,产生心肌抑制因子等毒性多肽。溶酶体的非酶性成分可引起肥大细胞脱颗粒释放组胺,增加毛细血管壁通透性和吸引白细胞。

上述三种变化最终导致细胞死亡。

（三）器官功能障碍

1. 肾功能的变化　肾是休克时最早受影响的器官,各型休克常伴发急性肾衰竭。休克初期,由于交感-肾上腺髓质系统强烈兴奋,导致肾血管收缩,使肾灌流量不足,可出现功能性肾衰竭,临床主要表现为少尿或无尿等,如能及时恢复有效循环血量可使休克逆转,肾功能可恢复正常;如休克持续进展,可因肾小管持续缺血缺氧或由于毒素作用而发生急性肾小管坏死,导致急性器质性肾衰竭,此时除表现为尿量明显减少外,并有明显的氮质血症、高钾血症和酸中毒,同时伴随着肾小管重吸收功能障碍,尿液不能浓缩,尿渗透压和尿比重降低。此时即使恢复肾血流量,也不能在短时间内恢复肾功能,要待上皮细胞再生后方能恢复,肾功能的严重障碍加重了内环境紊乱,使休克进一步恶化,成为休克患者死亡的主要原因。

2. 肺功能的变化　肺是休克时易受损的另一个器官。在休克早期,由于应激反应、呼吸中枢兴奋性增高,呼吸深快,使通气过度而表现低碳酸血症和呼吸性碱中毒等轻度呼吸功能障碍,但当休克严重时患者在肺微循环障碍的基础上出现明显的肺淤血、水肿、出血、局限性肺不张、微血栓形成和栓塞及肺泡腔内透明膜形成等病理改变,称为急性呼吸窘迫综合征,致使严重的肺泡通气与血流比例失调和弥散障碍,患者出现进行性低氧血症和呼吸困难致急性呼吸衰竭,是休克患者死亡的重要原因。

休克肺功能的
变化

3. 心功能障碍　除心源性休克伴有原发性心功能障碍外,其他类型休克的初期,心功能尚可维持在正常状态,但随着休克进展,可出现心功能降低,心排出量减少,甚至发生心力衰竭而促进病情迅速恶化。其主要机制:①休克时血压降低和心率加快引起的心舒张期缩短,使冠状动脉灌流量减少;②交感-肾上腺髓质系统兴奋,使心率加快,心肌收缩力加强,导致心肌耗氧量增加,加重心肌缺氧;③内啡肽对心血管功能的抑制作用;④心肌抑制因子使心肌收缩力减弱;⑤酸中毒对心肌舒缩功能的影响;⑥高钾血症可使心肌兴奋收缩耦联减弱;⑦心肌内DIC引起心肌缺血和出血;⑧内毒素及氧自由基对心肌的损害作用。

4. 脑功能障碍　休克早期,血液重新分配和自身调节,保证脑的血液供应。随着休克进展,动脉血压降低和DIC形成,导致脑内微循环障碍,脑组织缺血、缺氧和酸中毒,使脑细胞膜和微血管通透性升高,引起脑水肿及颅内压增高,脑皮质由兴奋转为抑制,表现为神志淡漠、意识模糊,甚至昏迷,发生脑疝而死亡。

5. 消化道和肝功能障碍　休克早期胃肠道及肝脏缺血缺氧,继而发生淤血、DIC及出血,使肠黏膜水肿,消化腺分泌减少,胃肠蠕动减弱,甚至黏膜糜烂,形成应激性溃疡。肠黏膜屏障功能减弱,肠道内细菌毒素经肠黏膜大量吸收入血,发生肠源性内毒素血症。

休克时由于肝脏缺血、缺氧或因肝内DIC引起肝功能障碍,从而导致:①肝细胞对乳酸的利用障碍而发生或加重酸中毒;②凝血因子合成减少而出现凝血功能障碍;③肝脏单核吞噬细胞系统功能低下,从肠道吸收入血的内毒素不能充分解毒而发生或加重内毒素血症。这些不利因素必然会加剧休克的发展。

6. 免疫系统功能障碍　免疫器官内巨噬细胞增生,中性粒细胞浸润,吞噬能力减弱、杀菌能力降低;淋巴细胞坏死、凋亡,分泌抗体减少,引起毒血症甚至败血症。

7. 多器官功能衰竭综合征　多器官功能衰竭综合征(multiple organ dysfunction syndrome,MODS)是指在严重创伤、感染等引发休克时,原本无器官功能障碍的患者在短时间内出现两个或两个以上的器官相继或同时发生功能衰竭,以致机体内环境的稳定必须靠临床干预才能维持的综合征。MODS 出现在休克的晚期,是常见的致死原因。衰竭的器官越多,病死率也越高。在各类休克中,感染性休克时 MODS 发生率最高。MODS 的发病机制甚为复杂,可能是多因素综合作用的结果,主要与机体的高代谢状态、全身炎症反应失控、促炎-抗炎介质平衡紊乱、器官微循环灌注障碍及缺血-再灌注损伤等有关。

第四节　常见休克类型的特点

(一)低血容量性休克

低血容量性休克在临床十分常见,常见于大失血、失液、严重创伤、大面积烧伤、严重腹泻、呕吐等所致血浆或其他液体丧失。低血容量性休克的发生,主要取决于循环血液的丧失量和速度及机体的代偿能力。

机体代偿主要通过即发的血管收缩和缓慢的"自身输液"两种方式。如果循环血液减少的量和速度未超过机体的代偿程度,机体无不良后果。一般 15 min 内的失血量少于全身血液的 10%,机体可通过代偿使平均动脉压及组织灌流量维持稳定。但若快速失血占全血量的 15% ~ 25%,尽管机体充分发挥代偿,仍不能维持平均动脉压和组织灌流量,随即出现休克的表现。当失血量超过全血的 45% ~ 50% 时,可致迅速死亡。因此,防止休克的发生、发展必须补足血容量。

低血容量性休克引起的继发性功能代谢改变可加重血流动力学障碍。其主要机制:①代谢性酸中毒,可降低血管平滑肌对儿茶酚胺的反应性,使血管收缩的代偿功能降低。②功能性细胞外液容量减少,使有效循环血量降低,加重组织灌流不足。功能性细胞外液减少的主要原因与休克时组织细胞缺氧,ATP 生产减少,细胞膜钠泵失灵,钠离子和水进入细胞内有关。患者出现典型的休克表现,如面色苍白,四肢湿冷,心动过速、脉压小,少尿,血压降低。因此,输入比预计失血量大 2 ~ 3 倍的平衡盐溶液,对恢复功能性细胞外液量,纠正细胞内、外液电解质浓度,降低血液黏度,改善微循环灌流有较好的效果。

创伤性休克和烧伤性休克虽属于低血容量性休克,但由于存在大量的组织损伤,其发生发展要比单纯失血性休克复杂得多。

(二)感染性休克

感染性休克是临床常见的休克类型,死亡率很高。感染性休克是指由细菌、病毒、真菌、立克次体等病原微生物感染所引起的休克,其中以革兰氏阴性菌感染最为常见。常见于细菌性痢疾、腹膜炎、流行性脑脊髓膜炎、大叶性肺炎等严重感染性疾病。

感染性休克的发病机制极为复杂,主要发病机制:①病原微生物及其毒素对组织细胞的直接损伤作用;②病原微生物及其释放的外毒素和内毒素,刺激单核吞噬细胞、肥大细胞、内皮细胞、中性粒细胞和淋巴细胞等,生成并激活多种内源性炎症介质,如 TNF、IL-1、IL-2、IL-6 等;③感染灶内氧自由基产生增多,导致花生四烯酸代谢产物 TXA_2、LTs、补体成分($C3a$、$C5a$)、活化的凝血因子、激肽等局部生物活性物质增多,引起血管舒缩反应障碍,微循环血流紊乱;④炎症介质通过对心血管和血液中细胞成分的影响,引起微循环障碍,导致休克发展的恶性循环。

(三)心源性休克

心源性休克是由于急性心泵功能障碍而导致的休克,常见于大面积心肌梗死、急性心包压塞、严重心律失常、弥漫性心肌炎、肺动脉栓塞及各种严重心脏病的晚期,均能严重影响心排出量而致心源性休克的发生。心源性休克的死亡率高达80%,其主要机制:①心泵功能衰竭;②多数患者由于应激反应和动脉充盈不足,使交感神经兴奋致使心脏后负荷加重,表现为低排高阻型休克;但少数患者由于心室容量增加,刺激心室壁压力感受器,反射性引起心血管运动中枢抑制,使外周阻力降低,而成为低排低阻型休克;③由于血压下降使冠状动脉血供不足,引起进行性心功能障碍;④心肌梗死所发生的组织细胞损伤可引起炎症介质的大量释放,加重心肌缺血和心功能障碍。

(四)过敏性休克

过敏性休克是指严重过敏反应引起的休克,常见原因是给具有变态反应体质的机体应用某些药物(如青霉素、普鲁卡因)和血清制剂(如破伤风抗毒素、白喉类毒素等)而引起的I型变态反应。主要机制:①变应原进入机体后,刺激机体产生一定量的IgE抗体,当同一种变应原再次进入机体时,变应原就可以和IgE抗体结合,从而激活肥大细胞和嗜碱性粒细胞,使之脱颗粒,释放出大量组胺、5-HT、白三烯、激肽等血管活性物质;②抗原与抗体在细胞表面结合,激活补体系统,进一步激活激肽系统,使其微静脉和小静脉收缩,大量血液淤积在微循环中,造成回心血量减少和动脉血压下降;③组胺还可以引起支气管平滑肌收缩,造成呼吸困难。过敏性休克发病非常迅速,治疗过程中如不及时使用缩血管药物,如肾上腺素等抢救,患者可在数秒至数分钟内死亡。

(五)神经源性休克

神经源性休克是指由于血管运动张力丧失,大量血管扩张所引起的休克,强烈的疼痛刺激、严重的脑损伤、缺血、深度麻醉、脊髓损伤、高位脊髓麻醉等都可以引起神经源性休克。在正常情况下,血管运动中枢不断发放冲动,沿传出的交感缩血管纤维到达全身小血管,使其维持一定的血管紧张度。当血管运动中枢发生抑制,或传出的交感缩血管纤维被阻断时,小血管就因紧张性丧失而扩张,结果使外周血管阻力降低,大量血液淤积在微循环中,回心血量急剧降低,血压下降引起神经源性休克。然而这种血压降低有时不需要治疗就可自愈,必要时可使用缩血管药物,预后较好。

第五节　休克防治的病理生理学基础

休克的防治应在去除病因的前提下采取综合治疗措施,以恢复生命器官的血液灌流和防止细胞损害为目的。以反复监测临床重要指标为治疗依据,最大限度地保护各器官系统功能。 如何防治休克?

1.防治原发病　去除休克的原始动因,如镇痛、输液、输血、止血、控制感染、防止和治疗败血症等。

2.改善微循环

（1）补充血容量　各种原因引起的休克均存在不同程度的血容量相对或绝对不足。除心源性休克外，补充血容量是提高心输出量和改善组织灌流的根本原则，输液原则是"需多少，补多少"。特别是低血容量性休克，补液量应大于失液量。补液要及时和尽早，充分扩充容量。扩容时必须量需而入，如果输液过多过快，可导致肺水肿。动态观察静脉充盈度、尿量、血压和心率等指标，同时监测中心静脉压以指导输液。

（2）应用血管活性药物　为提高微血管血液灌流，应在补充血容量和纠正酸中毒的基础上应用血管活性药物。一般早期宜选择舒张血管药物，以缓解微血管因过度代偿而出现的强烈收缩。休克后期可选用收缩血管药物，特别是对肌型小动脉或微静脉有选择性收缩作用，以防止容量血管过度扩张。而对于过敏性和神经源性休克，使用收缩血管药物是最佳选择。

3.纠正酸碱平衡紊乱　酸中毒会抑制心肌收缩，破坏生物膜，引起高钾血症，促进DIC形成，且直接影响血管活性药物的疗效，故必须及时纠正。

4.改善细胞代谢，防治细胞损伤　休克时细胞损伤有时是原发性的，有时是继发于微循环障碍。改善微循环是防止细胞损伤的措施之一。临床应用糖皮质激素治疗败血性休克有一定疗效。此外，还可用细胞膜稳定剂、能量合剂、自由基清除剂等保护细胞功能，防治细胞损伤。

5.改善和恢复重要器官的功能　应积极防治DIC和缺血-再灌注损伤，必要时可使用细胞保护剂、小分子抗氧化剂和自由基清除剂。如一旦发生MODS，除采取一般的治疗措施外，还应针对不同器官功能障碍采取不同的治疗措施。如出现急性心力衰竭，除减少和停止输液，还应及时强心、利尿，并适当减低心脏的前后负荷；如出现ARDS，则进行人工辅助呼吸，正压给氧，改善呼吸功能；如发生急性肾功能衰竭，应及早利尿、透析，以防止发生多器官功能衰竭。

问题分析与能力提升

患儿，女，6岁，发热、腹泻2 d。体格检查：T 39 ℃，呼吸深快，38 次/min，BP 90/72 mmHg，心率98 次/min，烦躁不安，出冷汗，尿少，腹痛，解灰白色胶状黏液样稀便，夹杂少许血丝，一日七八次。白细胞11.8×10⁹/L，多核50%，杆状核40%，淋巴细胞10%，大便镜检见多数脓球及红细胞，用丁胺卡那静脉滴注。入院第2天T 41.2 ℃，意识不清，皮肤发绀，呼吸表浅，47 次/min，心率120 次/min，BP 50/30 mmHg，血pH值7.332，少尿，250 mL/24 h。经治疗血压未见回升。第3天T 35.5 ℃，皮肤出现瘀斑，穿刺针孔不断渗血，鼻出血，呕出大量咖啡色液体，出现柏油样稀便，无尿，从导尿管导出血尿40 mL。急查血：白细胞4.8×10⁹/L，中性粒细胞67%，杆状4%，淋巴细胞29%；红细胞3.0×10¹²/L；血小板13×10⁹/L。凝血酶原时间3.5 min，纤维蛋白原1.5 μmol/L，FDP 250 μg/L。抢救治疗未见好转。血压测不到，昏迷，5 h后死亡。大便培养有痢疾杆菌生长。

思考：①本病的发展中出现了什么明显的病理过程？②发生了什么并发症？其发生的机制是什么？③主要观察哪些变化？意义是什么？

（洛阳职业技术学院　王玉霞）

第十章 缺血-再灌注损伤

学习目标

知识目标:①掌握再灌注损伤的概念与发生机制。②熟悉缺血-再灌注损伤的原因和条件。③了解缺血-再灌注损伤防治的病理生理学现象。

能力目标:进行"缺血-再灌注损伤"相关资料的收集、整理与分析;尝试根据资料探究机体在该种情况下发生的机制的病理生理变化,探讨缺血-再灌注损伤与人体健康的关系。

情感目标:通过学习,学生能够认识到缺血-再灌注损伤后机体所发生的病理生理变化,进一步探究和解决问题的可行性方案。

良好的血液循环需要机体组织器官正常代谢和功能的维持。当各种原因导致的局部组织以器官缺血缺氧时,细胞也发生不同程度的缺血性损伤。动物实验和临床观察发现,血液循环在一定条件下恢复灌注后,出现了部分动物或患者在细胞功能代谢障碍与结构破坏的基础上,缺氧症状进一步加重,我们将这种在血液再灌注后缺氧性损伤的症状进一步加重的现象称为缺血-再灌注损伤。

大量研究表明,通过定期观察低氧溶液灌注的组织器官或在缺氧的条件下培养的细胞反应状况,发现虽然恢复氧的供应,但组织与细胞的损伤未能正常恢复,反而加重,这一现象的出现认为是氧反常的体现;以同样的方法用无钙溶液灌流大鼠心脏,观察发现心肌细胞的缺血性损伤也是进一步加重,我们称之为钙反常。在缺血缺氧过程中,常因出现代谢性酸中毒而导致的细胞功能及代谢紊乱是引起缺血的重要原因。类似情况还会出现反常(pH 值反常),主要指在再灌注时迅速纠正缺血组织的酸中毒,其结果表现为加重缺血-再灌注损伤。

第一节 缺血-再灌注损伤的原因和诱因

(一)原因

缺血-再灌注损伤的发生原因多种多样,在组织器官缺血缺氧的基础上恢复血供

笔记栏

是造成损伤的必要条件。

1.休克时微循环的重新恢复血流,冠状动脉短暂的缺血缺氧及心搏骤停后心脑肺复苏等均可成为损伤的发生原因。

2.各种心脏外科体外循环术、器官移植及断肢再植等进一步加重了损伤的可能。另外,动脉搭桥术、溶栓疗法等血管的再通也是引起损伤的常见原因。

(二)诱因

并不是所有缺血的组织器官血流恢复后都发生缺血–再灌注损伤,但其发生发展和严重程度受到许多因素的影响,常见的原因如表10–1。

表10–1 影响缺血–再灌注损伤发生的因素

	促进因素	阻抑因素
缺血时间	适当	过长或过短
侧支循环	不易形成	容易形成
需氧程度	高	低
再灌注条件	高压、高温、高钠、高钙、高 pH 值	低压、低温、低钠、低钙、低 pH 值

1.缺血时间　缺血时间的长短与再灌注损伤的发生与否有一定的关联,缺血时间过短或过长都不易发生再灌注损伤。缺血较短时可以迅速恢复到正常状态;缺血较长时直接发生不可逆性损伤,甚至坏死。长期使用止血带(2～3 h)可引起组织坏死,若每隔40～60 min 松开止血带3～5 min,则可以避免组织的缺血坏死和再灌注损伤的发生。例如:大鼠若心肌缺血 2 min 以内或 20 min 以上再进行再灌注,一般不易发生再灌注损伤;狗若心肌缺血 15 min 以内或 40 min 以上,再灌注损伤不易发生,但这期间发生心肌再灌注损伤概率则可高达45%。

2.侧支循环　侧支循环丰富者,可缩短缺血时间和减轻缺血程度,不易发生再灌注损伤,如肺脏;氧需求量高的组织器官(如心、脑等)容易发生再灌注损伤;缺血前已经有严重疾病者(如冠状动脉病变、心肌肥厚等)容易发生心肌再灌注损伤。

3.再灌注条件　再灌注损伤的发生、发展与很多因素有关,低压、低温、低 pH 值、低钠、低钙溶液灌流有助于减轻组织器官的再灌注损伤。反之,可诱发或加重再灌注损伤。

第二节　缺血–再灌注损伤的发生机制

(一)自由基的作用

自由基是指在外层电子轨道上,单个不配对电子的原子、原子团或分子的总称,又称为游离基,如氯自由基(Cl·)、羟自由基(OH·)、甲基自由基(CH₃·)等。自由基的种类主要包括非脂性自由基和脂性自由基,其中非脂性自由基主要以氧自由基为多见。

1. 自由基的概念及分类

（1）氧自由基   属于非脂性氧自由基，为氧衍生的自由基，属于活性氧的一种，包括超氧阴离子和羟自由基两大类。

例如：从 H_2O_2 造成细胞氧化应激的主要机制可以看出，H_2O_2 本身并不是自由基，是一种活性氧。H_2O_2 在 Fe^{2+} 或 Cu^{2+} 的作用下可生成 OH· 或者通过 H_2O_2 的均裂产生 OH·，这是单线态氧也不是自由基，而是激发态的分子氧，也属于活性氧的范畴。

（2）脂性自由基   指氧自由基与多价不饱和脂肪酸作用后生成的中间代谢产物，如烷自由基、烷过氧自由基等。

2. 缺血-再灌注时氧自由基生成增多的机制

（1）黄嘌呤氧化酶形成增多   毛细血管内皮细胞内存在黄嘌呤氧化酶（xanthine oxidase，XO）及其前身黄嘌呤脱氢酶（xanthine dehydrogenase，XD）。通常情况下 XD 占 90%，XO 只占 10%。当组织处于缺血缺氧状态下，ATP 生成减少，膜泵失灵，进入细胞内的钙离子增多，激活钙依赖性蛋白酶，XD 可转变为 XO。缺血缺氧进一步存在时，ATP 依次分解为 ADP、AMP、腺苷、肌苷和次黄嘌呤，此时的次黄嘌呤自身不能代谢生成黄嘌呤，导致 XO 底物堆积。缺血组织因再灌注时重新得到氧，大量蓄积的次黄嘌呤在 XO 的作用下形成黄嘌呤，继而又进一步催化黄嘌呤转化为尿酸，这两步反应的特点均为以分子氧作为电子受体，最终产生大量的 O_2· 和 H_2O_2，二者在金属铁参与下，形成 OH·。

（2）中性粒细胞的呼吸爆发   中性粒细胞在吞噬活动增加时被激活，耗氧量显著增加，产生大量氧自由基，称为呼吸爆发（respiratory burst）或氧爆发（oxygen burst），该种情况的发生可显著损伤组织细胞。

（3）线粒体功能受损   缺血、缺氧情况下，ATP 生成减少，进入线粒体的钙离子增多，进一步加重线粒体功能损害，细胞色素氧化酶系统功能失调。

（4）儿茶酚胺自身氧化途径   各种缺血、缺氧等应激性刺激均可使交感肾上腺髓质系统兴奋而产生大量的儿茶酚胺。儿茶酚胺的作用一方面表现为重要的代偿调节作用，同时在单胺氧化酶的作用下，通过自由氧可产生大量的自由基。

3. 氧自由基引起缺血-再灌注损伤的机制   氧自由基极为活跃，可与膜磷脂、蛋白质、核酸等细胞成分发生相应反应，从而导致细胞的结构受损、功能与代谢异常。

自由基如何造成机体损伤？

（1）膜脂质过氧化   通过破坏膜，使膜磷脂减少，膜胆固醇和胆固醇、磷酸比值增加、膜的组分改变使其流动性降低，新的离子通道的形成等机制导致膜脂质过氧化程度加深。膜脂质和蛋白质之间、蛋白质和蛋白质之间促进"脂质三联体"（lipid triad）形成。另外，膜脂质过氧化、磷脂酶活化及脂肪酸和溶血磷脂的"去污剂"作用加速了膜脂质过氧化，使细胞内 Ca^{2+} 含量增加，促进磷脂酶活化。磷脂酶活化水解膜磷脂引起细胞膜的损伤。自由基可减少 ATP 生成，导致线粒体的功能减退，加重细胞的能量代谢障碍。

（2）抑制蛋白质的损伤作用   自由基可引起蛋氨酸、酪氨酸、色氨酸等蛋白质的交联、聚合和肽链的断裂、变性，也可使蛋白质与脂质结合形成聚合物（如酶、受体、膜离子通道蛋白等）功能丧失。

（3）破坏核酸的作用   自由基可作用于 DNA，使 DNA 键断裂，与碱基发生加成反应造成对碱基的修饰，引起染色体的结构和功能断裂。

（4）破坏细胞外基质　自由基可使透明质酸酶降解,细胞外基质中的胶原蛋白发生交联,从而使基质变得疏松,弹性降低。

（二）钙超载

各种原因引起的细胞内钙含量明显增多并导致细胞结构损伤和功能代谢障碍的现象称为钙超载。

1. 细胞内钙超载的发生机制

（1）Na^+/Ca^{2+} 交换增加　生理条件下,Na^+/Ca^{2+} 交换蛋白将细胞内 Ca^{2+} 运出细胞,其作用为与细胞膜钙泵共同维持心肌细胞在静息状态下的低钙浓度。通常以 Na^+/Ca^{2+} 交换蛋白中的 3 个 Na^+ 交换 1 个 Ca^{2+} 来面对细胞内外 Na^+、Ca^{2+} 进行的双相转运现象。其活性的调节主要受跨膜 Na^+ 浓度的影响。

（2）生物膜损伤　生理情况下,细胞膜外板和糖被膜由 Ca^{2+} 紧密联结在一起。当 Ca^{2+} 反常时细胞糖被膜受损;心肌缺血缺氧时交感-肾上腺髓质系统兴奋,儿茶酚胺含量增加,从而产生大量氧自由基而加重细胞膜的损伤。自由基的增加和膜磷脂分解增强可造成肌浆网膜损伤,钙泵功能受到抑制,线粒体的损伤会抑制氧化磷酸化过程,ATP 生成减少,钙泵能量供应不足,加速钙超载的发生。

2. 钙超载引起缺血-再灌注损伤的机制

（1）线粒体功能障碍　再灌注后,胞质中 Ca^{2+} 浓度增多,可刺激线粒体和肌浆网的钙泵摄取钙,使胞质中的 Ca^{2+} 向线粒体和肌浆网中转移。细胞内钙增多消耗大量 ATP,线粒体内的 Ca^{2+} 离子与含磷酸根的化合物反应形成磷酸钙,使能量代谢障碍。

（2）激活 Ca^{2+} 依赖性降解酶　细胞内的 Ca^{2+} 超载可激活多种磷脂酶,膜磷脂分解使细胞膜及细胞器膜受到损伤。膜磷脂的降解产物花生四烯酸、溶血磷脂等增多,使膜的通透性增加,加重细胞的功能紊乱。

（3）促进氧自由基形成　钙超载使钙依赖性蛋白水解酶活性增高,XD 向 XO 转变,使自由基生成增多。

（4）破坏心肌结构　钙超载引起肌纤维过度收缩、断裂,生物膜机械损伤,细胞骨架破坏,心肌梗死面积扩大。其发生机制:①缺血-再灌注使缺血的细胞再次获得了能量供应,高浓度 Ca^{2+} 使肌原纤维发生过度收缩,从而损伤了细胞骨架结构,引起心肌纤维断裂;②再灌注时,H^+ 迅速移出,进一步减轻或消除了 H^+ 对心肌收缩的抑制作用。

（三）白细胞的作用

1. 缺血-再灌注时白细胞聚集的机制　组织缺血细胞膜受损,膜磷脂降解,引起大量白细胞进入组织或吸附于血管内皮上。白细胞本身也释放具有趋化作用的炎症介质,从而使微循环中白细胞进一步增多。黏附分子（adhesion molecule）主要是指由在细胞合成的、可促进细胞与细胞之间、细胞与细胞外基质之间发生黏附的一大类分子的总称。应用特异性的黏附分子抗体可显著减少白细胞的黏附和渗出,并可改善缺血-再灌注时引起的组织损伤。

2. 白细胞介导组织缺血-再灌注损伤的机制

（1）阻塞毛细血管　白细胞黏附是微血管阻塞的主要原因,缺血和再灌注早期,白细胞黏附于内皮细胞上,造成毛细血管阻塞,同时,红细胞解聚与内皮细胞黏附分离

试述钙超载引起缺血-再灌注损伤的机制。

较容易。血管发生阻塞时,平均氧弥散的距离增加,局部氧分压可降低到零,加速了细胞功能代谢的障碍。此外,块状阻塞较大的血管可见到无复流现象,是指缺血-再灌注时,不能使部分或全部缺血组织出现血液灌流的现象。

造成该种现象的原因主要有缺血时间的长短、缺血程度、梗死灶大小等。其机制可能为:①血管受损及中性粒细胞栓塞;②血小板、红细胞等血栓堵塞微血管;③细胞的缺氧等原因挤压微血管。以上几点中,中性粒细胞引起的毛细血管栓塞可能是主要原因。

(2)产生自由基　白细胞一旦与内皮细胞结合,就能产生多种自由基,如活性氧、卤氧化合物等,激发细胞膜的脂质过氧化,产生氧自由基和羟自由基。

(3)细胞损伤　再灌注损伤时,可分解膜磷脂产生花生四烯酸,导致瀑布效应,进而产生许多血管活性物质,如白三烯、血小板激活因子等,使血管收缩,通透性增加。

(4)收缩血管　激活的内皮细胞和白细胞能够释放大量的缩血管物质。

(四)能量代谢障碍

一些研究表明,心肌短时间缺血后,发生的损伤是可逆的,如果此时得到血液再灌注,细胞不至于死亡,但心肌收缩功能却不能很快恢复,说明心肌能量代谢障碍。

通过实验进一步观察发现,再灌注时心肌的高能磷酸化合物明显缺乏。说明缺血及再灌注损伤的心肌有氧代谢障碍,高能磷酸化合物缺乏,影响了心功能的恢复。

再灌注时高能磷酸化合物缺乏和总腺苷酸水平减少的原因如下:

1.线粒体受损　因缺血缺氧,线粒体产生氧自由基增多,再灌注时组织产生自由基也增多。二者均使线粒体膜发生脂质过氧化,使线粒体结构和功能受损,表现为利用氧能力障碍,同时合成 ATP 减少。

2.ATP 的前身物质减少　ATP 的前身物质包括腺苷、肌苷、次黄嘌呤等,在再灌注时被血流冲洗出去,使总腺苷酸水平下降。因此,如在再灌注液中补充肌苷或谷氨酸等可促进 ATP 的合成及心功能的恢复。

ET 促进心脏缺血-再灌注损伤的机制与心肌膜上 ET 受体上调、促进胞内钙超载、多形核白细胞聚集、黏附、氧自由基释放及内皮细胞自稳态失衡有关。心肌缺血-再灌注时,可引起心肌细胞膜上 ET 结合点密度增加。ET 可通过蛋白-IP3 途径导致胞内 Ca^{2+} 浓度的增高,胞内 Ca^{2+} 浓度增高,既可导致冠状动脉强烈收缩,又能激活磷脂酶,使膜磷脂降解,损伤细胞膜。ET 具有明显地促进多形核白细胞聚集和黏附的作用,其机制在于 ET-1 能促进 PMN 表面黏附分子 CD11/CD18 的表达,这种作用可被抗 CD18 抗体 ISI/18 阻断。

第三节　重要脏器缺血-再灌注损伤时
功能代谢和形态的变化

(一)心肌缺血-再灌注损伤

1.再灌注损伤的发病机制　再灌注损伤时,激活了心肌兴奋收缩耦联过程,使肌原纤维挛缩,加速能量的消耗,肌纤维膜破裂,沉积于线粒体的 Ca^{2+} 功能受损,使 ATP

生成障碍,钙依赖性酶,使细胞膜进一步损伤,Ca^{2+}能促进血小板黏附、聚集及释放,加速和促进了血栓的形成。

2.再灌注对心肌电活动的影响　心肌细胞急性缺血时,心电图上表现为 ST 段抬高,R 波振幅增加。再灌注时 R 波振幅迅速降低,ST 段高度恢复到原水平,Q 波很快出现的电生理改变为静息电位降低,动作电位上升的速度变慢,时值缩短,兴奋性和传导性均降低,从而出现再灌注性心律失常。心肌缺血后对激动的传导时间延长,自律性增强,为心律失常创造了条件。心脏再灌注后由窦性心律转变为心室颤动,或由室性心动过速转变为心室颤动,均是规律、迅速、反复的室性异位活动的结果。

3.再灌注对心功能的影响　短期缺血后再灌注,心功能可得到恢复,因此缺血早期,短期恢复灌注时心肌收缩功能能够迅速恢复,若较长一段时间内(数天到数周)持续缺血,可表现为心肌收缩功能低下,甚至处于无功能状态,称为心肌顿抑。心肌顿抑是缺血-再灌注损伤的表现形式之一,其发病机制可能与自由基爆发性生成和钙超载有关。

4.再灌注对心肌代谢的影响　短时间的缺血-再灌注,心肌代谢可迅速改善并恢复正常,但较长时间缺血后再灌注反而使心肌代谢障碍加重,ATP/ADP 的比值进一步降低,线粒体不再对 ADP 反应,自由基和钙超载等对线粒体的损伤使心肌能量合成减少,ADP、AMP 等物质含量比缺血期降低,造成合成高能磷酸化合物的底物不足。

5.再灌注对心肌超微结构的影响　缺血-再灌注损伤时,可见超微结构的细胞水肿、细胞膜损伤,细胞挛缩,线粒体内 Ca^{2+} 大量沉积,形成致密颗粒,肌原纤维断裂,节段性溶解和收缩带形成。再灌注也可使毛细血管内皮细胞肿胀,胞质的突起物伸向管腔,引起管腔变窄,甚至阻塞,同时在微循环中血小板、白细胞聚集、阻塞。上述变化使心肌恢复灌流后,心肌得不到血液供应,出现无复流现象。

(二)脑缺血-再灌注损伤

1.对代谢的影响

(1)代谢障碍　缺血时细胞内 ATP、CP 产生严重减少,直接影响 Na^+ 泵、Ca^{2+} 泵的功能。再灌注时,产生的氧自由基加重了膜损伤,使整个细胞与细胞内细胞器都发生肿胀,影响了各种细胞器功能的发挥。

(2)细胞内酸中毒　糖酵解在缺血时作用增强,产生大量的乳酸,造成更严重的组织损伤。

(3)钙稳态破坏　钙超载能触发下列反应:①突触前兴奋性氨基酸,引起受体依赖性通道中 N 型钙通道释放,在兴奋性氨基酸的作用下,受体兴奋可引起受体依赖的 Ca^{2+} 内流。②激活磷脂酶 A_2,引起膜磷脂降解,再灌注后,花生四烯酸代谢增强,氧自由基的作用启动膜脂质过氧化,从而形成脂性自由基,并进一步促进钙受体通道兴奋性氨基酸的释放。③激活的蛋白酶与核酸内切酶,使神经元降解,细胞骨架破坏。④突触前膜和后膜蛋白质过度磷酸化,线粒体滞留钙作用降低,神经末梢去极化,Ca^{2+} 大量内流,线粒体 Ca^{2+} 浓度缓慢增高,最终导致神经元迟发性死亡。

(4)铁依赖性脂质过氧化　在脑缺血期,Fe^{2+} 从铁池中释出,引起脂质过氧化,使细胞受损。

2.对脑功能的影响　脑缺血-再灌注造成脑功能严重受损。脑细胞生物电发生改变,出现病理性慢波,缺血一定时间后再灌注,慢波持续并加重。兴奋性氨基酸(谷氨酸和天门冬氨酸)因缺血-再灌注时间延长而逐渐降低,抑制性氨基酸(丙氨酸、γ-氨基丁酸、牛磺酸和甘氨酸等)在缺血-再灌注早期明显升高。因此,缺血-再灌注损伤时间越长,兴奋性递质的含量就越低,脑组织超微结构改变越明显。

3.对超微结构的影响　线粒体肿胀,并可见线粒体嵴断裂、核染色质凝集、内质网高度肿胀,此时结构明显破坏,周围间隙增大并有淡红色水肿液,血管内由微血栓、髓鞘分层变性,呈现不可逆性损伤。

(三)肺缺血-再灌注损伤

1.对代谢的影响　肺缺血-再灌注后,ATP生成明显下降,ATP/ADP比值降低,糖原含量下降与乳酸堆积,DNA合成降低。

2.对肺功能的影响　再灌注后可造成肺动脉高压,出现非心源性肺水肿,肺淋巴回流增加,造成低氧血症,肺的顺应性降低,造成急性呼吸衰竭。

3.超微结构改变　与脑缺血出现相同的表现,线粒体肿胀、嵴消失,内质网扩张。在肺泡表面,一方面Ⅱ型细胞的板层体消失,内皮细胞和基底膜肿胀;另一方面Ⅰ型上皮细胞肿胀,在出血区毛细血管肺泡呼吸膜严重破坏,有严重的不可逆性细胞损伤。

(四)肠缺血-再灌注损伤

肠缺血时不仅引起消化道局部的组织损害,还可导致肠内的细菌和毒素移位到体循环。液体通过毛细血管滤出形成水肿。再灌注后,肠道内毛细血管通透性更加升高,肠缺血-再灌注损伤的特征表现为肠黏膜损伤、广泛的上皮与绒毛分离,上皮坏死,固有层破损,出血及溃疡形成。

(五)其他器官缺血-再灌注损伤的变化

肾缺血-再灌注时,肾功能严重受损,血清中肌酐含量明显增加。肾组织损伤更明显,表现为线粒体高度肿胀、变形、嵴减少及排列紊乱,甚至线粒体崩解,空泡形成等,最为严重的表现为急性肾小管坏死。

与此同时,骨骼肌缺血-再灌注可导致肌肉的微血管和细胞损伤,自由基增多,脂质过氧化增强。

第四节　缺血-再灌注损伤的防治原则

1.尽早恢复血流　消除缺血原因,尽早恢复血流。针对缺血原因,采取有效措施,尽可能在灌注损伤发生缺血时间以前恢复血流,减轻缺血性损伤,避免严重的再灌注损伤。

2.采用低压、低流、低温再灌注　控制再灌条件主要采用适当低温、低压、低流、低钙、低钠及高钾液灌注,可减轻再灌注损伤。

3.清除自由基　应用低分子清除剂(如维生素E、维生素C、GSH及NADPH等)和酶性清除剂(如SOD、CAT、过氧化物酶等)。

4.防治Ca^{2+}超负荷　减轻钙超载的方法主要为在再灌注前即刻使用钙通道阻滞剂,可减轻损伤时细胞内钙超载和维持细胞的钙稳态。

5.拮抗白细胞的作用。

6. 补充能量及促进能量合成　改善缺血组织的代谢,在缺血组织有氧代谢低下,糖酵解过程增强,可补充糖酵解底物以保护缺血组织。

7. 其他　缺血预处理对缺血-再灌注损伤脏器有一定的保护作用。

问题分析与能力提升

患者,男,55岁,因"胸闷、大汗1小时"急诊入院。体格检查:BP 65/40 mmHg,意识淡漠,心率37次/min,律齐。既往有高血压病史10年,否认冠心病病史,心电图示Ⅲ度房室传导阻滞。给予阿托品、多巴胺、低分子右旋糖酐等进行扩冠治疗。入院上午10时用尿激酶静脉溶栓。10时40分出现阵发性心室颤动,立即给予除颤,共除颤7次,同时给予利多卡因、小剂量异丙肾上腺素后心律转为窦性,血压平稳,意识清楚。冠状动脉造影证实:右冠状动脉上段85%狭窄,中段78%狭窄。

思考:为什么该患者在溶栓后出现严重的心律失常?

（黄河科技学院　徐　凯）

第十一章

心力衰竭

学习目标

知识目标：掌握心力衰竭的概念、病因、分类及防治原则；阐述心功能不全时的代谢与功能的变化。

能力目标：进行"心功能不全的代偿方式与意义"的相关资料的收集、整理与分析；尝试根据相关资料，探究心力衰竭的发生机制和病理生理学基础；探讨心力衰竭的防治特点。

情感目标：通过学习相关知识，学生能够认识到心力衰竭在病理生理学中的重要性；在今后的学习过程中能够早期认识到问题的严重性；探讨可行的进一步解决方案。

在各种损伤心脏因素作用下，心功能将受到不同程度的影响，常表现为"心功能不全"。其心功能不全的发生与发展是由轻到重的全过程。心功能不全包括代偿阶段和失代偿阶段，心力衰竭属于失代偿阶段。疾病早期，机体能够通过代偿机制及心外的代偿措施使心脏本身满足代谢的需要，可使机体的生命活动处于相对恒定状态，此时的患者可无明显的临床症状和体征，此为心功能不全的代偿阶段。心力衰竭一般属于失代偿阶段，是指在心功能不全的晚期，患者已经表现出明显的心力衰竭症状和体征。

心力衰竭

通常情况下，心力衰竭是指在多种致病因素作用下，心脏泵血功能发生相应变化，心脏的收缩和（或）舒张功能发生障碍，不能满足机体代谢需要，导致心输出量绝对减少或相对不足，最终不能满足机体的组织细胞代谢需要，患者具有明显的临床症状和体征的病理过程。另外，原发性心肌肌原纤维功能障碍也可导致心力衰竭。例如，急性心肌梗死时，心肌细胞发生部分坏死致使心肌的有效收缩蛋白含量持续减少，引起心肌收缩力原发性降低。因此，心肌衰竭属于心力衰竭的一种类型。高血压时心脏处于后负荷长期增加而发生的代偿性肥大，最后可转向失代偿后的心力衰竭，此时的心脏泵功能衰竭是继发的。

若心力衰竭呈慢性经过，伴有血容量和组织间液增多，出现静脉淤血和水肿时称为充血性心力衰竭。由此可见，心功能不全和心力衰竭是一致的，仅仅在病变的严重程度上有所区别,在实际工作中二者往往是通用的。

第一节　心力衰竭的病因、诱因和分类

(一)心力衰竭的病因

心力衰竭时心输出量绝对减少或相对不足。临床上心输出量的多少通常与心肌收缩性的强弱、前后负荷的高低及心率的快慢等密切相关。因此,凡是在机制上能够减弱心肌收缩性、使心脏负荷过度和引起心率显著加快的因素都有可能导致心力衰竭的发生。

1.原发性心肌舒缩功能障碍

(1)原发性弥漫性心肌病变　发生病毒性心肌炎、心肌病、心肌梗死时,心肌结构的完整性遭到破坏,导致心肌收缩的物质基础发生损害,故心肌的收缩性减弱。由此可见,出现心力衰竭的关键取决于心肌病变的程度、速度和范围。病变轻、范围小或发展缓慢时,可通过机体进行代偿,患者可长期处于心功能不全的代偿阶段;病变重、范围广、发展迅速时,可导致急性心力衰竭。

(2)心肌代谢障碍　心脏维持正常的泵血功能,必须要有充足的 ATP 供应。ATP 主要依赖于底物的有氧氧化。当冠状动脉出现粥样硬化、重度贫血及心肌肥大时,心肌因长期供血绝对减少或相对不足而缺氧,心肌能量代谢出现生成障碍,进而导致心肌收缩性逐渐减弱,以致引起心力衰竭。另外,当体内维生素 B_1(丙酮酸脱羧酶的辅酶)含量不足时,ATP 生成也会减少。此外,如果同时伴有能量利用障碍,则更易发生心力衰竭。

2.心脏负荷过度　心脏长期负荷过度工作会发生适应性改变,以维持相对正常的心输出量,但最终会导致心肌舒缩功能降低。负荷分压力负荷和容量负荷。

(1)压力负荷过度　压力负荷又称后负荷,指收缩期血液对心室壁产生的张力,表现为心脏收缩时所承受的后方阻力负荷。左心出现压力负荷过重时,主动脉压一般增高,临床见于高血压、主动脉缩窄或主动脉瓣狭窄等;右心压力负荷过度时,肺动脉压往往会升高,临床见于肺动脉高压、肺动脉狭窄等。压力负荷过度的心脏,往往要经历代偿性肥大和失代偿性肥大两个阶段,最后转向心力衰竭。

(2)容量负荷过度　容量负荷又称前负荷,通常是指心肌收缩前所承受的负荷,相当于心腔舒张末期心室的容积。一般以左心室舒张末期压力的大小来衡量心室容量负荷的高低。心室容量负荷的大小取决于心肌纤维收缩的初长度。容量负荷过度常见于二尖瓣或主动脉瓣关闭不全时,左心室容量负荷过度;三尖瓣或肺动脉瓣关闭不全时可见于右心室容量负荷过度。心脏对容量负荷过度较对压力负荷过度的适应代偿能力大,故发生心力衰竭的时间较晚。

(二)心力衰竭的诱因

慢性心功能不全的患者往往会通过机体的多种代偿措施,使心功能维持在相对正常状态,从而不表现出明显的心力衰竭症状与体征。但是,在某些因素作用下,心脏负

 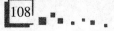

荷可进一步加重,进而发生心力衰竭。这些致损伤的因素能够因适应的变化而增强基本病因的作用,促进心力衰竭的发生,即称为诱因。

1.感染　全身感染可通过多种途径加重心脏的前后负荷,从而诱发心力衰竭,常表现为:①发热时,代谢增加,心脏负荷加重;②心率加快时,心肌耗氧加剧,缩短舒张期降低冠状动脉血液灌流量,减少心肌供血供氧;③内毒素直接损伤心肌细胞。

2.酸碱平衡及电解质代谢紊乱　酸中毒和高钾血症可直接或间接影响心肌舒缩功能,同时造成心律失常,诱发心力衰竭的发生。

3.心律失常　心力衰竭的常见诱因为心房颤动、室性心动过速、心室颤动等快速型心律失常。其诱发主要机制:①房室协调性紊乱时,心室充盈不足,射血功能障碍;②舒张期缩短时,冠状动脉血流不足,心肌出现缺血缺氧;③心率加快时,耗氧量增加,缺氧加剧。心律失常既是心力衰竭的基本病因,又可使心功能不全患者转向失代偿,进而发生心力衰竭。

4.妊娠与分娩　孕妇在妊娠期间,全身的总循环血容量可增加20%以上,同时心率加快、心输出量增多使心脏负荷加重;在分娩时,精神高度紧张等因素存在的条件下,兴奋交感-肾上腺髓质系统,不仅增加了静脉回心血量、加剧心脏前负荷,也使外周阻力血管收缩、加剧了心脏的后负荷,导致耗氧增多及冠状动脉血流不足,从而引发心力衰竭。

5.其他　过度劳累、情绪激动、输液输血过多过快、贫血等均可诱发心力衰竭的发生与发展。

(三)心力衰竭的分类

1.按照病情的严重程度分类　①轻度:完全代偿,一般无明显的心力衰竭症状、体征,心功能一级或二级。②中度:体力活动时,心力衰竭的症状、体征明显,休息后好转,心功能三级。③重度:完全失代偿,患者在静息状态下即表现出明显的心力衰竭症状和体征,心功能四级。

2.按照心力衰竭的发病部位分类

(1)左心衰竭　左心室受损或负荷过度时可导致搏出功能障碍,心输出量降低,肺循环淤血甚至发生肺水肿,常见于高血压、冠心病、二尖瓣关闭不全等。

(2)右心衰竭　右心室搏出功能障碍时,心输出量降低,导致体循环淤血和静脉压升高,并常伴有下肢水肿和全身性水肿,常见于肺动脉高压、肺心病、二尖瓣狭窄、慢阻肺等,常继发于左心衰竭。

(3)全心衰竭　也可继发于一侧,风心病、重度贫血等疾病常累及左右心而引起全心衰竭。左心衰竭时,肺静脉压增高,右心后负荷因肺动脉压的继发性增高而增大;右心衰竭时,肺循环的血流量减少,左心不能充盈、冠状动脉血流减少、左心受损。

3.根据心力衰竭的发生速度分类

(1)急性心力衰竭　发病急,发展迅速,机体代偿常来不及动员,心输出量在短时间内急剧减少,动脉血压进行性降低,常导致心源性休克。急性心力衰竭常见于急性大面积心肌梗死、严重心肌炎等。

(2)慢性心力衰竭　发病缓慢,病程较长,临床常见。常见于高血压病、心脏瓣膜病、肺动脉高压等。临床常可表现为充血性心力衰竭。

笔记栏

4.根据心输出量的高低分类

（1）低心输出量性心力衰竭　冠心病、高血压病、心肌病、心脏瓣膜病等患者，心输出量绝对减少，基础状态下明显低于正常水平。

（2）高心输出量性心力衰竭　发生心力衰竭时，心输出量可稍高于正常水平，但比心力衰竭发生前有所降低。常继发于代谢增高或心脏后负荷降低的疾病，高心输出量性心力衰竭患者心肌能量供应相对不足，导致心泵功能降低，心输出量下降，组织需氧量增高，因此心输出量相对不足。

第二节　心力衰竭时机体的代偿反应

心脏衰竭时的代偿反应是指机体在心力衰竭发生时，为了防止心输出量进一步减少所采取的必要措施，代偿反应的强度与心力衰竭是否发生、发生速度及严重程度有密切关联。心功能不全的早期为完全代偿期，而到了晚期可表现为心力衰竭，表现为失代偿状态。发生急性心力衰竭时，机体的代偿反应不能及时动员，患者常在短时间内表现出严重的心力衰竭症状和体征；慢性心力衰竭时，心脏和心外代偿、失代偿的持续时间可长达数年甚至更久，在这期间足够维持相对正常的生命活动。通过心脏的代偿作用，心输出量尚可满足机体的代谢需要，心力衰竭的症状和体征在患者机体未明显表现，此为完全代偿；若患者有轻度的心力衰竭表现，心输出量仅能满足机体在静息状态下的代谢需要，称为不完全代偿；严重时，患者有明显的心力衰竭症状和体征，心输出量甚至不能满足机体在静息状态下的代谢需要，此为失代偿，是心功能不全的最后阶段。

（一）心脏本身的代偿

心脏本身的代偿有哪些？

功能代偿与结构代偿均为心脏本身的代偿方式，其中功能代偿主要包括心率加快和心脏紧张源性扩张，结构代偿主要表现为心肌肥大。前者可以在短时间内被迅速动员，后者是主要的代偿方式，主要发生在心脏长期负荷过度时。心肌肥大分为向心性肥大和离心性肥大。心肌肥大主要是心肌细胞体积增大的结果，导致整个心脏重量增加。心肌肥大时的代偿作用有一定的局限性。

1.心率加快　主要由于心输出量减少，动脉血压下降，心室舒张末期容量的增加，刺激心血管感受器反射性引起交感神经兴奋和儿茶酚胺释放增加。其意义在于提高每分心输出量，增加冠状动脉血流量（表11-1）。

2.紧张源性扩张　主要是指心排出量减少时，舒张末期心腔容量负荷增加，随着肌纤维的拉长，心肌收缩力增加从而使心输出量增加（表11-1）。

3.心肌肥大　心肌肥大是心脏长期负荷过度时的一种慢性代偿方式，其代偿作用主要体现在单位重量肥大的心肌舒缩性降低与心室壁增厚时降低了室壁单位重量心肌的张力（表11-2）。

表 11-1　心率加快与紧张源性扩张的鉴别

项目	心率加快	紧张源性扩张
机制	①压力感受器效应:心输出量减少导致动脉血压下降,主动脉弓和颈动脉窦压力的压力感受器传入冲动减少,致使心脏迷走神经紧张性减弱,交感神经紧张性增强。②容量感受器效应:心力衰竭时,心室舒张末期容积因心输出量减少而增大,心房淤血,刺激容量感受器,引起交感神经兴奋。③化学感受器效应:缺氧刺激,反射性加快心率	Frank-Starling 定律,即在一定范围内,心肌收缩力与心肌纤维初长度成正比。①当心功能不全时,心输出量降低,心室射血少,导致心室舒张末期容积增加。②心力衰竭时,钠、水潴留致使心室的前负荷增加,导致心肌纤维初长度增大(肌节长度不超过 2.2 μm),故心肌收缩力增强,心输出量增加
意义	①动员迅速,见效快,贯穿始终;②一定程度的心率加快可以增加心输出量;③提高舒张压,增加冠状动脉的血液灌流	①起动迅速;②防止心室舒张末期压力和容积发生过久和过度的改变
缺点	代偿作用局限,当心率过快时(如超过 150~160 次/min),因增加心肌耗氧、缩短心脏舒张期,致使心脏充盈不足、冠状动脉血流量减少。心率越快,对机体的不利影响越明显	代偿能力有限,当前负荷过大,舒张末期容积或压力过高,使肌节长度大于 2.2 μm 时,反而可诱发和加重心力衰竭

注:心肌肌节的初长度等于 2.2 μm 时收缩力最大

表 11-2　心肌向心性肥大与离心性肥大

项目	向心性肥大	离心性肥大
主要机制	如高血压时,心室受到过度的压力负荷作用时,收缩期室壁张力增加,使心肌肌节并联性增生,导致心肌纤维增粗,室壁增厚,形成向心性肥大	如果动脉瓣膜关闭不全,使得心脏长期受到过度的容量负荷作用,舒张期室壁张力增加,导致心肌肌节串联性增生,心肌纤维长度增加,心腔扩大,形成离心性肥大
意义	①作用缓慢、持久,是心脏负荷长期过度时的一种重要的慢性代偿机制。②心肌总收缩力增强,有利于维持心输出量。虽然单位重量肥大心肌的收缩力减弱,但由于整个心脏的重量增加,故收缩力增强。③向心性肥大的代偿能力强于离心性肥大,但二者均可增加心脏做功和心输出量,使心功能在相当长的时间内处于稳定状态,不发生心力衰竭	
缺点	代偿作用局限:肥大心肌的生长具有不平衡性,因此当心肌过度肥大超过某种限度时,则发生由代偿向衰竭的转化	

(二)心脏外的代偿

心功能不全时,低动力性缺氧引起一系列呼吸、血液、神经-体液系统的代偿及组

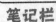

织摄氧和利用氧的能力加强等继发性代偿变化。

1.血容量增加　慢性心功能不全时,血容量增加,肾小球滤过率降低和肾小管重吸收增加导致钠、水潴留,心脏前后负荷加大,导致心肌耗氧量增加。

2.肾小球滤过率降低　肾小球滤过率降低是肾血流量减少的结果。心力衰竭时,心输出量降低与动脉血压下降等均可直接导致肾小球滤过率降低。动脉血压下降能够兴奋交感-肾上腺髓质系统,使肾动脉收缩、肾血流减少,滤过率降低。肾缺血导致肾合成的扩血管物质 PGE_2 减少。

3.血流重新分布　心功能不全时,交感-肾上腺髓质系统兴奋,儿茶酚胺释放增多,可使血流重新分布,其中肾、皮肤、骨骼肌和腹腔脏器血管收缩明显,血流量显著减少,冠状血管和脑血管不收缩,有利于保障心、脑等重要器官的血液供给。

4.红细胞增多　心功能不全使体循环淤血和血流速度减慢,此时可引起循环性缺氧;肺淤血、水肿又可引起乏氧性缺氧,肾缺血可刺激肾小球旁器合成、释放促红细胞生成素增加,使骨髓造血功能增强,红细胞数和血红蛋白含量增加,血液的携氧能力增强,有利于改善周围组织的供氧。但红细胞过多时,血液黏滞性增大,反而加重了心脏的负荷。

5.组织细胞摄取和利用氧的能力增强　组织摄氧的能力增加与心功能不全的程度呈正相关,细胞线粒体数目和膜的表面积均增多,呼吸链酶的活性增加,组织利用氧的能力也增强。

第三节　心力衰竭的发生机制

心力衰竭发生的基本机制为心肌的收缩性减弱和(或)舒张性异常。心肌收缩性的强弱与心肌结构正常与否有直接关系。心肌收缩蛋白大量破坏会引起心肌的收缩性减弱,继而发生心力衰竭。

(一)心肌收缩性减弱

1.心肌细胞受损和死亡　心肌收缩蛋白减少的程度与心肌收缩性的降低程度呈正相关。心肌细胞的死亡主要包括坏死和凋亡两种类型。

(1)心肌细胞坏死　当心肌严重缺血缺氧、心肌炎、感染、中毒及心肌病时,心肌纤维会变性、坏死甚至纤维化。

(2)心肌细胞凋亡　指各种因素导致的细胞发生生理性、主动性的死亡过程。细胞膜相对完整,会出现细胞的皱缩和核固缩。

2.心肌能量代谢障碍　心肌在收缩和舒张活动中为主动耗能过程, Ca^{2+} 的转运和肌丝滑行等都需要能量来进行维持。心肌能量代谢障碍包括能量生成、储存和利用三个阶段的障碍,其中能量代谢发生在能量的生成和利用两个阶段,以上各阶段均可导致心肌收缩性减弱。

(1)能量生成障碍　当患者发生冠状动脉粥样硬化、休克、重度贫血时,均可因供血或供氧减少,导致心肌供血供氧绝对不足,引起能量生成不足。当 ATP 不足或缺乏时,胞膜、肌浆网对钙离子的转运及钙离子分布异常,收缩蛋白和调节蛋白均难以更新,均会影响心肌的收缩。另外,肌球蛋白头部的 ATP 酶便水解无源,肌丝滑行障碍,心肌收缩性减弱。心肌本身供血供氧若相对不足,当心肌过度肥大时,因毛细血管的增长滞后于心肌细胞体积的增加,氧的弥散间距增大,最终会导致心肌缺氧的发生。膳食中缺乏维生素 B_1 时,造成 α-酮戊二酸、丙酮酸堆积及氧化障碍,同时 ATP 生成不足也会发生脚气病性心脏病。ATP 缺乏时,Na^+-K^+ 泵效率下降,大量 Na^+ 进入细胞不能充分外移,并通过 Na^+-Ca^{2+} 交换导致心肌细胞内钙超载,造成收缩性减弱。

(2)能量利用障碍 心肌收缩时,通过肌球蛋白头部 ATP 酶水解,将化学能转变为机械能。因此,即使 ATP 含量正常,如果肌球蛋白 ATP 酶的活性降低,也无法保障肌丝正常滑行,临床常见于心脏长期负荷而引起心肌过度肥大。

3.心肌兴奋收缩耦联障碍 心肌兴奋收缩耦联的过程为心肌细胞由电活动转变为机械活动的过程。凡是在兴奋收缩耦联过程中的任何影响 Ca^{2+} 转运、分布、结合的因素,均可导致心肌兴奋收缩耦联障碍。

(1)肌浆网摄取和释放 Ca^{2+} 障碍 ①心肌复极化时,心肌肌浆网的 Ca^{2+}-ATP 酶被激活,胞质内的 Ca^{2+} 逆浓度差被摄取到肌浆网并进行贮存;当心肌兴奋除极化时,肌浆网向胞质释放 Ca^{2+}。心力衰竭和肥大时,肌浆网 Ca^{2+}-ATP 酶的活性降低,致使在复极化时,肌浆网摄取和贮存 Ca^{2+} 量均减少。②在肌浆网释放 Ca^{2+} 减少时,Ca^{2+} 被线粒体的摄取增多。线粒体在心肌兴奋时向胞质中释放的 Ca^{2+} 量较少,速度也缓慢。当 Ca^{2+} 在细胞内的分布不均时,可降低胞质内 Ca^{2+} 浓度,使线粒体内的生物氧化过程发生障碍,能量生成不足。

(2)酸中毒和高钾血症 心力衰竭时机体处于缺氧状态,可使细胞外液的 H^+、K^+ 浓度升高,影响 Ca^{2+} 转运。

(3)心肌内去甲肾上腺素的含量减少、作用减弱 去甲肾上腺素具有加强心肌兴奋收缩耦联的作用。心力衰竭时,但心肌中的去甲肾上腺素含量减少,作用减弱。肥大心肌中酪氨酸羟化酶活性降低,去甲肾上腺素合成绝对减少,心脏重量的增加超过了支配心脏的交感神经元轴突的生长,去甲肾上腺素合成相对减少。心力衰竭时心输出量减少,交感神经活动加强,交感神经末梢(包括心肌交感神经末梢)释放去甲肾上腺素增加。严重心力衰竭时,心肌细胞膜上的 β 受体数量减少或敏感性降低,使 cAMP 产生不足,释放 Ca^{2+} 减少,导致心肌兴奋收缩耦联障碍。

(二)心室舒张功能障碍和顺应性异常

心输出量的多少取决于心肌的收缩性的强弱和心室舒张功能的大小。心室舒张功能障碍时,心室的血液充盈不够,心输出量必然下降进而导致心力衰竭的发生。主要体现在如下几方面。

1.Ca^{2+} 复位延缓 心肌在缺血缺氧状态下能量生成减少,使肌浆网和心肌细胞膜上的 Ca^{2+} 泵功能降低。心肌在复极化时状态下,胞质内的 Ca^{2+} 浓度不能迅速恢复至"舒张阈值",表现为 Ca^{2+} 复位延缓,Ca^{2+} 与肌钙蛋白仍处于结合状态,心肌不能充分舒张。

2.肌球-肌动蛋白复合体解离障碍 心肌的舒张过程需要肌球-肌动蛋白复合体解离,解离为肌球蛋白、ATP 和肌动蛋白。

3.心室舒张势能减少 心室收缩末期心室几何结构的改变可产生一种促使心室复位的舒张势能。心室收缩越好势能越大,越利于心室舒张。因此,心肌收缩性减弱会因减小心室舒张势能的减小而影响心室的舒张。

4.心室顺应性降低　心室在单位压力变化下所产生的容积改变称为心室顺应性。心室增厚、心肌炎、纤维化及心包压塞均可使心室顺应性降低,心室扩张充盈受限和心输出量减少。

(三)心室各部舒缩活动不协调

正常心脏各部之间的舒缩活动处于高度协调的状态。发生心律失常时,可破坏心脏各部舒缩活动的协调性,引起心泵功能紊乱,致使心输出量下降而发生心力衰竭。

第四节　心力衰竭时机体的代谢与功能变化

从血流动力学角度分析考虑,心力衰竭的临床表现大致可分为三类,分别表现为肺循环淤血、体循环淤血和心输出量不足,通常情况下三者可同时以不同组合式出现,互为前提,也可有先后之分。

(一)心功能——血流动力学的变化

当心肌负荷过度时,可转化为失代偿性,最后导致心力衰竭。其中,代偿性心肌肥大时,生长的不平衡性主要体现在器官、组织、细胞和分子水平上。

在器官水平上,心肌内去甲肾上腺素的含量减少、作用减弱,心脏重量的增长使单位重量肥大心肌内交感神经分布密度降低。肥大心肌中儿茶酚胺合成减少消耗增多;肥大心肌细胞膜上的 β 受体反应性降低,心肌兴奋收缩耦联发生障碍,导致心肌收缩性减弱。在组织水平上,冠状动脉微循环障碍,肥大心肌内毛细血管生长缓慢,单位重量肥大心肌的毛细血管数目减少,使心肌供血不足。在细胞水平上,心肌细胞表面积相对减少,线粒体数目和功能相对不足,肥大心肌细胞体积和重量都有不同程度的增加,细胞膜对离子的转运能力减弱,包括 Ca^{2+} 内流相对不足,降低了心肌的收缩性。但是,肥大心肌细胞线粒体数目及膜表面积不是成比例增加,使生物氧化功能减弱,ATP生成不足。在分子水平上,肌球蛋白 ATP 酶和肌浆网 Ca^{2+}-ATP 酶活性降低。

(二)心输出量减少引起的变化

心力衰竭时,心脏泵功能降低,回心血量不能完全排出,导致心输出量减少,动脉血管系统血液充盈不足,静脉系统血液淤滞,结果引起各器官组织血液灌流不足,发生缺氧、淤血和水肿。心输出量不足、肺循环淤血和体循环淤血为患者明显的临床症状和体征。

1.心功能变化　心力衰竭时最根本的变化表现为心功能降低(表11-3)。

2.动脉血压的变化　当急性严重心肌梗死时,心输出量原发性急剧减少,动脉血压在早期即可进行性降低,严重时甚至可发生心源性休克。若心力衰竭呈慢性经过,可伴有血容量和组织间液增多,并可通过窦弓反射使外周小动脉收缩和心率增加,以及通过血量增多等代偿活动,使动脉血压维持于正常水平。其意义在于保证了心、脑等重要器官的血液供应。

表 11-3　主要心功能评价指标的变化

名称	定义	意义
心力储备	心输出量随机体代谢需要而增长的能力	心功能降低是最早发生降低的指标
心输出量	每搏心输出量为心脏收缩一次一侧心室的射血量;每分心输出量为心室每分钟射出的血液量	是反映心泵功能的综合指标 在低输出量性心力衰竭时两者均降低
心脏指数	是指单位体表面积的每分心输出量	见于少数高心输出量性心力衰竭患者,但因组织代谢率高、血流加快等,CI 仍相对不足
射血分数	是指每搏输出量与心室舒张末期容积之比值	是反映心室收缩功能的常用指标 心力衰竭时,因每搏心输出量减少,结果心室舒张末期容积增大,导致射血分数降低
肺动脉楔压	它是用一根漂浮导管通过右心房、右心室、肺动脉最后进入肺小动脉末端测出的压力	反映左心功能,PAWP 在左心衰竭时明显升高
中心静脉压	是指右心房和腔静脉内的压力	CVP 反映右心功能,在右心衰竭或输液过多过快超过心脏容量负荷最大限度时升高

3. 淤血、静脉压升高和水肿　心力衰竭时,钠、水潴留,血容量增加。心输出量减少时,心脏射血不充分,心室内余血量增加,心室舒张末期容积增大和心室舒张末期压力增高,心房压力继续增高,导致静脉血回流受阻。静脉压升高的原因表现为左心衰竭时,肺循环可出现淤血和肺水肿。心力衰竭时,静脉淤血和交感神经兴奋引起的小静脉收缩。左心衰竭可引起肺淤血和肺静脉压升高,导致肺水肿,临床表现:呼吸困难、两肺湿啰音、咳粉红色泡沫痰甚至咯血等。右心衰竭可引起体循环静脉淤血和静脉压升高,临床表现:颈静脉怒张、肝-颈静脉回流征阳性及臂肺循环时间延长等,甚者发生心源性水肿。

(三)肺循环淤血引起的变化

1. 呼吸困难　呼吸困难是左心衰竭时最早出现的临床表现,是患者的一种主观感觉,是在主动呼吸感到呼吸费力、“喘不过气”,并伴有呼吸幅度、频率等的变化。左心衰竭时,肺淤血和肺水肿是呼吸困难发病的病理生理学基础。呼吸困难可因心力衰竭的程度不同出现不同的表现形式。左心衰竭时,如果气喘伴有哮鸣音,则称为心性哮喘。左心衰竭时,肺静脉回流受阻,肺毛细血管血压增高,引起肺淤血和肺水肿,主要表现为肺淤血和肺水肿。左心衰竭引起的呼吸困难又称为心源性呼吸困难。

(1)劳力性呼吸困难　是最早在劳动时引起或加重,在休息时缓解或减轻的呼吸困难。主要表现为活动时体力消耗增加,心输出量增加,心率增加,舒张期缩短,心室的充盈较少,进一步加重肺淤血和肺水肿。另外,回心血量的增多,肺淤血和肺水肿加

左心衰竭患者为什么在体力劳动时容易发生呼吸困难?

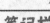

重,肺的顺应性降低,呼吸做功增加,呼吸困难症状更重。

(2)端坐呼吸　有肺淤血的左心衰竭患者平卧位时呼吸困难加重,必须保持端坐位或半卧位方可减轻呼吸困难,称为端坐呼吸。

(3)夜间阵发性呼吸困难　是左心衰竭患者的典型临床表现。三种呼吸困难的比较见表11-4。

表11-4　三种呼吸困难的比较

项目	劳力性呼吸困难	端坐呼吸	夜间阵发性呼吸困难
定义	轻度心力衰竭,仅在体力活动时出现,休息后消失	重症心力衰竭,安静时感到呼吸困难,甚至不能平卧位,必须采取端坐位或半卧位方可减轻呼吸困难程度	常在入睡后突然感到气闷而惊醒,并立即坐起喘气和咳嗽,见于左心衰竭特别是已经发生端坐呼吸的患者
发生机制	①体力活动时,回心血量增多,肺淤血加重 ②心率加快,使心脏舒张期缩短,肺回流到左心室的血量减少,加重肺淤血 ③需氧量增加,机体缺氧,CO_2潴留,刺激呼吸中枢,使呼吸加深加快,出现呼吸困难	①端坐位时,机体下端因受重力影响而出现血流回流减少,减轻肺淤血和水肿 ②膈肌下移,胸腔容积变大,肺容易扩张 ③下肢水肿液吸收入血减少,使血容量降低,减轻肺淤血	①平卧位时下半身静脉回流增多,下肢水肿液回流入血增多,加重肺淤血、水肿 ②入睡后迷走神经兴奋性升高,支气管收缩,气道阻力增大 ③熟睡时神经反射敏感性降低,只有当肺淤血比较严重时,动脉血氧分压降到一定水平后,才能刺激呼吸中枢,引起突然发作的呼吸困难

2.肺水肿　患者突然出现发绀、呼吸困难、端坐呼吸、咳嗽、咳粉红色(或无色)泡沫样痰等症状和体征,患者的两肺可闻及湿啰音和哮鸣音,需立即抢救,是急性左心衰竭最严重的表现。其发生机制如下。

(1)肺毛细血管压升高　左心衰竭时,肺毛细血管压急剧上升使血浆液体成分漏出,肺抗水肿的代偿能力不足时,即会发生肺水肿。左心衰竭患者输液不当时,导致肺血容量急剧增加,也可引起肺毛细血管压升高而加速肺水肿发生。

(2)肺毛细血管壁通透性增高　缺氧可引起肺毛细血管壁通透性增高,血浆渗入肺泡和肺间质形成肺泡水肿。此外,肺泡内的水肿液可稀释破坏肺泡表面活性物质,使肺泡表面张力加大,造成肺泡毛细血管内的液体成分被吸入肺泡中,从而加重肺水肿。

(四)体循环淤血引起的变化

导致体循环静脉淤血,静脉压增高和内脏器官充血水肿时的主要原因是右心衰竭或全心衰竭的患者。

1.心源性水肿　由右心衰竭所引起的全身性水肿称为心源性水肿。这种水肿常表现为首先出现在下垂部位,严重时可波及全身。

2.肝大　右心衰竭时体循环淤血可导致肝淤血和肝大,表现为肝区压痛、肝-颈静脉回流征阳性和肝功能减退。慢性右心衰竭时,因肝长期淤血、缺氧及纤维组织广泛增生而导致慢性心源性肝硬化,进而引起腹腔枳液的产生。

3.胃肠道功能障碍　右心衰竭时,胃肠道回流不畅,出现了严重的消化道症状。另外,胃肠道蛋白质消化吸收功能障碍,可发生心源性水肿。

第五节　心力衰竭的防治原则

(一)防治原发病

控制感染,避免过度劳累,合理补液,纠正水、电解质和酸碱平衡紊乱等都是治疗心力衰竭的原则。注意休息、限制体力活动,保证充足的睡眠。根据心功能情况决定休息原则。轻度心力衰竭者(心功能二级)可适当活动,增加休息;中度心力衰竭者(心功能三级)应限制活动,增加卧床休息;重度心力衰竭者(心功能四级)应绝对休息,待病情好转后,活动量可逐渐增加,以不出现心力衰竭症状为限。对需要长期卧床的患者,定时帮助其进行被动的下肢运动。低钠、低盐、低热量、易消化饮食为宜,应少量多餐,避免过饱。控制钠盐的摄入,轻度心力衰竭患者每日摄入钠盐量应限制在2 g,实际相当于食盐5 g;中度心力衰竭患者每日摄入钠盐量应限制在1 g,相当于食盐2.5 g;重度心力衰竭患者应限制在0.4 g,相当于食盐1 g。

(二)消除诱因

大多数急性心力衰竭的发作都有一定的诱因,及时的控制和消除的可减轻心力衰竭的症状,控制病情等。

(三)改善心功能

1.减轻心脏前、后负荷,改善心功能　心力衰竭患者前负荷过高者,应限制钠盐摄入,用硝酸甘油等扩张静脉血管的药物减少回心血量。前负荷过低者,可测定肺毛细血管楔压,适当输液使之调整到正常。

2.降低心脏后负荷　适当、合理选用动脉血管扩张药(如肼屈嗪)可降低后负荷,使心肌耗氧量降低和心输出量提高。对伴有心室充盈压过高或心输出量降低的患者,可同时应用硝普钠等扩张动脉和静脉的药物以降低心脏的前后负荷,改善心脏功能。

3.改善心脏舒缩功能　对于因心肌收缩性减弱所致的心力衰竭,可选用洋地黄类等药物来提高心肌收缩性,增加心输出量,进而缓解静脉淤血。

4.改善组织供氧和心肌代谢　对严重心力衰竭或急性心肌梗死患者,用高压氧治疗有一定的疗效。

(四)其他器官的功能变化

1.肝脏和消化系统功能的变化　体循环淤血时,肝脏和消化系统的功能障碍。右心衰竭时,肝可因淤血而肿大,有压痛和上腹部等不适感。当肝脏持续淤血时,可导致淤血性肝硬化及黄疸。胃肠淤血导致消化功能障碍,表现为消化不良、食欲缺乏及胃肠道刺激症状。胰腺作为内分泌器官,淤血时会影响食物的化学性消化和糖代谢障碍。

2. 肾功能的变化　心力衰竭时,肾血流量减少,肾小球滤过率降低、肾小管重吸收增加,临床表现为少尿、尿钠含量低而比重高。若心力衰竭持续时间久、程度重,可发展为器质性肾功能衰竭。

3. 脑功能的变化　在严重心力衰竭时,脑组织缺血缺氧,患者常有头晕、失眠、记忆力减退,甚至昏迷。

4. 皮肤黏膜　心力衰竭时,心输出量减少,交感神经兴奋、皮肤血管收缩,患者表现为皮肤苍白、皮温下降。当出现低动力性缺氧时,血液中还原血红蛋白的含量增多而皮肤黏膜发绀。

 问题分析与能力提升

患者,女,53岁,因"心悸、气短16年,加重10天"入院。患者于16年前常于劳累后咳嗽、心悸、气喘,但休息后可缓解。6年前开始一般体力劳动即感心悸、气短,双下肢出现轻度水肿,咳白色泡沫痰。经治疗后症状好转,但每于劳动后反复发作。10 d 前因劳累受凉后出现发热、咳嗽、咳黄色痰,伴咽痛、腹泻、心悸、呼吸困难逐渐加重,出现胸闷、右上腹饱胀,不能平卧,双下肢明显水肿。上述症状日渐加重,高热持续不退,食欲差,尿量明显减少。患者20年前曾患风湿性心脏病,无肾炎、肝炎、结核等病史,无过敏史。声音嘶哑,呼吸急促,端坐位,口唇发绀,咽部红肿,扁桃体Ⅰ度肿大,颈静脉怒张,四肢末端轻度发绀,两肺可闻及弥漫性啰音,心尖搏动在左第5肋间锁骨中线外1.5 cm,心界向左下扩大,心率120次/min,节律不齐,心音强弱不等,心尖部可闻及明显收缩期吹风样杂音及舒张期隆隆样杂音。肝肋下3.2 cm,剑突下4.5 cm,质地中等,触痛明显。肝-颈静脉回流征阳性,脾肋下2.5 cm,腹部移动性浊音阳性,双下肢凹陷性水肿(+++)。实验室检查:红细胞4×10^{12}/L,白细胞16.0×10^9/L,中性粒细胞85%、嗜酸性粒细胞2%、淋巴细胞13%,血红蛋白110 g/L,红细胞沉降率26 mm/h,抗链球菌溶血素"O"(ASO)滴度>500 U。pH 值7.30,PaO_2 81 mmHg,$PaCO_2$ 46 mmHg,HCO_3^- 16 mmol/L,尿蛋白(+),尿比重1.025,血钾6.6 mmol/L。心电图显示异位节律,T波高尖,ST段下移,左右心室肥厚。胸部X射线检查显示两肺纹理增粗;可见模糊不清的片状阴影,心脏向两侧扩大,肺动脉段突出。

入院后经强心、利尿、抗感染等综合治疗,症状稍有改善,但于次日晚10时,患者病情突然加重,胸痛、呼吸极度困难,咳出大量粉红色泡沫样痰,两肺中下部有密集的中心水泡音,全肺可闻哮鸣音,心律呈奔马律。T 38 ℃,BP 46/14 mmHg。立即进行抢救,6 h 后,患者皮下及注射部位出现片状紫斑与点状出血,恶心、呕吐,吐出多量咖啡样液体,抢救无效死亡。

思考:①该患者发生心力衰竭的原因是什么?其诱因有哪些?②该患者是何种类型的心力衰竭?哪些是心力衰竭的代偿反应?③该患者发生心力衰竭的主要机制有哪些?④在本案例中哪些是心力衰竭的临床表现?⑤如何解释患者下列表现:患者不能平卧;双下肢水肿,发绀;颈静脉怒张;肝脾大,咳粉红色泡沫样痰等。

(黄河科技学院　徐　凯)

第十二章

呼吸衰竭

呼吸是指机体与外界环境之间的气体交换过程,其主要功能是不断地给机体提供氧气和从机体排出多余的二氧化碳。完整的呼吸过程包括外呼吸、气体在血液中的运输和内呼吸。

外呼吸是指机体与外界环境之间在肺进行的气体交换过程。正常情况下,由于外呼吸的作用,动脉血液维持一定水平的氧分压(PaO_2)和二氧化碳分压($PaCO_2$)。成年人在海平面静息状态时的正常范围:$PaO_2 = [(13.3 - 0.043 \times 年龄) \pm 0.66] kPa$,$PaCO_2 = (5.33 \pm 0.67) kPa$。当外呼吸功能改变时,$PaO_2$ 和 $PaCO_2$ 也相应发生改变,因此 PaO_2 和 $PaCO_2$ 可反映外呼吸的功能状态。

呼吸衰竭是指由于外呼吸功能的严重障碍,导致 PaO_2 低于 60 mmHg(8.0 kPa),或伴有 $PaCO_2$ 高于 50 mmHg(6.67 kPa),并引起一系列临床综合征的病理过程。

呼吸衰竭一定有 PaO_2 的降低,根据 $PaCO_2$ 是否升高,呼吸衰竭可分为低氧血症型(Ⅰ型)和低氧血症伴高碳酸血症型(Ⅱ型);根据主要发病机制的不同,可分为通气障碍性和换气障碍性呼吸衰竭;根据原发病变部位的不同,可分为中枢性和外周性呼吸衰竭;根据病程经过不同,可分为急性呼吸衰竭和慢性呼吸衰竭。

第一节　呼吸衰竭的病因

外呼吸的正常进行有赖于呼吸中枢的调节、呼吸肌及其神经支配、完整的胸廓、通畅的气道、完善的肺泡及正常的肺循环。任何原因只要损害其中的一个或多个环节,就会引发呼吸衰竭。常见病因如下所述。

（一）神经系统疾病

1.中枢或周围神经的器质性病变　如脑或脊髓外伤、脑肿瘤、脑血管意外、脑部感染、脑水肿、脊髓灰质炎、多发性神经炎等。

2.呼吸中枢抑制　如镇静药、安眠药或麻醉药的过量应用等。

（二）骨骼、肌肉和胸膜疾病

1.胸廓疾病　如脊柱后侧凸、多发性肋骨骨折等。

2.肌肉疾病　如重症肌无力、有机磷中毒、多发性肌炎、肌营养不良、低钾血症及腹压增大和过于肥胖使膈肌活动受限等。

3.胸膜病变　如胸膜纤维化、胸腔大量积液、张力性气胸等。

（三）气道和肺的疾病

1.气道病变　如异物、肿瘤、炎症等使中央气道狭窄或阻塞；更多见的是细支气管炎、支气管哮喘、慢性支气管炎、慢性阻塞性肺气肿等引起的外周气道阻塞。

2.肺泡、肺间质和肺循环病变　如肺部炎症、肺不张、弥散性肺间质纤维化、肺气肿、肺充血、肺水肿、肺肿瘤、肺栓塞等。

第二节　呼吸衰竭的发病机制

外呼吸包括肺通气和肺换气两个基本环节。任何原因引起的呼吸衰竭，其发病机制主要通过引发肺通气功能障碍和（或）肺换气功能障碍而致，其中肺通气功能障碍包括限制性通气不足和阻塞性通气不足，肺换气功能障碍包括弥散障碍、肺泡通气与血流比例失调及真性分流增加。

（一）肺通气功能障碍

肺通气是肺与外界环境之间的气体交换过程，这一过程是在呼吸中枢的调控下，通过呼吸肌的收缩和舒张，使胸廓和肺节律性地扩大和缩小得以实现的。正常成人在静息时肺通气量为 6 ~ 8 L/min，其中解剖无效腔约占 30%，肺泡通气量约为 4 L/min，肺泡通气量作为有效通气量是检测肺通气效率最好的指标。当肺通气功能障碍使肺泡通气不足时，可导致呼吸衰竭的发生，根据发病机制的不同又可分为限制性通气不足和阻塞性通气不足。

1.限制性通气不足　吸气时肺泡扩张受限引起的肺泡通气不足，称为限制性通气不足。常见原因如下。

（1）呼吸肌活动障碍　呼吸中枢抑制或损伤，或重症肌无力、多发性神经炎等神经肌肉病变影响呼吸肌时，均可因呼吸肌的收缩功能减弱导致肺不能正常地扩张而发生通气不足。

（2）胸廓的顺应性降低　严重的胸廓病变如脊柱后凸、侧凸，多发性肋骨骨折，鸡胸和胸膜纤维化等，可限制胸廓的扩张。

（3）肺的顺应性降低　严重的肺纤维化或肺泡表面活性物质减少可降低肺的顺应性，使肺泡扩张的弹性阻力增大而引起限制性通气不足；另外，肺淤血、肺水肿等也可降低肺的顺应性。肺泡表面活性物质减少的原因有Ⅱ型肺泡上皮细胞发育不全（婴儿呼吸窘迫综合征）和急性损伤（成人呼吸窘迫综合征）所致的表面活性物质分泌不足，以及肺过度通气或肺水肿所致的表面活性物质的过度消耗、稀释或破坏。

（4）胸腔积液和气胸　胸腔大量积液或张力性气胸时，胸腔内压力增大，使肺扩张受限，甚至发生肺不张。

2.阻塞性通气不足　由于气道狭窄或阻塞，使气道阻力增加而引起的肺泡通气不足称为阻塞性通气不足。气道阻力是通气过程中主要的非弹性阻力，呼气时略高于吸气时，其中80%以上在直径大于2 mm的支气管和气管，直径小于2 mm的外周小气道阻力仅占总阻力的20%以下。

影响气道阻力的因素有气道内径、长度和形态，气流的速度和形式（层流、湍流）及气体的密度和黏度，其中最主要的是气道内径。气道内、外压力（跨壁压）的改变，管壁痉挛、肿胀、纤维化，管腔被黏液、渗出物、异物等阻塞，肺组织弹性降低导致对气管壁的牵张力减弱等，均可使气道内径变窄或不规则而增加气流阻力，引起阻塞性通气不足。根据阻塞部位的不同，气道阻塞可分为中央性气道阻塞和外周性气道阻塞两种类型。

（1）中央性气道阻塞　指气管分叉以上的气道阻塞。依据阻塞部位的不同，可分为胸内和胸外中央性气道阻塞，二者在吸气和呼气时的变化特征是不同的。阻塞若位于胸外（如声带麻痹、喉头水肿、炎症、异物、肿瘤压迫等），吸气气流经病灶引起的压力降低，可使气道内压明显低于大气压，导致气道狭窄加重；呼气时则因气道内压大于大气压而使阻塞减轻。因此，这类患者吸气更加困难，较易出现明显的吸气性呼吸困难。若阻塞位于中央气道的胸内部分，吸气时由于胸膜腔内压降低，气道内压大于胸膜腔内压而使阻塞减轻；呼气尤其是用力呼气时，由于胸膜腔内压增大，气道受压而使阻塞加重，此类患者主要表现为呼气性的呼吸困难（图12-1）。

阻塞部位位于胸内外的中央气道狭窄和阻塞，分别表现为哪种形式的呼吸困难？

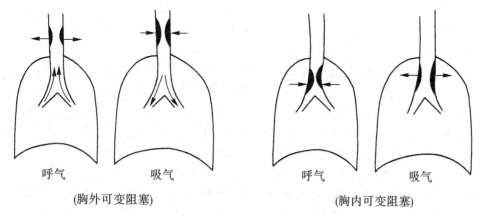

（胸外可变阻塞）　　　　　　（胸内可变阻塞）

图12-1　不同类型中央气道阻塞吸气和呼气时气道阻力的变化

（2）外周性气道阻塞　内径小于2 mm的细支气管无软骨支撑、管壁薄，与其周围的肺泡结构又紧密相连，因此随着吸气和呼气，由于跨壁压的改变，其内径也随之扩大和缩小。吸气时随着肺泡的扩张，细支气管受到周围弹性组织的牵拉，其口径进一步变大，呼气时则相反，其口径变小。慢性阻塞性肺疾病侵犯这些小气道，不仅可使小气

笔记栏

道平滑肌紧张性升高、管壁增厚及管壁顺应性降低,而且管腔还可因分泌物潴留而发生狭窄阻塞。此外,由于肺泡壁的损坏,对细支气管的弹性牵张力也大大减弱,因此管腔变得狭窄而不规则,气道阻力大大增加。尤其是在用力呼气时,由于胸膜腔内压增高,使跨壁压减小而使气道内径进一步变小,气道阻力增加更加明显,而使患者表现为呼气性的呼吸困难。

肺通气功能障碍为什么可引起Ⅱ型呼吸衰竭?

无论是限制性或阻塞性通气不足引起的肺通气功能障碍,均导致肺泡通气量不足,使肺泡气氧分压(alveolar PO_2,P_AO_2)下降和肺泡气二氧化碳分压(alveolar PCO_2,P_ACO_2)升高,进而致使流经肺泡毛细血管的血液不能充分氧化,导致 PaO_2 降低和 $PaCO_2$ 升高。因此,肺通气功能障碍通常导致低氧血症和高碳酸血症,即引发Ⅱ型呼吸衰竭。

(二)肺换气功能障碍

肺换气是指肺泡气与肺泡毛细血管血流之间进行的气体交换,这是一个物理弥散过程,气体的弥散量取决于肺泡膜两侧的气体分压差、肺泡膜的面积与厚度、气体的弥散常数、血液与肺泡接触的时间和肺泡通气与血流的比例协调,其中气体的弥散常数又与气体的分子量和溶解度相关,一般是个定值。肺换气功能障碍主要包括弥散障碍、肺泡通气与血流比例失调。

1. 弥散障碍 弥散障碍是指由于肺泡膜面积减少或肺泡膜异常增厚所引起的气体交换障碍。弥散障碍的常见原因如下。

(1)肺泡膜面积减少 正常成人肺泡膜总面积约为 80 m^2,静息时参与换气的面积仅有 35~40 m^2,运动时参与换气的面积增大,可达 60 m^2 左右。由于储备量大,只有当肺泡膜面积减少一半以上时,才会发生换气功能障碍。肺泡膜面积减少常见于肺实变、肺不张和肺叶切除等。

(2)肺泡膜厚度增加 肺泡膜是肺泡腔与毛细血管之间进行气体交换的部位,它是由肺泡上皮层、液体分子层、表面活性物质层、肺间质层(肺胶原纤维和弹力纤维交织成网的间隙)、肺毛细血管基底膜层和内皮层共 6 层构成,其平均厚度不到 1 μm。即使气体从肺泡腔到达红细胞内还需经过肺泡表面的液体层、血管内血浆和红细胞膜,但总厚度也不到 5 μm,故正常情况下气体交换很快。当肺水肿、肺泡透明膜形成、肺纤维化或肺毛细血管扩张及稀血症导致血浆层变厚时,都可因肺泡膜通透性降低或弥散距离增大而影响气体弥散。

正常静息时,血液流经肺泡毛细血管的时间约为 0.75 s,由于弥散距离短,只需 0.25 s 血液氧分压就可与肺泡氧分压达到平衡,而 CO_2 的弥散速度更快,只需 0.13 s 便可达到平衡,因此肺泡膜面积减少和厚度增加的患者,虽然弥散速度减慢,但一般在静息状态下气体交换仍可在正常的接触时间(0.75 s)内达到平衡,而不致发生血气异常。只有在运动负荷明显增加使心输出量增加和肺血流加快,导致肺泡气与毛细血管血液接触时间过于缩短的情况下,才会由于气体交换不充分而发生低氧血症。

单纯的弥散障碍引起的肺换气功能障碍可引起哪型呼吸衰竭?

弥散障碍引发呼吸衰竭时,患者血气变化表现为 PaO_2 降低,$PaCO_2$ 变化不大甚至降低。因为 CO_2 的弥散速度比 O_2 大 20 倍,因而血液中的 CO_2 能较快地弥散入肺泡,使 $PaCO_2$ 和 $PACO_2$ 取得平衡,如果患者存在代偿性通气过度时,由于 CO_2 排出过多而引起 $PaCO_2$ 降低。因此,单纯的弥散障碍引起的肺换气功能障碍主要表现为仅有低氧血症的Ⅰ型呼吸衰竭。

2.肺泡通气与血流比例失调　要实现有效的气体交换不仅取决于肺泡膜两侧气体的分压差、肺泡膜的面积与厚度,而且还要求肺泡通气量与血流量比例相协调。若肺的总通气量正常,但肺通气和(或)血流不均匀,造成肺泡通气与血流比例失调,也可引起气体交换障碍,导致呼吸衰竭,这是肺部疾病引起呼吸衰竭最常见、最主要的机制。

正常成人在静息状态下,肺泡每分通气量(V_A)约为 4 L,每分血流量(Q)约为 5 L,二者的比率(V_A/Q)约为 0.8(图 12-2A)。即使在健康人,肺的各部分通气与血流的分布也是不均匀的。直立位时,由于重力的作用,肺泡的通气量和血流量都是自上而下递增的,而血流量的上下差更大,其结果是各部肺泡的 V_A/Q 比值自上而下递减。正常成人 V_A/Q 比值的变动范围为 0.6~3.0,随着年龄增大,变动范围扩大,这种生理性的肺泡通气与血流比例不协调是造成正常 PaO_2 略低于 P_AO_2 的主要原因。肺部疾患时,若肺泡通气不足与血流减少发生于同一部位(如肺叶切除、大叶性肺炎),其功能可由健肺增加通气和血流而代偿,对换气功能影响不大。但大多数肺部疾患时,肺泡通气和血流的改变多不平行,使部分肺泡 V_A/Q 值降低或升高,造成肺泡通气与血流比例严重失调,引起肺换气功能障碍而导致呼吸衰竭的发生。通常肺泡通气与血流比例失调主要有两种形式。

(1)部分肺泡通气不足　生理情况下,肺内也存在解剖分流,即一部分静脉血经支气管静脉和极少的肺动-静脉交通支直接流入肺静脉,此外心肌内也有少量静脉血直接流入左心室,这些都属于解剖分流(图 12-2B),其血流量正常时占心输出量的 2%~3%,不会对 PaO_2 产生影响。若发生支气管扩张(伴支气管血管扩张)、先天性肺动-静脉瘘和肺内动-静脉短路开放,使解剖分流明显增加,静脉血掺杂异常增多,将导致 PaO_2 显著降低,从而引发呼吸衰竭。

支气管哮喘、慢性支气管炎、阻塞性肺气肿等引起的限制性通气障碍的分布往往是不均匀的,可导致肺泡通气的严重不均。病变重的部分肺泡通气量明显减少,而血流量未相应减少,甚至可因炎症而使血流增多(如大叶性肺炎早期),使 V_A/Q 值显著降低,导致流经该部分肺泡的静脉血未经充分氧化便混入动脉血内。这种情况类似动-静脉短路,故称为功能性分流,又称静脉血掺杂(图 12-2C)。正常成人由于肺内通气不均匀形成的功能性分流约占肺血流量的 3%,慢性阻塞性肺疾病严重时,功能性分流可增加到占肺血流的 30%~50%,从而严重地影响换气功能,导致 PaO_2 降低。

肺的严重病变(如肺实变和肺不张等)可使该部分的肺泡完全无通气,但仍有血流,导致流经这部分肺组织的血液完全未进行气体交换就掺入动脉血,类似解剖分流,与上述的解剖分流共称为真性分流。吸入纯氧可有效地提高功能性分流的 PaO_2,而对真性分流的 PaO_2 则无明显作用,用这种方法可鉴别功能性分流与真性分流。

(2)部分肺泡血流不足　肺动脉栓塞、肺血管受压、肺动脉炎、肺血管收缩和肺泡毛细血管减少等均可使部分肺泡血流减少,V_A/Q 值明显增大,患部肺泡血流减少而通气相对较多,部分肺泡通气不能被充分利用,功能上如同气道,相当于生理无效腔内气量,形成无效腔样通气,结果导致 PaO_2 降低(图 12-2D)。而健康肺区却因血流量代偿增多,可使 V_A/Q 值低于正常,导致流经该部分肺泡血液不能充分进行动脉化,最终使 PaO_2 明显降低,$PaCO_2$ 显著升高。正常人的生理无效腔约占潮气量的 30%,疾病时无效腔样通气可显著增多,当占潮气量的 60%~70% 时,即可导致呼吸衰竭。

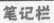

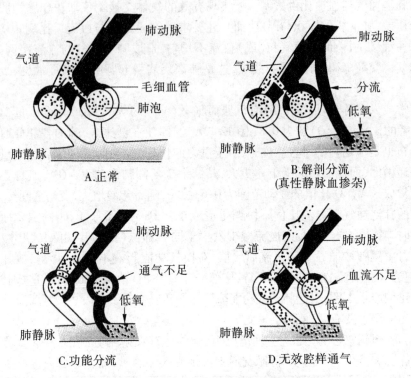

图 12-2　肺泡通气与血流比例失调模式

无论是部分肺泡通气不足引起的功能性分流增加,还是部分肺泡血流不足引起的无效腔样通气增加,均可导致 PaO_2 降低,而 $PaCO_2$ 可正常或降低,极严重时也可升高。一是因为 CO_2 通过肺泡膜的弥散速度快,且静脉血与肺泡气二氧化碳分压差又小(仅6 mmHg),易取得平衡,而氧通过肺泡膜的弥散速度相对要慢且静脉血与肺泡气氧分压差又大(约48 mmHg),因此需较长时间才能取得平衡;二是因为两者解离曲线特性的不同而致。正常情况下,CO_2 解离曲线呈直线形,流经病变肺组织血液的 $PaCO_2$ 虽升高,CO_2 含量增加,但由于病变较轻或正常的肺组织代偿性通气增强,使 CO_2 排出增加,流经该部肺组织的血液 CO_2 含量降低,甚至可因通气过度使 $PaCO_2$ 显著降低,导致低碳酸血症的发生。而氧解离曲线呈 S 形,当 PaO_2 为 100 mmHg(13.3 kPa)时,血氧饱和度已达97%。尽管病变较轻或正常肺组织代偿性通气增加,使 PaO_2 超过100 mmHg(13.3 kPa),但血氧饱和度增加并不明显,不能抵消病变组织引起的低氧血症。

总之,在呼吸衰竭的发病机制中,单纯的肺通气不足、单纯的弥散障碍、单纯的肺内分流增加或单纯无效腔样通气增加的情况较少,往往是几个因素同时存在或相继发生作用的结果。例如,在慢性阻塞性肺气肿引起的呼吸衰竭这一过程中,阻塞性通气障碍是最重要的因素;同时也存在由于肺纤维化、胸膜增厚粘连使顺应性降低而导致的限制性通气障碍;另外,也存在肺纤维化引起的肺泡膜厚度增加和肺泡融合引起的肺泡膜面积减少共同导致的弥散障碍;由于肺毛细血管破坏和小气道阻塞引起的肺不张导致的肺通气与血流比例失调在此过程中也起一定的作用。

第三节 呼吸衰竭时机体的代谢与功能变化

呼吸衰竭时引起机体各器官系统功能代谢变化的根本原因就是低氧血症、高碳酸血症和酸碱平衡紊乱,尤其是低氧血症。而呼吸衰竭发生时对全身各器官系统代谢和功能的影响,首先是引起一系列代偿适应性反应,以改善组织供氧,调节酸碱平衡及改善组织器官的功能代谢以适应新的内环境。但呼吸衰竭严重时常因代偿不全或失代偿,导致出现严重的功能代谢紊乱。

(一)酸碱平衡及电解质紊乱

呼吸衰竭时,酸碱平衡紊乱不仅受呼吸功能的影响,也受肾功能及其他并发症和治疗用药的影响,进而导致电解质紊乱。常见的酸碱平衡和电解质紊乱的类型如下。

1.呼吸性酸中毒 Ⅱ型呼吸衰竭时,大量二氧化碳潴留,可引起突发性血浆碳酸浓度过高。发病急者,常代偿不全而出现失代偿性呼吸性酸中毒,发病缓慢者,则可出现代偿性呼吸性酸中毒。呼吸性酸中毒时血液电解质发生如下变化。

(1)高钾血症 酸中毒时血浆中增多的 H^+ 向细胞内转移,细胞内 K^+ 外移,使细胞外 K^+ 增高。同时,肾小管上皮细胞分泌 H^+ 增多,而泌 K^+ 减少,共同引起高钾血症。

(2)低氯血症 高碳酸血症使红细胞中 HCO_3^- 生成增多,后者与细胞外 Cl^- 交换使 Cl^- 移入红细胞增多,以及酸中毒时肾小管上皮细胞产生 NH_3 增多及 $NaHCO_3$ 重吸收增多,使尿中 NH_4Cl 和 $NaCl$ 的排出增加,均使血清 Cl^- 降低。

2.代谢性酸中毒 严重缺氧使无氧代谢加强,乳酸等酸性产物增多,可引起代谢性酸中毒。此外,呼吸衰竭时可能出现功能性肾功能不全,肾小管排酸保碱功能降低,以及引起呼吸衰竭的原发病或病理过程(如感染、休克等)均可导致代谢性酸中毒。代谢性酸中毒时,由于 HCO_3^- 降低可使肾排 Cl^- 减少,故当呼吸性酸中毒合并代谢性酸中毒时血清 Cl^- 可正常。

3.呼吸性碱中毒 Ⅰ型呼吸衰竭患者如有肺过度通气,可发生呼吸性碱中毒,此时,血钾浓度可降低,血氯浓度则可升高。

此外,呼吸衰竭患者还可合并代谢性碱中毒,多为医源性,如人工呼吸节律过快排出大量二氧化碳,而原来代偿性增加的 HCO_3^- 又不能迅速排出,因此发生代谢性碱中毒。治病用排钾利尿药物和肾上腺皮质激素等可导致低钾血症性碱中毒。另外,纠正酸中毒时补 $NaHCO_3$ 过量也可引起代谢性碱中毒。

(二)呼吸系统变化

呼吸衰竭时呼吸功能的变化,很多是由于原发病引起的。如阻塞性通气障碍时,由于气流受阻,呼吸可加深、减慢,由于阻塞部位不同,表现为吸气性呼吸困难或呼气性呼吸困难。在肺顺应性降低所致限制性通气障碍时,因肺牵张感受器或肺毛细血管旁感受器(J感受器)兴奋而反射性引起呼吸浅快。中枢性呼吸衰竭时,可出现呼吸浅慢,甚至出现潮式呼吸、间歇呼吸、抽泣样呼吸等呼吸节律的紊乱。

呼吸衰竭造成的低氧血症和高碳酸血症又可进一步影响呼吸功能。通常当 PaO_2 低于 60 mmHg 时,可作用于颈动脉体和主动脉体化学感受器,反射性兴奋呼吸中枢,

临床上对慢性Ⅱ型呼吸衰竭的患者如何进行氧疗,为什么?

引起呼吸运动增强,呼吸加深加快,肺泡通气量增加;当严重缺氧 PaO_2 低于 30 mmHg 时对呼吸中枢可直接产生抑制的效应,该抑制效应可大于反射性兴奋作用而使呼吸抑制。通常 $PaCO_2$ 升高主要作用于中枢化学感受器,使呼吸中枢兴奋性增强,引起呼吸加深加快,但当 $PaCO_2$ 超过 80 mmHg 时,则抑制呼吸中枢,产生二氧化碳麻醉现象,对中枢神经系统产生一定的影响。

因此,临床实际中对于慢性Ⅱ型呼吸衰竭患者,随着低氧血症和高碳酸血症的逐渐加重,其呼吸调节将发生变化,此类患者的中枢化学感受器常被抑制而对二氧化碳的敏感性降低,此时引起肺通气的冲动大部分来自缺氧对外周化学感受器的刺激。若此时吸入高浓度氧,虽可暂时缓解低氧血症,但却因解除了缺氧反射性兴奋呼吸中枢的作用,故易使呼吸进一步抑制,使肺通气量减弱而二氧化碳潴留更加严重,加重患者病情。因此,在这种情况下,患者只能给予持续低浓度(低于 30%)、低流量(1 ~ 2 L/min)吸氧,使 PaO_2 达到 50 ~ 60 mmHg 即可。

(三)循环系统变化

低氧血症和高碳酸血症对心血管系统的作用相似,两者具有协同作用。

一定程度的 PaO_2 降低和 $PaCO_2$ 升高可兴奋心血管运动中枢,使心率加快,心输出量增加,心肌收缩力增强,外周血管收缩,因而发生血流再分布和血压轻度升高,有利于保证心、脑的血液供应。此外,缺氧引起的肺通气增强,吸气时胸膜腔内压减小,回心血量增多,有利于心输出量增加,以上改变在急性呼吸衰竭时较明显,而且具有代偿意义。

严重的缺氧和二氧化碳潴留可直接抑制心血管运动中枢,抑制心脏活动和扩张血管,导致心肌收缩力下降、血压下降和心律失常等后果。

呼吸衰竭可引发心力衰竭,尤其是右室心力衰竭,导致肺源性心脏病的发生。主要发生机制:①肺泡缺氧和二氧化碳潴留导致的血液 H^+ 浓度过高,可引起肺小动脉收缩(二氧化碳本身对肺血管有直接扩张作用),使肺动脉压升高,从而增加右心后负荷;②肺小动脉长期收缩可引起肺血管壁平滑肌细胞和成纤维细胞肥大、增生,导致肺血管壁增厚、硬化,造成管腔狭窄而形成持久性肺动脉高压;③缺氧和酸中毒致心肌收缩性降低;④长期缺氧刺激骨髓造血功能,引起代偿性红细胞增多使血液黏度增高,增加肺血流阻力和加重右心的后负荷;⑤呼吸衰竭时代偿性呼吸运动的增强,当用力呼气时胸膜腔内压异常增高,心脏受压,影响心脏的舒张功能,当用力吸气时胸膜腔内压异常降低,回心血量增强而加重心脏的前负荷。

(四)中枢神经系统变化

呼吸衰竭时,由于低氧血症和高碳酸血症的作用,中枢神经系统功能可发生明显变化,轻度呼吸衰竭时可使中枢神经系统兴奋性增高,严重呼吸衰竭时可导致中枢神经系统的抑制,乃至威胁生命。

中枢神经系统对缺氧最敏感,最易受损。当 PaO_2 降至 60 mmHg 时,可出现智力和视力的轻度减退;当 PaO_2 迅速降至 40 ~ 60 mmHg 以下时,就会引起一系列神经精神症状,如头痛、不安、定向力与记忆力障碍、精神错乱、嗜睡甚至惊厥和昏迷;当 PaO_2 低于 20 mmHg 时,只需几分钟就可造成神经元的不可逆损害。

二氧化碳潴留发生迅速而严重($PaCO_2 > 80$ mmHg)时,能引起一系列的中枢神经

什么是二氧化碳麻醉?

功能障碍,称为二氧化碳麻醉,主要表现:头痛、头昏、烦躁不安、语言不清、扑翼样震颤、精神错乱、嗜睡、昏迷、抽搐、呼吸抑制等。其主要发生机制:①二氧化碳直接作用于脑血管,引起脑血管扩张、充血,而酸中毒又使脑毛细血管通透性增高致脑间质水肿,共同引起颅内压升高和视神经盘水肿,甚至导致脑疝形成;②血液中潴留的二氧化碳能够通过血脑屏障而血液中的 HCO_3^- 却不易通过血脑屏障,故脑脊液中 H^+ 浓度的升高程度大于血液,即脑脊液 pH 值下降较血液更明显,从而使脑细胞的膜结构受损,细胞膜受损、通透性增高可致脑细胞水肿,细胞内溶酶体膜受损、破坏会释放出各种水解酶,使蛋白质分解、细胞死亡,进而导致神经元的功能发生障碍。

由于呼吸衰竭引起中枢神经系统功能障碍而出现一系列神经精神症状的病理过程称为肺性脑病。

(五)肾功能变化

呼吸衰竭时肾功能也可受损,轻者尿中出现蛋白、红细胞、白细胞及管型等,严重时可发生急性肾功能衰竭,出现少尿、氮质血症和代谢性酸中毒等。此时肾结构往往并无明显改变,为功能性肾功能衰竭。只要外呼吸功能好转,肾功能就会较快地恢复正常。肾功能衰竭的发生是由于缺氧与高碳酸血症反射性地刺激交感神经兴奋使肾血管收缩,肾血流量严重减少所致。若患者合并有心力衰竭、弥散性血管内凝血或休克,则肾的血液循环障碍更严重。

(六)胃肠功能变化

严重缺氧可使胃壁血管收缩,因而能降低胃黏膜的屏障作用,二氧化碳潴留可增强胃壁细胞碳酸酐酶活性,使胃酸分泌增多,加之有的患者还合并弥散性血管内凝血、休克等,故呼吸衰竭时可出现胃肠黏膜糜烂、坏死、出血和溃疡形成等病变。

第四节　呼吸衰竭的防治原则

1. 积极治疗原发病　针对能引起呼吸衰竭的原发疾病积极治疗,如肺部炎症要积极控制感染等。

2. 防治和祛除诱因　如做部分肺切除手术前,应检查患者心脏和肺的功能储备,功能储备不足者切除部分肺后可发生呼吸衰竭、肺动脉高压与肺源性心脏病。对肺功能已有损害或慢性呼吸衰竭的患者更要积极防止及祛除各种诱因的作用,以免诱发急性呼吸衰竭。慢性阻塞性肺疾病的患者如发生感冒与急性支气管炎,可诱发急性呼吸衰竭与右室心力衰竭,因此一旦发生呼吸道感染,应积极进行抗感染治疗。

3. 改善肺通气　常用的方法:①解除支气管痉挛;②清除气道内异物或分泌物;③用抗感染治疗减轻气道的炎症;④必要时做气管插管或气管切开术;⑤给予呼吸中枢兴奋剂;⑥掌握适应证,正确使用人工呼吸机;⑦注意补充营养,防止呼吸机疲劳。

4. 吸氧　呼吸衰竭必定有缺氧,因此必须争取在短时间内使 PaO_2 升至 50～60 mmHg,动脉血氧饱和度升至 85% 左右。

Ⅰ型呼吸衰竭有缺氧而无二氧化碳潴留,可吸入较高浓度的氧(一般不超过50%)。慢性Ⅱ型呼吸衰竭时,由于呼吸中枢反应性的变化,原则上给氧以持续低浓度(低于 30%)、低流量(1~2 L/min)为宜,应使 PaO_2 达到 50~60 mmHg,以求能供给组织必要的氧而不致引起二氧化碳麻醉,然后根据患者情况及时调整并逐渐提高吸入氧的浓度及流量。如在给氧时出现二氧化碳分压进行性上升,则必须进行人工呼吸以促进二氧化碳的排出。

5.综合治疗　注意及时纠正酸碱平衡紊乱与水、电解质代谢紊乱,维持心、脑、肾等重要器官的功能,防治严重的并发症。

问题分析与能力提升

某特发性肺间质纤维化患者,男,33 岁,因气短入院。体格检查:T 36.5 ℃,HR 104 次/min,R 60 次/min。呼吸急促,发绀,两肺底有细湿啰音。肺活量 1 000 mL(正常成年男性 3 500 mL)。血气分析:PaO_2 58 mmHg,$PaCO_2$ 32.5 mmHg,pH 值 7.49(正常值为 7.35~7.45)。

思考:①该患者是否发生了呼吸衰竭?如果发生,属于何种类型,机制如何?②患者为什么发生呼吸困难?③该患者发生了哪种类型的酸碱平衡紊乱?

(河南医学高等专科学校　牛朝霞)

第十三章

肝性脑病

学习目标

知识目标:掌握肝性脑病的概念和诱因。

能力目标:培养学生分析问题和解决问题的能力。

情感目标:能开展肝性脑病的健康教育。

肝是人体最大的消化腺,承担着消化、代谢、解毒、分泌及免疫等多种生理功能。肝功能不全是指各种因素引起肝脏代谢、分泌、合成、解毒及免疫功能障碍,机体出现黄疸、出血、继发感染和重要器官功能紊乱的病理生理过程。肝功能衰竭属于肝功能不全的晚期,是指肝功能严重障碍引起的一系列临床综合征,主要表现为肝性脑病和肝肾综合征。大多数肝功能衰竭者都以肝性脑病而告终。

肝性脑病(俗称肝昏迷)是指在排除其他已知脑疾病的前提下,继发于肝功能障碍的神经精神综合征,其主要临床表现从早期轻微的人格改变、行为失常、扑翼样震颤,到出现意识障碍乃至昏睡、昏迷甚至死亡。临床上按神经精神症状的轻重将肝性脑病分为四期:Ⅰ期称前驱期,有轻微的性格、行为改变,昼夜颠倒,轻微扑翼样震颤;Ⅱ期又称昏迷前期,出现语言和书写障碍、嗜睡、淡漠、人格障碍、行为异常和明显的扑翼样震颤等;Ⅲ期又称昏睡期,以昏睡能唤醒、语无伦次、明显精神错乱为主;Ⅳ期又称昏迷期,患者意识完全丧失,昏迷不能唤醒,对疼痛刺激无反应。

第一节　概　述

(一)肝性脑病的病因

引起肝性脑病的原发病有重症病毒性肝炎、重症中毒性肝炎、药物性肝病、妊娠期急性脂肪肝、各型肝硬化、门-体静脉分流术后、原发性肝癌及其他弥漫性肝病的终末期,而以肝硬化患者发生肝性脑病最多见,约占70%。

(二)肝性脑病的分类

1.病理分型　肝性脑病分为 A、B、C 三型,A 型为急性肝衰竭相关性肝性脑病,B

型为无内在肝病的门体旁路相关性肝性脑病,C 型为肝硬化伴门脉高压或门体分流相关的肝性脑病。

A 型肝性脑病:起病急,病情凶险,无明显诱因,常由急性重型病毒性肝炎、急性中毒性肝病、急性药物性肝病所致,因肝细胞广泛坏死,肝功能急剧下降,患者迅速发生昏迷,预后差。

B 型肝性脑病:少见,纯粹由门-体静脉分流术引起,肝结构正常且无器质性肝病。

C 型肝性脑病:常继发于各种慢性肝病,见于门脉性肝硬化、严重的病毒性肝炎、原发性肝癌、严重胆道感染、慢性药物性肝病、肝豆状核变性等。

2. 临床分型

(1)急性型　是由于急性或亚急性重型病毒性肝炎或药物、毒物等造成的暴发性肝衰竭所致的肝性脑病。由于肝细胞大量或大块坏死,残存的肝细胞不能维持机体正常代谢所需,造成代谢失衡,体内代谢毒物不能被有效清除而积聚,导致中枢神经系统功能紊乱,又称为内源性肝性脑病或非氨性肝性脑病。临床表现:常无诱因,起病急骤,病程短,前驱期短或无,患者常于短期内急剧进入昏迷,消化道及全身症状明显。体征:早期肝脏可肿大,触、压、叩痛,肝脏浊音界逐渐缩小,多无门脉高压表现,扑翼样震颤偶见。肝功能检查显示胆红素明显上升,转氨酶可有明显增高,严重者可出现酶胆分离,凝血酶原时间延长,血胆固醇降低。本型病情危重,预后极差,病死率极高,多于短期内死亡,幸存者可发展为坏死性肝硬化。

(2)慢性型　系由于各种原因的慢性肝病、肝硬化或门-体静脉分流术后引起,常有肝细胞变性坏死,同时又有肝细胞再生修复,但再生的肝细胞功能不全而致代谢失衡,体内毒性物质不能被有效清除,或门体分流毒性物质直接进入体循环造成中枢神经系统功能紊乱。此型患者脑组织常有病理改变如星状细胞肥大、增多,大脑皮质变薄,有灶性坏死。此型属于外源性肝性脑病,又称氨性或门-体分流性脑病。临床表现:常有诱因,起病缓慢,病情轻重不一,也可反复发作,可有消化道及全身症状,但较轻,神经精神症状时有时无,经反复发作可逐渐出现不可逆的神经精神症状。查体可有肝硬化及门静脉高压症表现,发作时常有扑翼样震颤。肝功能改变可不严重,晚期可加重。本型经去除诱因、积极治疗后可恢复,预后较好,但疾病晚期常可因其他并发症死亡。

(三)肝性脑病的分期

肝性脑病分为
哪几期?

根据其临床表现,肝性脑病分为Ⅰ期(前驱期)、Ⅱ期(昏迷前期)、Ⅲ期(昏睡期)、Ⅳ期(昏迷期)四期。但各期之间并无明确的界限。

Ⅰ期(前驱期):出现轻度性格改变和行为失常。表现:性格改变,出现抑郁或欣快;行为改变,出现无意识动作;睡眠时间改变,出现睡眠颠倒。扑翼样震颤(-),正常反射存在,病理反射(-),脑电图多正常。

Ⅱ期(昏迷前期):以意识错乱、睡眠障碍、行为失常为主,表现为定向力障碍,定时障碍,计算力下降,书写潦乱,语言断续不清,人物概念模糊,扑翼样震颤(+),正常反射存在,病理反射(-),常见膝腱反射亢进,踝阵挛(+),肌张力可增强。可出现不随意运动及运动失调,脑电图出现对称性 θ 波(每秒 4~7 次)。

Ⅲ期(昏睡期):以昏睡和精神错乱为主,表现为患者大部分时间处于昏睡状态,反应存在(可被唤醒),或狂躁扰动,扑翼样震颤(+),肌张力明显增强,脑电图同Ⅱ期。

Ⅳ期(昏迷期):此期患者神志完全丧失,不能被唤醒。浅昏迷时,对痛觉刺激(如压眶反射阳性)和不适体位尚有反应,腱反射和肌张力仍亢进,扑翼样震颤由于患者查体不能合作而无法引出。深昏迷时,各种反射消失,肌张力降低,瞳孔常散大,可表现为阵发性抽搐,踝阵挛(+),换气过度,脑电图上出现极慢δ波(1.5~3次/s)。

第二节　肝性脑病的发病机制

肝性脑病的发病机制尚未完全明确。一般认为氨中毒、假性神经递质、血浆支链氨基酸与芳香族氨基酸比例失调、氨基丁酸或其他来自肠道的许多毒性代谢产物,未被肝解毒和清除,或经侧支进入体循环,透过血脑屏障而至脑部,引起大脑功能代谢障碍。每种机制都能从一定角度解释肝性脑病的发生发展,并为临床治疗提供理论依据,但并不能解释全部。

(一)氨中毒学说

在进食大量高蛋白或口服较多含氮物质后血氨水平升高,并可出现肝性脑病的各种临床表现,而限制蛋白摄入可缓解病情。临床上,肝性脑病发作时,多数患者血液及脑脊液中氨水平升高至正常的2~3倍,约占80%,且降血氨治疗有效。正常情况下,人体氨的生成与清除之间维持着动态平衡,血氨含量不超过59 μmol/L。当氨生成过多而清除不足时,血氨升高,进入脑内作为神经毒素引起肝性脑病,氨中毒学说是肝性脑病发病机制的中心环节。

试述氨中毒造成肝性脑病的机制。

1. **氨水平升高**　氨生成过多或清除不足均可致血氨水平升高。

血氨的来源:主要来源于肠道产氨,肠道细菌释放的氨基酸氧化酶分解氨基酸产氨,尿素酶分解经肝肠循环弥散入肠的尿素产氨,正常时肠道每天产氨4 g;其次肾小管上皮细胞水解谷氨酰胺产氨;肌肉收缩时腺苷酸分解代谢增强也可产氨。血氨的去路绝大部分在肝脏经鸟氨酸循环合成尿素,再从肾排出或经肠壁渗入肠腔,通常肝脏合成1分子尿素可清除2分子氨,少部分氨与谷氨酸合成谷氨酰胺。若氨生成过多或排出过少,血氨水平就会升高。

(1)氨产生过多　①肝功能严重障碍时,由于门静脉血流受阻、门脉高压,致使肠道黏膜淤血、水肿,由于胆汁分泌减少,肠蠕动减慢,食物消化、吸收和排空都发生障碍,未经消化吸收的蛋白质在肠道潴留,同时肠内细菌大量繁殖,释放的氨基酸氧化酶和尿素酶增多,使肠道氨的生成显著增多;如果合并上消化道出血,血液蛋白质在肠内细菌作用下产氨增多。②肝硬化晚期可因合并肾功能障碍而发生氮质血症,使弥散至肠道的尿素大增,经肠内细菌尿素酶作用,产氨剧增。③肝性脑病患者在前驱期出现烦躁不安与躁动,使肌肉活动增强,导致肌肉中腺苷酸分解代谢增强而产氨增多。④肠道中氨的吸收率与肠道内pH值有密切关系。当肠道属于酸性环境时,NH_3与H^+结合成不易吸收的NH_4^+而随粪便排出体外。反之,当肠道内处于碱性环境时,肠道吸收氨增多,促使血氨升高。因而临床上常用口服乳果糖,在肠道细菌分解下产生乳酸、醋酸,从而降低肠道内pH值,减少氨的吸收。

(2)氨清除不足　①血氨水平升高多因肝脏清除氨的能力降低所致,见于严重肝脏疾患。由于ATP供给不足、肝内各种酶系统严重受损,鸟氨酸循环障碍使尿素合成能力显著降低导致氨清除不足。②在已建立肝内、外侧支循环的肝硬化患者和门-体静脉吻合术后的病例,来自肠道的氨有一部分或大部分通过分流未经肝清除直接进入体循环,成为血氨升高的主要原因。

2. 氨对脑组织的毒性作用　氨属于弱碱性,正常血氨只有1%可以通过血脑屏障进入脑内。当细胞因子、自由基等使血脑屏障通透性增高时,即使血氨不增高,进入脑内的氨也会增多。氨可以产生以下毒性作用。

(1)干扰脑组织能量代谢　脑内能量主要来源于葡萄糖的生物氧化。脑细胞的正常代谢是保持意识清醒和精神正常的基本条件。氨入脑可干扰葡萄糖的生物氧化过程,影响能量代谢,使 ATP 生成减少,消耗过多,其具体作用环节:①氨与三羧酸循环中的 α-酮戊二酸结合形成谷氨酸,消耗大量的 α-酮戊二酸,而血液中的 α-酮戊二酸又不易通过血脑屏障进入脑组织,导致三羧酸循环减慢,ATP 生成减少;②消耗了大量还原型辅酶 I 而妨碍了呼吸链的递氢过程,使 ATP 生成不足;③氨抑制丙酮酸脱氢酶系及 α-酮戊二酸脱氢酶系的活性,从而影响三羧酸循环过程,使谷氨酸和 ATP 均生成减少;④氨与谷氨酸结合生成谷氨酰胺增多,ATP 大量消耗。因此,进入脑内的氨使脑细胞完成各种功能所需的 ATP 严重不足,不能维持中枢神经系统的兴奋活动,从而发生功能紊乱乃至昏迷。

(2)氨使脑内神经递质发生改变　脑内氨水平升高可影响神经递质的水平及神经传递。①干扰脑内兴奋性递质谷氨酸的浓度及谷氨酸能神经的传递,肝性脑病早期氨可使脑内谷氨酸生成增多,患者表现为兴奋性增强,后期脑内氨进一步增加,一方面使谷氨酸与氨结合生成谷氨酰胺增多,另一方面抑制丙酮酸脱氢酶系和 α-酮戊二酸脱氢酶系的活性,使三羧酸循环受抑制,两者均使脑内兴奋性递质谷氨酸减少,神经传递障碍。②使丙酮酸氧化脱羧障碍,乙酰辅酶 A 生成减少,中枢兴奋性递质乙酰胆碱生成减少。③抑制性递质(如 γ-氨基丁酸、谷氨酰胺等)增加,导致抑制性神经元活动增强。

(3)干扰脑神经元细胞膜离子转运　氨可干扰神经元细胞膜 Na^+-K^+-ATP 酶的活性,影响细胞内外 Na^+-K^+ 的分布,氨和 K^+ 有竞争作用,因而影响 Na^+、K^+ 在神经元细胞膜内外的分布,并影响正常静息电位和动作电位的产生,使神经的兴奋和传导过程受到干扰。

(二)假性神经递质学说

脑干网状结构上行激动系统的主要功能是保持清醒状态或维持唤醒功能,去甲肾上腺素和多巴胺是脑干网状结构中传递冲动的主要递质,当这些递质被假性神经递质取代,这一系统的唤醒功能将不能被维持。

1. 假性神经递质形成的原因　神经冲动的传导是通过递质来完成的。神经递质分兴奋和抑制两类,正常时两者保持生理平衡。兴奋性神经递质有儿茶酚胺中的多巴胺和去甲肾上腺素,乙酰胆碱、谷氨酸和门冬氨酸等;抑制性神经递质只在脑内形成。

食物中的芳香族氨基酸(如酪氨酸、苯丙氨酸等),经肠菌脱羧酶的作用分别转变为酪胺和苯乙胺。正常时这两种胺在肝内被单胺氧化酶分解清除,在肝功能障碍或存在门-体静脉分流时,清除发生障碍,此两种胺可进入脑组织,在脑内经 β 羟化酶的作用分别形成羟苯乙醇胺和苯乙醇胺。这两种物质的化学结构与正常神经递质去甲肾上腺素和多巴胺相似,但其效果相当于肾上腺素的 1/10,因此称为假性神经递质。

2.假性神经递质的致病机制 当假性神经递质被脑细胞摄取并取代了突触中的正常递质,则神经传导发生障碍,兴奋性冲动不能正常地传至大脑皮质而产生异常抑制;出现意识障碍与昏迷。此外,因黑质-纹状体中抑制性递质多巴胺被假性神经递质取代,故出现扑翼样震颤。

(三)血浆氨基酸失衡学说

研究发现,在肝性脑病发生之前或发生之中,脑内假性神经递质和(或)抑制性神经递质增多,这种变化与血浆中氨基酸的改变有关。血浆支链氨基酸/芳香族氨基酸之比值在正常人为 3.0 ~ 3.5,而肝性脑病患者血中氨基酸含量有明显的改变,表现为支链氨基酸(亮氨酸、异亮氨酸、缬氨酸)减少,而芳香族氨基酸(苯丙氨酸、酪氨酸、色氨酸)增多,两者比值为 0.6 ~ 1.2。若用中性氨基酸混合液将此比值矫正到 3.0 ~ 3.5,中枢神经系统功能即会得到改善。

1.血浆氨基酸失衡的原因 肝功能衰竭时,胰岛素和胰高血糖素的灭活减少,血中胰高血糖素的升高比胰岛素的升高更快更明显,而胰高血糖素致使蛋白质分解代谢增强,大量芳香族氨基酸由肝和肌肉释放入血。同时,血中胰岛素增加使脂肪组织和骨骼肌摄取支链氨基酸加速,总的结果是支链氨基酸减少而芳香族氨基酸增多。

2.血浆氨基酸失衡的致病机制 在生理情况下,芳香族氨基酸和支链氨基酸同属电中性的氨基酸,借同一载体转运系统通过血脑屏障并被脑细胞摄取,因此两者在通过血脑屏障时相互竞争。而芳香族氨基酸增多而支链氨基酸减少的情况下,必然使芳香族氨基酸尤其是苯丙氨酸和酪氨酸进入脑细胞增多,而增多的苯丙氨酸和酪氨酸在芳香族氨基酸脱羧酶和羟化酶的作用下分别生成假性神经递质苯乙醇胺和羟苯乙醇胺。因此,血浆氨基酸失衡使脑内产生大量的假性神经递质,同时抑制了正常神经递质的合成,最终导致昏迷。

临床上,对肝性脑病患者补充支链氨基酸仅能缓解部分患者的神经精神症状,却不能改变患者的生存率,由此可见血浆氨基酸失衡学说是假性神经递质学说的补充和发展。

总之,肝性脑病的发病机制较为复杂,应对不同类型的肝性脑病做动态观察和研究。在慢性肝性脑病,高血氨是主要发病机制,进而引起血浆氨基酸失衡。在暴发型肝性脑病时,与肝细胞急性大量坏死,代谢障碍造成氨基酸失衡有更重要的直接关系。因此,对于不同类型的肝性脑病要具体分析,研究其发生发展规律,制订出相应的治疗措施。

第三节 肝性脑病的诱发因素

1.消化道出血 肝硬化患者因食管下段胃底静脉曲张破裂引起的上消化道出血是本病最常见的诱因,因为:①大量出血为产氨提供了较多的蛋白质;②大出血使有效循环血量减少而发生肾功能障碍,使尿素肝肠循环增加,产氨增多;③大失血引起低血压、休克,导致脑组织缺血、缺氧和血脑屏障通透性增加而诱发昏迷。

2.高蛋白饮食 过多摄入含氮的高蛋白食物,使肠道氨的产生增加,导致血氨增高而诱发肝性脑病。

肝性脑病的诱因有哪些?

3. 氮质血症 严重肝病时常伴肝肾综合征,通常认为这是一种功能性肾功能衰竭。肾功能不全时排氨减少,可诱发肝性脑病。

4. 碱中毒及电解质紊乱 在肝性脑病的诱发因素中占第 2 位,其中以低钾血症为多见,其次为低钠血症。低血钾时体内内环境发生改变,血 pH 值上升,引起碱中毒,有利于肠道氨的产生和吸收及肾小管对氨的吸收,氨透过血脑屏障从而诱发肝性脑病。低钠血症可影响细胞内外渗透压而导致脑细胞水肿,脑细胞能量代谢障碍,从而诱发肝性脑病。

5. 感染 原因:①组织蛋白分解增加,引起产氨增多和血氨基酸失衡;②微生物毒性产物加重肝损害;③发热引起通气过度而致呼吸性碱中毒,促进血氨进入脑内;④使血脑屏障通透性增加。

6. 便秘 主要原因是肠道产氨和其他含氨毒性物质的产生和吸收增多。

7. 其他 包括大量放腹腔积液、手术、输注含氨较多的库存血、严重创伤、酗酒、不合理用药、麻醉、镇静剂使用不当、利尿剂使用不当等,均可诱发本病。

第四节 防治原则

肝性脑病是肝功能不全发展至晚期失代偿阶段的最终临床表现,死亡率高。鉴于肝性脑病的发病机制较为复杂,而且其发病是多因素综合作用的结果,因此防治措施也应是综合性的,其中去除诱因和防治并发症尤为重要。

1. 治疗原发病 肝性脑病通常是由严重肝功能障碍引起,首先应针对原发病(如肝炎、肝硬化等)进行积极治疗。

2. 防治诱因 谨防诱因的出现,无论对尚未发生肝性脑病的肝功能严重障碍的患者,亦或是已经发生肝性脑病的病例,都是十分重要的。主要措施:①严格限制蛋白质摄入量,在限制蛋白质的同时可增加葡萄糖和维生素等营养物质的摄入量;②为防止食管下端静脉破裂出血,应严禁患者吃粗糙食物;③慎用镇静剂、麻醉剂及利尿剂,即使使用最低量,也要警惕药物蓄积的可能;④预防感染,防止排放腹腔积液过多过快,保持大便通畅。

3. 减少肠道毒性物质产生和吸收 减少肠源性氨的吸收和降血氨,可用生理盐水或弱酸性溶液灌肠,以减少和防止氨的吸收。必要时选用合适的抗生素,以控制肠道菌产氨。

4. 降血氨 氨在肠道吸收是以非离子型(NH_3)形式弥散入肠黏膜的。当结肠内 pH 值>6 处于碱性环境时,NH_3 大量弥散入血;当 pH 值<6 处于强酸性环境时,NH_3 则形成 NH_4^+ 而不利于吸收,并能将血中 NH_3 反渗至肠道内。所以乳果糖通过其缓泻作用降低血氨,并有抗内毒素的作用。用食醋灌肠以改变肠道内的 pH 值,使 pH 值保持在 5~6 以下的酸性环境,能够降低血氨,并抑制肠内非正常菌群,减少内毒素的吸收。

5. 纠正氨基酸失衡并补充正常神经递质 补充正常神经递质,使其与脑内假性神经递质竞争,从而恢复正常的神经系统功能。目前多采用左旋多巴,因为它易于通过血脑屏障进入中枢神经系统,并转变为正常神经递质而发挥效应。此外,也可应用含有高支链氨基酸、低芳香族氨基酸再加精氨酸的混合氨基酸制剂,通过恢复血氨基酸平衡来治疗肝性脑病。

 问题分析与能力提升

患者,男,45岁,5年前诊断为肝硬化,间歇性乏力、食欲缺乏2年。1 d前进食不洁肉食后,出现高热、频繁呕吐,继之出现说胡话,扑翼样震颤,既而进入昏迷。

体格检查:T 38.2 ℃,P 110次/min,BP 75/45 mmHg,肝病面容,颈部可见蜘蛛痣,四肢湿冷,腹壁静脉可见曲张,脾肋下4 cm,肝脏未及,腹腔积液征阳性。

思考:该病可能的诊断有哪些? 试分析原因。其诱发因素是什么?

（洛阳职业技术学院　王玉霞）

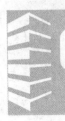

第十四章

肾功能不全

学习目标

知识目标:①掌握急性肾功能衰竭、慢性肾功能衰竭和尿毒症的概念,急、慢性肾衰竭时机体的功能、代谢变化,急性肾衰竭的原因和类型。②熟悉慢性肾功能衰竭的发病机制。③了解急、慢性肾衰竭的防治原则,尿毒症时机体的功能、代谢变化。

能力目标:具有能根据不同病因分析急性肾功能衰竭类型的能力,可根据临床表现和实验室检查判定慢性肾功能衰竭的发展趋势;并能针对肾功能衰竭的病因开展健康教育,指导预防。

情感目标:培养学生学习兴趣,提高医学生热爱生命、热爱本职工作的道德情操。

肾的剖面结构

肾是人体重要生命器官,具有许多生理功能。①排泄功能:排出体内代谢产物、药物和毒物。②调节功能:调节水、电解质和酸碱平衡及维持血压。③内分泌功能:产生肾素、促红细胞生成素、$1,25-(OH)_2D_3$ 和前列腺素,并灭活甲状旁腺激素和胃泌素等。

当各种病因引起肾功能严重障碍时,会出现多种代谢产物、药物和毒物在体内蓄积,水、电解质和酸碱平衡紊乱,以及肾内分泌功能障碍的临床表现,这一病理过程称为肾功能不全。

肾功能不全的原因:①肾病,如急性、慢性肾小球肾炎,肾盂肾炎,肾结核,化学毒物和生物性毒物引起的急性肾小管变性、坏死,肾肿瘤和先天性肾病等;②肾外疾病,如全身性血液循环障碍(休克、心力衰竭、高血压病)、全身代谢障碍(如糖尿病)及尿路疾患(尿路结石、肿瘤压迫)等。

肾功能不全与肾功能衰竭只是程度上的差别,没有本质上的区别。前者是指肾功能障碍由轻到重的全过程;后者则是前者的晚期阶段。肾功能衰竭可分为急性肾功能衰竭和慢性肾功能衰竭。

笔记栏

第一节　肾功能不全的基本发病环节

（一）肾小球滤过功能障碍

肾滤过功能以肾小球滤过率（glomerular filtration rate，GFR）来衡量，正常约为125 mL/min。肾小球滤过功能障碍有以下几个方面的原因。

1.肾血流量减少　肾血流量占心输出量的20%～30%，其中95%流经肾皮质。短粗的肾动脉与腹主动脉相连，因此全身血压对肾灌注压影响很大。动脉血压在80～160 mmHg时，通过肾自身调节，保持肾血流量和GFR不变。当休克、心力衰竭等使血容量减少、平均动脉压降低或肾血管收缩时，肾血流量显著减少，GFR随之降低。缺血也可使肾小管上皮细胞变性坏死，导致肾功能不全。

2.肾小球有效滤过压降低　肾小球毛细血管血压一般等于全身血压的60%。正常时，肾小球有效滤过压约为25 mmHg。大量失血和脱水等引起全身血压下降时，肾小球毛细血管血压随之下降；尿路梗阻、肾小管阻塞、肾间质水肿压迫肾小管时，囊内压升高，导致肾小球有效滤过压降低。血浆胶体渗透压作用不大，因为其降低会引起组织液生成增多，循环血量减少，通过肾素血管紧张素系统引起肾小球入球小动脉收缩，结果肾小球毛细血管血压也下降。大量输入生理盐水，使循环血量增多和血浆胶体渗透压下降时，可造成肾小球有效滤过压及GFR增高，出现利尿效应。

肾小球有效滤过压=肾小球毛细血管血压-（囊内压+血浆胶体渗透压）

3.肾小球滤过面积减少　成人约有200万个肾单位。肾储备能力较强，切除一侧肾使肾小球滤过面积减少50%，但健侧肾往往仍可代偿其功能。但是，当肾单位大量破坏时，肾小球滤过面积极度减少，可使GFR降低，出现肾功能不全。

4.肾小球滤过膜通透性改变　肾小球滤过膜由三层结构组成，即肾小球毛细血管内皮细胞、基底膜和肾小球囊脏层上皮细胞（足细胞）。内皮细胞间有很多微细的小孔，基底膜为连续无孔的致密结构，足细胞具有相互交叉的足突；基底膜和足突间缝隙覆有薄膜，富含黏多糖并带负电荷。其通透性大小与滤过膜的结构和电荷屏障有关。炎症、损伤和免疫复合物均可破坏滤过膜的完整性或降低其负电荷而导致通透性增加，这是引起蛋白尿和血尿的重要原因。

（二）肾小管功能障碍

肾小管具有重吸收、分泌和排泄功能。缺血、感染和毒物可引起肾小管上皮细胞变性坏死，导致肾功能障碍。醛固酮、抗利尿激素（antidiuretic hormone，ADH）、心钠素、甲状旁腺激素等，也可导致肾小管功能改变。由于各节段肾小管结构和功能不同，故出现功能障碍时表现各异。

1.近曲小管功能障碍　近曲小管能重吸收原尿中的绝大部分的水、葡萄糖、氨基酸、蛋白质、磷酸盐、碳酸氢盐、钠（60%～70%）及钾等，因此，近曲小管功能障碍可导致肾性糖尿、氨基酸尿、钠水潴留和肾小管性酸中毒等。此外，近曲小管能排泄对氨基马尿酸、酚红、青霉素及某些泌尿系造影用的碘剂等。

2.髓袢功能障碍　髓袢升支粗段对Cl^-主动重吸收，伴有Na^+被动重吸收（10%～

20%），但对水的通透性低，故形成了肾髓质间质的高渗状态，这是原尿浓缩的重要条件。当髓襻功能障碍时，肾髓质的高渗环境受到破坏，原尿浓缩发生障碍，可出现多尿、低渗或等渗尿。

3. 远曲小管和集合管功能障碍　远曲小管在醛固酮的作用下，能分泌 H^+、K^+ 和 NH_3，并与原尿中的 Na^+ 进行交换，在调节电解质和酸碱平衡中起重要作用。远曲小管功能障碍可导致钠、钾代谢障碍和酸碱平衡失调。远曲小管和集合管在抗利尿激素的作用下，完成对尿的浓缩和稀释，若集合管功能障碍可出现肾性尿崩症。

（三）肾脏内分泌功能障碍

1. 肾素-血管紧张素-醛固酮系统（RAAS）　肾素是由肾近球细胞合成、储存并释放的一种蛋白水解酶。全身平均动脉压降低、脱水、肾动脉狭窄、低钠血症、交感神经兴奋等，可通过对入球小动脉壁牵张感受器、致密斑直接作用于近球细胞 β_2 受体，引起肾素释放增多。肾素进入血液循环，可将肝细胞生成的血管紧张素原分解成为血管紧张素 I（angiorosin I, Ang I）；Ang I 在转化酶（肺组织内）的作用下形成血管紧张素 II（Ang II）；Ang II 在血管紧张素酶 A 的作用下，分解形成血管紧张素 III（Ang III）。血管紧张素 II、III 均具有收缩血管（Ang II>Ang III）和促进肾上腺皮质分泌醛固酮（Ang III>Ang II）的作用。肾素分泌还受血管紧张素、醛固酮和抗利尿激素的反馈调节。高血钙、高血镁、低血钾等，也可刺激肾素分泌。

肾通过 RAAS 参与调节循环血量、血压和水、钠代谢。某些肾病（如肾小球肾炎、肾小动脉硬化症等）可出现 RAAS 活性增强，导致肾性高血压和钠、水潴留。

2. 促红细胞生成素（erythropoietin, EPO）　90% 由肾（毛细血管丛、肾小球旁器、肾皮质和髓质）产生，是一种多肽类激素，可加速骨髓造血干细胞和原始红细胞的分化、成熟，促进网织红细胞释放入血和加速血红蛋白合成。组织氧供减少或需氧增加，可激活肾腺苷酸环化酶，生成 cAMP，进而激活蛋白激酶，促进 EPO 分泌，使红细胞生成增加。后者通过负反馈机制抑制 EPO 生成，使机体红细胞维持在正常水平。肾性贫血的发生与肾实质破坏导致其生成减少有关。

3. $1,25\text{-}(OH)_2D_3$　维生素 D_3 本身无生物学活性。肾皮质细胞（肾小管上皮细胞）线粒体含有 1-α 羟化酶，可将由肝脏生成的 $25\text{-}(OH)D_3$ 羟化成 $1,25\text{-}(OH)_2D_3$。低血钙、低血磷和甲状旁腺素可激活肾 1-α 羟化酶，而降钙素则相反。$1,25\text{-}(OH)_2D_3$ 是维生素 D_3 的活化形式，其作用：①促进肠道对钙磷的吸收，其经血液转运至小肠黏膜上皮细胞与受体蛋白结合，使细胞合成钙结合蛋白增加，进而促进肠黏膜对 Ca^{2+} 的吸收和运转，磷则随 Ca^{2+} 吸收所形成的电化学梯度进行弥散；②促进骨骼钙磷代谢，通过激活破骨细胞和成骨细胞，促进骨溶解和新骨钙化。

当慢性肾功能衰竭时，由于肾实质损害，$1,25\text{-}(OH)_2D_3$ 生成减少，可发生低钙血症，从而诱发肾性骨营养不良，这种低钙血症用维生素 D 治疗无效。

4. 激肽释放酶-激肽-前列腺素系统（KKPGS）　肾（尤其近曲小管细胞）富含激肽释放酶，可作用于血浆 α_2 球蛋白（激肽原）而生成缓激肽。肾激肽释放酶的产生受细胞外液量、体钠量、醛固酮、肾血流量等调节，其中醛固酮最主要，它可促进激肽分泌。前列腺素（prostadandin, PG）是由 20 个碳原子组成的不饱和脂肪酸，有 PGA、PGE、PGF、PGH 等多种。肾髓质间质细胞主要合成 PGE_2、PGA_2 和 PGE_2。缓激肽、血管紧张素可促进 PG 分泌。激肽、PGE_2 和 PGA_2 均可扩张血管、降低外周阻力和促进肾小管钠、水排出。因此,慢性肾功能衰竭时,KKPGS 活性下降是引起肾性高血压的因素之一。许多肾病如溶血性尿毒症综合征、肾功能衰竭、肾病综合征等,与肾内激肽 - 前列腺素系统失调有关。

5. 甲状旁腺激素和胃泌素　肾可灭活甲状旁腺激素(parathyroid hormone,PTH) 和胃泌素。

PTH 具有溶骨和促进肾排磷的作用。慢性肾功能衰竭时,易发生肾性骨营养不良和消化性溃疡,与这两种激素灭活减少有关。

第二节　急性肾功能衰竭

急性肾功能衰竭(acute renal failure,ARF)是指因各种原因在短期内引起肾泌尿功能急剧降低,导致机体内环境严重紊乱的病理过程,临床表现有水中毒、氮质血症、高钾血症和代谢性酸中毒。多数患者伴有少尿或无尿,即少尿型急性肾功能衰竭。少数患者尿量并不减少,但肾排泄功能障碍,氮质血症明显,称为非少尿型急性肾功能衰竭。无论少尿型或非少尿型,GFR 均显著降低,故 GFR 降低被认为是急性肾功能衰竭的中心环节。

(一)病因和分类

根据病因将急性肾功能衰竭分为三大类。

1. 肾前性急性肾功能衰竭　肾前性急性肾功能衰竭见于各型休克早期,由于失血、脱水、创伤、感染及错用血管收缩药(升压药)等原因,引起有效循环血量减少和肾血管强烈收缩,导致肾血液灌流量急剧减少,GFR 显著降低,出现尿量减少和氮质血症等,但肾小管功能尚属正常,肾并未发生器质性病变,故又称功能性急性肾功能衰竭。

2. 肾性急性肾功能衰竭　由肾实质器质性病变引起的急性肾功能衰竭称为肾性急性肾功能衰竭,临床上以肾缺血和肾毒物引起的急性肾小管坏死最常见。

(1)急性肾小管坏死　①肾缺血和再灌注损伤:各类休克未及时抢救而发生持续肾缺血或再灌注损伤,均可引起肾小管坏死。此时,功能性肾功能衰竭就转变为器质性肾功能衰竭。②肾毒物:重金属(汞、砷、锑、铅等)、抗生素(新霉素、卡那霉素、庆大霉素、甲氧西林、多黏菌素、头孢菌素等)、磺胺类药物、某些有机化合物(四氯化碳、氯仿、甲醇、酚、甲苯等)、杀虫药、毒蕈、蛇毒、造影剂、肌红蛋白、血红蛋白及内毒素等,均可直接损害肾小管,引起肾小管上皮细胞变性、坏死。③体液因素异常:严重的低钾血症、高钙血症和高胆红素血症等,亦可导致肾实质损坏。在许多病理条件下,肾缺血与肾毒物常同时或相继发生作用。例如在肾毒物时,肾内可出现局部血管痉挛而致肾缺血;反之,肾缺血也常伴毒性代谢产物的堆积。

(2)肾脏本身疾患　肾小球、肾间质、肾血管的病变,如急性肾小球肾炎、狼疮性肾炎、肾盂肾炎、恶性高血压、两侧肾动脉血栓形成或栓塞、子痫、结节性多动脉炎等,均可引起弥漫性肾实质损害,导致急性肾功能衰竭。

3. 肾后性急性肾功能衰竭　指由于下泌尿道(从肾盂到尿道口)的堵塞引起的急

急性肾功能衰竭根据病因可分为哪几种类型?

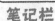

性肾功能衰竭。常见于双侧尿路结石、盆腔肿瘤和前列腺肥大、前列腺癌等引起的尿路梗阻。早期并无肾实质损害，由于肾小球有效滤过压下降导致 GFR 降低，可出现氮质血症、酸中毒等。如及时解除梗阻，肾泌尿功能可很快恢复。

（二）发病机制

急性肾功能衰竭发病机制的关键是 GFR 降低，但其发病的确切机制尚未完全阐明。不同病因、病情、病期和不同程度的肾损伤，其发生机制的主导环节不完全相同。对急性肾功能衰竭研究发现，肾细胞损伤和 GFR 的下降非一种原因和机制参与，很可能是一种或多种不同原因和病理生理机制单独或共同作用的结果。下面主要阐述肾缺血和肾毒物引起少尿型急性肾功能衰竭的发病机制。

1. **肾血流动力学改变**　许多动物实验及临床观察表明，肾血流灌注不足是肾小管坏死的起始因素。当各种原因引起血压下降导致肾灌注压下降，或毒性物质作用于肾小球毛细血管内皮，使内皮细胞损伤，引起肾血管发生广泛的收缩。肾血管造影可见肾血管床持续收缩，肾血流量为正常的 1/2 以下，尤其以肾皮质外层血流量减少为明显。通过输注液体增加肾灌注或应用血管活性药物常不易改变 GFR 的持续下降。这种持续性肾血管收缩、肾低灌注状态的机制仍不十分清楚，但可能与如下一些因素有关。

（1）肾素-血管紧张素-醛固酮系统活性增高　肾素-血管紧张素-醛固酮系统（rennin-angiotensin-aldosterone system, RAAS）在调节肾血流量方面发挥着重要作用。引起 RAAS 活性增高的因素：①肾缺血时肾灌注压降低，刺激近球细胞分泌肾素；②有效循环血量降低，交感神经兴奋的直接刺激等均可引起肾素分泌增加；③肾缺血和中毒时，近曲小管受损，肾小管的髓袢升支粗段也受损，使其对钠重吸收减少，因而原尿到达远曲小管致密斑处的钠浓度升高，刺激近球细胞分泌肾素。肾素分泌增多，导致血管紧张素Ⅱ增加，从而使肾血管收缩，GFR 降低。

（2）体内儿茶酚胺增加　临床上休克、创伤及肾毒物引起的急性肾功能衰竭，血中儿茶酚胺浓度急剧增加。皮质肾单位分布在肾皮质外 1/3，其入球动脉对儿茶酚胺敏感性高，因此，皮质外层血流减少更为明显。实验也证明，肾动脉内灌注肾上腺素后再做肾动脉造影，肾皮质血管不显影，而髓质血管显影正常，这与急性肾功能衰竭的改变类似。

（3）前列腺素产生减少　肾是产生前列腺素的主要器官，前列腺素对其自身的血流调节起比较重要的作用。在肾缺血、肾中毒时，具有扩张血管作用的 PGE_2 合成减少。实验也证明，使用前列腺素合成抑制剂——吲哚美辛，引起肾血管收缩，加重甘油所致的急性肾功能衰竭。

（4）肾小球毛细血管内皮肿胀　肾缺血或肾毒性物质可以造成肾小球毛细血管内皮肿胀，再灌注可以加重这个损伤。毛细血管内皮细胞肿胀使血流阻力加大，内皮细胞表面结构的改变，引起白细胞黏附、聚集，致使微血管阻塞，血流减少，从而使 GFR 持续下降。

近来有学者认为，内皮素增多及血管内皮细胞产生一氧化氮（NO）障碍在急性肾功能衰竭中有重要作用。有研究证明，应用内皮素的抗体可显著减轻肾缺血后的肾血管收缩，应用内皮素受体拮抗剂可显著减轻肾缺血后的肾功能和组织学异常；另外，肾缺血导致肾血管内皮细胞 NO 生成减少，由于 NO 在调节全身和肾血管张力、维持正常的肾血管张力状态方面发挥重要作用,因此 NO 生成不足可导致肾血管收缩。所以认为,肾缺血时的内皮细胞损伤导致内皮素和 NO 生成的不平衡是引起肾血管收缩的重要原因。

2. 肾小管功能的改变

(1)肾小管阻塞 病理切片检查证明,急性肾功能衰竭时,肾小管管腔中有管型且有肾小管细胞肿胀。在急性肾功能衰竭动物模型中,用显微穿刺技术测定肾小管管内压,也证明肾小管内确有管型阻塞。除了缺血型急性肾功能衰竭有肾小管阻塞外,溶血性疾患、挤压综合征及横纹肌溶解症动物模型中,均可在肾小管中见到有关的管型。目前认为管腔阻塞在急性肾功能衰竭持续期中是导致 GFR 减少的重要因素。但并非所有原因引起的急性肾功能衰竭都有肾小管堵塞,由重金属离子及肾毒性药物所引起的急性肾功能衰竭,管型阻塞并不起主要作用。因此,不同的病因引起的肾功能衰竭,其发病环节亦不相同。

(2)原尿回漏 应用微穿刺法给急性肾功能衰竭动物的肾小管内注入不能被重吸收,也不能通过肾小管上皮细胞的菊粉,结果发现菊粉从对侧肾排出,这说明菊粉经过损伤的肾小管壁反流入间质,继而入血。反流入间质的原尿引起肾间质水肿,肾间质压升高,压迫肾小管和肾小管周围的毛细血管,从而阻碍原尿通过肾小管,引起囊内压升高,导致肾小球有效滤过压下降,出现少尿;毛细血管受压,使肾血流更进一步减少,肾损害加重,形成恶性循环。

综上所述,急性肾功能衰竭是多种因素共同或是先后作用的结果。在多数情况下,肾缺血、GFR 降低可能是急性肾功能衰竭起始阶段及功能性肾功能衰竭的主要发病环节;而当病变进一步发展,肾小管发生坏死时,则以肾小管阻塞、原尿回漏及血流动力学障碍共同作用为发病重要环节。

(三)临床表现

少尿型急性肾功能衰竭的发病过程可分为少尿期、多尿期和恢复期三个阶段。

1. 少尿期 少尿期一般为 7 ~ 14 d,病情越重,少尿期时间越长,预后也越差。此期尿量极度减少,因此机体内环境紊乱严重,是急性肾功能衰竭的最危险阶段。功能和代谢的变化如下。

少尿型急性肾功能衰竭患者在少尿期有哪些功能和代谢的变化?

(1)尿的改变

1)尿量 尿量迅速减少,表现为少尿(成人尿量<400 mL/24 h)或无尿(成人尿量<100 mL/24 h)。这是由于肾血流量减少,从而使 GFR 减少以及肾小管阻塞及原尿回漏所致。

2)尿比重 肾功能衰竭早期可在 1.018 ~ 1.020;当病情进一步发展,尿比重会进一步变低,最后常固定于 1.018 ~ 1.015。这是由于肾功能衰竭早期肾血流量减少,原尿滤出少,但肾小管的重吸收功能未受到严重影响,故尿比重较高;随着病情的进一步发展,发生了肾小管坏死,肾小管失去了重吸收和浓缩功能,故尿比重下降。

3)尿钠 功能性肾功能衰竭尿钠常低于 20 mmol/L,器质性肾功能衰竭时尿钠含量常高于 40 mmol/L。其机制:功能性肾功能衰竭,肾小管上皮细胞功能受损较轻,常可重吸收原尿中的钠离子;当肾小管上皮细胞严重受损即器质性肾功能衰竭时,由于肾小管对原尿中的钠离子重吸收障碍,故尿钠含量较高。

4)尿沉渣与尿蛋白 尿沉渣显微镜检查可见数量不等的红细胞、白细胞、上皮细胞及其碎片和各种管型,尿蛋白一般为+~++。这是由于肾小管上皮细胞坏死脱落所致。

（2）氮质血症　血中非蛋白质含氮物质含量显著升高,称为氮质血症。血中非蛋白含氮物质有尿素、尿酸和肌酐等多种。这些物质必须通过肾来排除,肾功能障碍时,这些物质排出障碍,在血中浓度升高,引起氮质血症。临床上通常采用测定血中所有非蛋白质含氮物质中的氮含量(称为非蛋白氮,NPN)、血中尿素里面的氮含量(称为血尿素氮,BUN)或血肌酐的浓度来衡量肾的排泄功能。

急性肾功能衰竭的早期,血中NPN就升高,通常血肌酐与尿素氮成比例地升高,但横纹肌溶解所致的急性肾功能衰竭患者,血肌酐升高的速度更快,且与尿素氮不成比例。当感染、中毒、烧伤、创伤或摄入过高蛋白饮食时,可加重氮质血症。

（3）代谢性酸中毒　急性肾功能衰竭时,一方面,体内的酸性代谢产物(如硫酸、磷酸和有机酸)排出障碍,同时肾小管分泌H^+、产NH_3及重吸收HCO_3^-功能丧失,导致酸性代谢产物在体内积聚;另一方面,发热、组织破坏、分解代谢增强,体内固定酸产生增多,都是引起代谢性酸中毒的原因。酸中毒引起中枢神经系统功能障碍和心脏抑制,也是高血钾的一个原因。

（4）高钾血症　高血钾是急性肾功能衰竭的严重并发症之一。高血钾可以引起心脏传导阻滞和心脏抑制,严重时可引起心室颤动和心搏骤停,造成患者死亡。引起高血钾的主要因素:①尿量减少,肾排钾能力下降;②代谢性酸中毒,细胞内钾向细胞外转移;③组织破坏,细胞内钾释放过多;④其他,如摄入过多含钾药物、输库存血和应用保钾利尿剂及组织分解代谢增强等。

（5）水中毒　急性肾功能衰竭患者,由于肾对水的调节能力减弱或丧失,尿量减少或无尿,如果不严格地限制水的摄入就极易导致水过多和稀释性低钠血症。严重者出现肺水肿及脑细胞水肿、心力衰竭等。急性肾功能衰竭时机体多处于高分解代谢状态,内生水生成增多,如果临床上未认真计算应补液量,未严格按照"量出为入"的原则,在少尿期就易造成水中毒。

（6）尿毒症症状　急性肾功能衰竭患者由于体内代谢废物蓄积,少尿期持续数日后,即可出现尿毒症的一些症状和体征。

少尿型急性肾功能衰竭患者在经过少尿期后为什么尿量开始增多?

2. 多尿期　急性肾功能衰竭患者,如果能度过少尿期,尿量达到400 mL/24 h时,提示病程进入了多尿期。多尿期大约持续2周。本期虽然患者尿量回升,但肾功能尚未恢复。所以血中肌酐、尿素等仍可升高,由于尿量增加,故极易出现水、电解质平衡紊乱,因此患者并未脱离危险期。

多尿发生的机制:①肾血流量和肾小球滤过功能逐渐恢复;②肾间质水肿消退,肾小管阻塞解除,囊内压降低;③虽然肾小管上皮细胞已开始修复,但其重吸收功能尚不完善,原尿不能充分浓缩;④少尿期在体内潴留的水分和代谢废物较多,肾代偿性排出增加。

3. 恢复期　多尿期之后,肾功能恢复到正常需3个月到1年。多尿期与恢复期一般没有明显界限。进入此期的患者,肾功能明显改善,血肌酐和尿素氮亦降至正常水平,水、电解质及酸碱平衡紊乱得到纠正,但肾小管浓缩功能及酸化功能仍低于正常。通常肾功能完全恢复需若干年,仅有少数患者可遗留永久性肾功能损害,多数可以完全恢复。因此,急性肾功能衰竭是为数不多有可能逆转的器官衰竭。

在急性肾功能衰竭的患者中,大约有20%的患者在病程早期,尿量一直在400~1 000 mL/24 h,这种肾功能衰竭称为非少尿型急性肾功能衰竭。非少尿型急性肾功能衰竭临床症状轻,病程相对较短,并发症少,病死率低,预后较好,但由于尿量不少,故易被临床忽视而漏诊。

非少尿型急性肾功能衰竭虽然病理损害较轻,但尿液浓缩功能障碍,尿钠含量低,尿比重也低,同样也发生氮质血症。少尿型和非少尿型急性肾功能衰竭可以相互转化,少尿型经过有效治疗也可以转化为非少尿型,非少尿型如果漏诊或治疗不当可以转化为少尿型。后者通常表示病情恶化,预后不好。

(四)防治原则

1. 原发病的治疗　针对引起急性肾功能衰竭的病因进行治疗。诸如快速准确地补充血容量,防止和纠正低灌注状态,避免使用肾毒性药物,解除尿路梗阻,治疗肾炎等。

2. 鉴别功能性与器质性急性肾功能衰竭　功能性急性肾功能衰竭(肾前性急性肾功能衰竭)和器质性急性肾功能衰竭(急性肾小管坏死)都有少尿与氮质血症,但两者在液体疗法上截然不同:功能性急性肾功能衰竭主要是有效循环血量不足,造成GFR下降,需充分输液或输血以恢复有效血容量和肾血流灌注,从而使GFR恢复;而器质性急性肾功能衰竭,由于肾小管上皮细胞坏死、肾小管堵塞、原尿回漏,因此则应严格控制输入的液体量,以免发生水中毒、肺水肿、心力衰竭。此两种急性肾功能衰竭的鉴别见表14-1。

表14-1　功能性急性肾功能衰竭与器质性急性肾功能衰竭少尿期尿液的变化特点

项目	功能性急性肾功能衰竭	器质性急性肾功能衰竭
尿比重	>1.020	<1.015
尿渗透压(mmol/L)	>700	<250
尿钠含量(mmol/L)	<20	>40
尿肌酐/血肌酐	>40	<10
尿蛋白及显微镜检	正常	尿蛋白(+)、各种管型、红细胞、上皮细胞
补液实验	尿量增加	尿量不增加
输液原则	充分扩容	量出为入

3. 纠正水、电解质紊乱及酸中毒　少尿期功能性急性肾功能衰竭要充分补充液体,扩充有效循环血量,器质性急性肾功能衰竭要严格控制入水量;注意纠正电解质的紊乱,尤其要及时处理高钾血症。如发生高钾血症,可以缓慢注射葡萄糖酸钙或氯化钙以对抗钾的作用;或静脉滴注葡萄糖和胰岛素,促进细胞外液中的钾进入细胞内;亦可采用透析疗法去除血中过多的钾。多尿期要注意补液的量及钾、钠等电解质平衡,防止脱水及低钾、低钠血症。

急性肾功能衰竭时由于肾排出固定酸的能力及肾小管泌H^+能力下降,因此极易

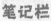

发生代谢性酸中毒,要注意纠正。

4.营养支持及控制氮质血症 供给足够的热能,静脉滴注葡萄糖、6-磷酸果糖及乳化脂肪以减轻体内蛋白质分解和促进蛋白质合成,限制蛋白质的摄入以减少 NPN 的产生。

5.透析治疗 应用血液透析或腹膜透析,可以有效地去除代谢毒物及纠正电解质平衡紊乱,明显提高患者的治愈率,降低死亡率。

第三节 慢性肾功能衰竭

慢性肾功能衰竭(chronic renal failure,CRF)是指各种慢性肾病使肾单位发生进行性破坏,健存的肾单位不能充分排出代谢废物以维持内环境恒定,因而导致代谢产物潴留,水、电解质、酸碱平衡紊乱和肾内分泌功能障碍的病理过程(综合征)。

(一)病因

引起慢性肾功能衰竭的病因中以慢性肾小球肾炎为最多,占50%~60%。其他常见原因:慢性肾盂肾炎、肾结核、多囊肾、系统性红斑性狼疮和肾血管疾病(如高血压性肾小动脉硬化、结节性动脉周围炎、糖尿病性小动脉硬化症)及尿路慢性梗阻(如尿路结石、肿瘤、前列腺增生等)。

(二)发展阶段

慢性肾功能衰竭是一个缓慢而渐进的发展过程。根据肾功能损害的程度,慢性肾功能衰竭可分为四个阶段:肾功能代偿期、肾功能不全期、肾功能衰竭期及尿毒症期。各阶段肾功能状况与临床主要表现如表14-2。

> 慢性肾功能衰竭的发展经过哪几个阶段?

表14-2 慢性肾功能衰竭各阶段肾功能状况与临床表现

病情发展阶段	内生肌酐清除率	氮质血症	临床表现
肾功能代偿期	正常值的30%以上	无	肾储备能力丧失,内环境基本稳定,无临床症状
肾功能不全期	正常值的25%~30%	轻或中	夜尿,多尿,乏力,轻度贫血,可有酸中毒
肾功能衰竭期	正常值的20%~25%	较重	夜尿多,严重酸中毒,严重贫血,出现低钙、高磷、高氯、低钠血症,可有胃肠道及精神症状
尿毒症期	<正常值的20%	严重	全身性严重中毒症状,继发性甲状旁腺功能亢进,多器官功能衰竭

(三)发病机制

慢性肾功能衰竭的发病机制较为复杂,有几个学说。而事实上,每一个学说都有其相对合理性,但又不能解释尿毒症的所有表现,因此只有从多因素综合考虑,才能更全面地认识慢性肾功能衰竭的发病机制。慢性肾功能衰竭发生机制有如下几个方面的学说。

1.健存肾单位学说 Bricker 于 1960 年提出此学说。该学说认为,在慢性肾疾患病程中,一部分肾单位被破坏失去功能,而还有一部分肾单位未受损伤或受损较轻,称为健存肾单位。在代偿期健存肾单位代偿性肥大,肾小球滤过功能、肾小管重吸收功能都相应加强,内环境基本稳定,此期可维持很长时间。随着疾病的进展,健存肾单位日益减少,即使加倍工作亦无法维持机体内环境的稳定,出现肾功能不全的症状,直至肾功能衰竭。

2.矫枉失衡学说 该学说认为,在慢性肾功能衰竭时,机体内出现了某一溶质的潴留,机体为了矫正这种不正常的状态,通过分泌某一体液因子来增强肾对这一溶质的排泄能力。但分泌增多的这些体液因子可能会引起机体的其他生理功能过度增强,从而出现新的紊乱,即造成新的失衡,产生新的症状,加重病情的发展。当健存肾单位进一步减少、机体通过分泌某一体液因子作用于肾也不能有效控制该溶质在体内的潴留时,就可能会引起机体分泌更多的某一体液因子,这样机体的某些新的失衡就会更为严重。以血磷升高引起机体分泌甲状旁腺激素(parathyroid hormone,PTH) 进行代偿,从而引起新的失衡过程为例,说明矫枉失衡的学说(图 14-1)。

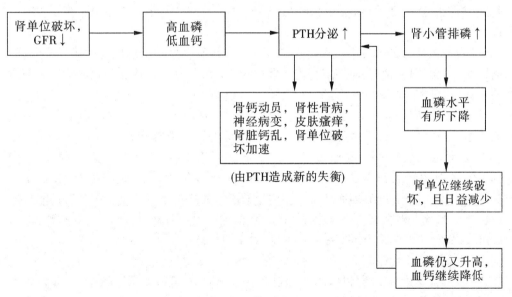

图 14-1 血磷升高与矫枉失衡

3.肾小球过度滤过学说 当肾受损使肾单位破坏后,健存肾单位肾小球毛细血管血压和血流量增加,从而导致单个健存肾单位的肾小球滤过率增多,导致长期负荷过重,最后发生肾小球纤维化和破坏,促进肾功能衰竭的发生和发展。肾小球过度滤过是慢性肾功能衰竭发展至尿毒症的重要原因之一。

4.肾小管-间质损伤 近年来,肾小管-间质损伤和纤维化在慢性肾功能衰竭中的作用越来越受到人们的重视。不同类型的慢性肾病的预后与肾小管间质病变的存在及其损伤程度有关。研究发现,残存肾单位的肾小管,尤其是近端肾小管,在慢性肾

笔记栏

功能衰竭时发生代谢亢进,从而导致肾小管和间质细胞的损伤。产生原因比较复杂,可能与细胞内钙流量增多、超氧阴离子自由基产生增多有关。

（四）临床表现

1. 尿的改变

（1）尿量的改变

1）夜尿 正常人白天的尿量通常是夜间尿量的 2~3 倍。并且,夜间尿量一般不超过 300 mL。若夜间尿量超过白天的尿量,尤其是入睡后仍需多次排尿者,称为夜尿。夜尿是慢性肾功能衰竭的早期表现之一。其机制可能是由于健存肾单位不足,需夜以继日地工作才能排出过多的代谢废物和水分。此外,平卧后肾血流增加及肾小管功能受损、浓缩功能障碍等因素也可使夜尿增多。

慢性肾功能衰竭的临床表现有哪些?

2）多尿 24 h 尿量超过 2 000 mL 时称为多尿。原因:①健存肾单位代偿性功能增强,单个肾单位的原尿量超过正常尿量,通过肾小管的原尿流速增快,肾小管重吸收减少;②滤出的原尿中溶质增多,产生渗透性利尿;③肾小管上皮重吸收能力下降,对尿液浓缩的功能降低。

3）少尿 每日尿量<400 mL 称为少尿。这是健存肾单位严重减少使原尿滤出极度减少的缘故。

（2）尿比重和渗透压的改变 慢性肾功能衰竭早期时,出现低比重尿或低渗尿。晚期因肾小管浓缩、稀释功能均降低,尿液则成等渗尿,尿比重常固定于 1.010~1.012。

（3）尿液成分的改变 慢性肾功能衰竭患者常有轻度至中度的蛋白尿,尿沉渣显微镜检可见红细胞管型、白细胞管型及颗粒管型。发现尿沉渣内粗而短的颗粒管型或蜡样管型,对本病的诊断有帮助。

2. 氮质血症 慢性肾功能衰竭的患者,由于其肾小球滤过率下降,血中非蛋白氮的代谢产物蓄积,从而发生氮质血症。当肾小球滤过率下降到正常值的 30%~40% 以下,血浆尿素氮(blood urea nitrogen,BUN)即开始升高,但慢性肾功能衰竭早期该指标不敏感,常在正常范围内;血浆肌酐浓度升高在肾功能障碍早期也不敏感,但由于不受蛋白质摄入量的影响,因而通常利用内生肌酐清除率的下降程度来衡量有功能的肾单位数目的减少程度及肾小球滤过率的下降情况。内生肌酐清除率的计算方法:内生肌酐清除率=尿中肌酐浓度×每分钟尿量/血中肌酐含量。

3. 水、电解质代谢紊乱

（1）水代谢紊乱 慢性肾功能衰竭时,由于肾的浓缩稀释功能障碍,常会因为多尿而使患者脱水。但如果补水过多,则又造成水潴留,甚至发生水中毒。慢性肾功能衰竭的后期,有功能的肾单位极度减少,肾小球滤过率严重下降,会因少尿而发生水肿。因此对慢性肾功能衰竭患者,液体供给多少一定要经过认真计算,量出为入。

（2）钠代谢紊乱 慢性肾功能衰竭时,肾调节钠的能力下降。由于健存的肾单位的代偿作用,其肾小球滤过率增高,肾小管原尿流速加快,肾小管来不及吸收原尿中的钠,故从肾丢失的钠增加。如果此时又过分限制钠盐的摄入,常可导致低钠血症。患者出现食欲缺乏、恶心、呕吐而变得衰弱,影响钠的摄入,而肾持续丢钠,形成恶性循环,严重时可出现嗜睡、昏迷。此时补钠可以阻断恶性循环,但如果补充钠盐超过了健存肾单位对钠负荷的代谢能力,则可能出现钠水潴留、血容量增加而加重高血压和诱发心力衰竭。

在慢性肾功能衰竭的终末期,由于肾调节钠的能力严重丧失,尿钠排出减少而致血钠增高,出现高钠血症。

(3)钾代谢紊乱　慢性肾功能衰竭的早期,尿量正常,血钾在较长时间内能维持正常。但长期使用排钾利尿剂、呕吐、腹泻、厌食及健存肾单位代偿性增加对钾的分泌等,可导致低钾血症。在慢性肾功能衰竭的晚期,由于尿量严重减少,或通过某些途径使钾进入体内增多(如输入库存血、大量摄入富钾食物)及酸中毒、感染等,均可引起高钾血症。

(4)钙、磷代谢紊乱　慢性肾功能衰竭时,常有钙、磷代谢的障碍,主要表现为血磷增高、血钙降低及肾性骨营养不良。

1)高磷血症　在慢性肾功能衰竭早期,血磷常可正常。但当 GFR 小于25 mL/min时,由于肾排磷减少,可导致血磷升高。血磷升高,刺激甲状旁腺分泌过多的 PTH,使磷排出增多。但 GFR<25 mL/min 时,继发的 PTH 已不能使磷充分排出,血磷水平持续升高。PTH 的增多又使溶骨活动加强,使骨磷释放增多,从而形成恶性循环,导致血磷水平不断上升。

2)低钙血症　慢性肾功能衰竭常见到低钙血症。原因:①血磷升高,血浆血钙浓度与血磷浓度的乘积为一常数,血磷升高,血钙必然下降;②维生素 D 代谢障碍,由于肾实质破坏,肾小管将肝合成的 $25-(OH)D_3$ 羟化为 $1,25-(OH)_2D_3$ 的功能减退,从而影响肠道对钙的吸收;③血磷升高刺激甲状腺 C 细胞分泌降钙素,抑制肠道对钙的吸收,促使血钙降低;④体内某些毒性物质的滞留损伤肠黏膜,使钙吸收减少。

3)肾性骨营养不良　慢性肾功能衰竭时,肾性骨营养不良在肾功能衰竭的较早期即可发生。肾性骨营养不良包括成人骨囊性纤维化、骨软化症、骨质疏松及儿童的肾性佝偻病等。其发生原因是钙磷代谢障碍及继发性甲状旁腺功能亢进、维生素 D_3 活化障碍和酸中毒等。这些因素影响骨质矿物化,加速溶骨过程,从而发生骨病。

(5)代谢性酸中毒　慢性肾功能衰竭时,由于酸性代谢产物(如磷酸盐、硫酸盐、有机酸)排出减少及肾小管产 NH_3、排 H^+ 和重吸收 HCO_3^- 减少而引起代谢性酸中毒。酸中毒可使血钾升高,并能加强骨盐溶解而致骨骼脱钙。

4.肾性高血压　由于肾实质病变而引起的血压升高称为肾性高血压。慢性肾功能衰竭患者约有80%以上出现高血压,其发生机制可能与如下因素有关。

为什么慢性肾功能衰竭患者常会有高血压的表现?

(1)钠、水潴留　慢性肾功能衰竭时,肾排钠、排水能力下降,钠、水在体内潴留,血容量增大和心输出量增大,产生高血压。这种高血压系由于钠水潴留所致,故称为钠依赖性高血压。

(2)肾素血管紧张素系统活性增强　某些肾病,肾相对缺血而激活肾素血管紧张素系统,使血管紧张素Ⅱ生成增多,血管紧张素Ⅱ可以直接作用于小动脉,使其收缩,又可促进醛固酮分泌导致钠、水潴留,增加血容量,其结果是血压升高。由该系统活动过强引起的高血压称为肾素依赖性高血压。

(3)肾分泌的减压物质减少　正常情况下,肾分泌多种减压物质,如前列腺素 E_2 和前列腺素 A_2、缓激肽、内皮细胞血管舒张因子等。这些物质能舒张肾皮质血管及增加其血流量,并有抑制肾素分泌的作用。当肾实质破坏时,这些物质分泌减少,导致血压升高。

5.肾性贫血　肾性贫血是慢性肾功能衰竭的主要临床表现之一,几乎见于所有的严重慢性肾功能衰竭患者。其发生机制有以下几个方面。

(1)EPO产生减少　当大量肾实质受到损害时,EPO生成减少,骨髓造血功能降低。

(2)红细胞破坏增多　大量毒性物质在体内潴留,红细胞膜上的钠泵活性受到抑制,因红细胞内的钠不能排出,故红细胞内处于高渗状态,细胞脆性增加、易发生溶血。

(3)血液中毒性物质潴留　如甲基胍可抑制骨髓红细胞的生成。

(4)其他因素　如造血物质的缺乏(如铁、蛋白质)及出血倾向等,也是引起肾性贫血的重要原因。

6.出血倾向　慢性肾功能衰竭晚期患者较为常见。主要表现为皮下瘀斑、紫癜、鼻出血、牙龈出血或结膜内出血等。严重者可出现出血性心包炎、胃肠道或颅内出血等,甚至危及生命。出血的主要原因是血小板功能异常及血小板-血管相互作用的改变。透析治疗后,可有一定程度的纠正。

第四节　尿毒症

尿毒症是急性肾功能衰竭和慢性肾功能衰竭发展到最严重阶段,患者内环境严重紊乱,代谢终产物和内源性毒性物质在体内潴留,从而出现全身性中毒症状的病理过程或综合征。

(一)临床表现

1.消化系统　尿毒症出现最早和最突出的症状多在消化系统。初期以厌食、腹部不适为主要症状,以后出现恶心、呕吐、腹泻、舌炎、口有尿臭味及口腔黏膜溃烂,甚至消化道出血。溃疡出血主要是由于尿素从消化道排出增多,经细菌或肠道中水解酶的作用产生碳酸铵和氨,刺激胃肠黏膜,造成黏膜炎症和溃疡所致。

2.神经系统

(1)中枢神经系统　早期症状有淡漠、疲乏、记忆力减退等。病情进一步发展,可出现记忆力、判断力、定向力和计算力障碍,并可出现妄想、幻觉等精神症状。最后出现抽搐、嗜睡及昏迷。大脑病理形态学变化为脑实质出血、水肿或点状出血,神经元变性、胶质细胞增生。这些病理变化可能与某些毒性物质堆积,使 Na^+-K^+-ATP 酶活性降低、能量代谢障碍、脑细胞膜通透性增高有关。此外,高血压所引起的脑血管痉挛也加重脑缺血、缺氧,加重脑功能障碍。

(2)周围神经病变　常出现下肢麻木、疼痛、灼痛、肢体运动无力、腱反射减弱、步态不稳等症状。病理形态变化为神经脱髓鞘和轴索变化。其发生原因为尿毒症时血中胍基琥珀酸或 PTH 增多,抑制了神经中的转酮醇酶,因而髓鞘发生变性而表现出外周神经症状。

3.心血管系统　尿毒症常伴有血压升高。长期高血压使左心室肥厚扩大、心肌损害、心力衰竭,并引起全身小动脉硬化。尿素渗出到心包腔内,引起尿毒症性心包炎,这时在心前区可听到心包摩擦音。严重时可以发生心包积液,甚至心脏压塞。

4.呼吸系统　患者呼出气体有氨味,这是由于尿素经唾液酶分解成氨所致。尿毒症通常伴有酸中毒,此时吸加深加快,严重时可出现潮式呼吸或深而漫的 Kussmaul 呼吸。病情严重者,可由于心力衰竭、钠水潴留及毒性物质作用于肺毛细血管而引发肺水肿。

5.内分泌系统　尿毒症时,体内激素严重紊乱。内分泌改变及临床表现如表14-3。

6.皮肤变化　皮肤干燥、脱屑,呈黄褐色;尿素从汗腺排出后在皮肤上凝成白色结晶,称为尿素霜。患者感到皮肤奇痒难忍,这也是尿毒症的一个重要症状,其发生机制可能与尿素对皮肤的刺激及继发甲状旁腺激素增多、转移性钙化有关。

7.代谢紊乱

(1)糖代谢　尿毒症患者糖耐量降低。其可能的发生机制:①血中含有胰岛素的拮抗物;②胰岛素释放和利用障碍;③肝糖原合成酶活性降低,肝糖原合成障碍。

(2)蛋白质代谢　尿毒症患者机体蛋白合成障碍,分解增加,加之患者厌食,蛋白和热量摄入不足,而造成负氮平衡和低蛋白血症。

(3)脂肪代谢　尿毒症时患者脂质代谢发生障碍,血清三酰甘油水平增高。这可能是由于一方面肝脏合成三酰甘油增加,另一方面脂蛋白酶活性降低,致使三酰甘油清除率降低所致。

表 14-3　尿毒症时机体内分泌改变

激素	临床表现
血中含量升高的激素	
催乳素	泌乳
黄体生成素	男性乳房女性化
胃泌素	溃疡
醛固酮	钠、水潴留,高血压
胰高血糖素	葡萄糖耐量降低
甲状旁腺激素	骨质疏松、硬化
血中含量降低的激素	
$1,25-(OH)_2D_3$	骨软化症(佝偻病)
促红细胞生成素	贫血
睾酮	性欲减退,阳痿

8.免疫系统　尿毒症患者常表现为以细胞免疫功能低下为主的免疫力低下。表现为中性粒细胞吞噬和杀菌能力减弱,淋巴细胞减少,淋巴细胞转化试验转化率下降,迟发性变态反应降低,易发生感染。这可能与血中毒性物质对淋巴细胞分化、成熟和功能具有抑制作用有关。

(二)发病机制

尿毒症的发病机制比较复杂,除与多种毒性物质蓄积引起机体中毒有关外,还可能与水、电解质、酸碱平衡紊乱和内分泌障碍有关。

目前已从尿毒症患者血中分离到200多种代谢产物或毒性物质,现仅介绍几种比较公认的尿毒症毒素。

1. 胍类化合物　胍类化合物是体内精氨酸的代谢产物。尿毒症时精氨酸常可通过异常的途径转变为胍类化合物,如甲基胍和胍基琥珀酸。甲基胍是毒性很强的小分子物质。正常人血浆中含量约为 8 $\mu g/dL$,而尿毒症时可高达 600 $\mu g/dL$。动物实验证明,血甲基胍升高,可出现体重减轻、血尿素氮增加、红细胞寿命缩短、呕吐、腹泻、便血、运动失调、痉挛、嗜睡、心室传导阻滞等,十分类似人类尿毒症的表现。

胍基琥珀酸能抑制脑组织转酮醇酶的活性,可影响脑细胞功能。胍基琥珀酸还能引起动物抽搐、心动过速;还可引起溶血与血小板减少,同时还抑制血小板第三因子。尿毒症出血亦与后者有关。

2. 甲状旁腺激素　几乎所有尿毒症患者都有甲状旁腺功能亢进,甲状旁腺激素增多。甲状旁腺激素增多能引起尿毒症的许多症状与体征:①可引起皮肤瘙痒;②可引起肾性骨营养不良;③可刺激胃泌素释放,刺激胃酸分泌,促使溃疡生成;④可引起中枢和周围神经损害,破坏血脑屏障;⑤可引起软组织坏死;⑥可增加蛋白质分解代谢,使含氮物质在血中大量积聚;⑦可引起高脂血症和贫血等。因此,目前认为过高浓度的甲状旁腺激素是主要的尿毒症毒素。

3. 尿素　尿素在尿毒症中的作用尚未定论。早期认为它是尿毒症的最主要毒素,但近年来注意到尿毒症患者的临床症状与血尿素氮水平并不一致。目前认为尿毒症的临床表现与其代谢产物——氰酸盐有关。氰酸盐可与蛋白质作用产生氨基甲酰衍生物,从而使许多酶活性改变;氰酸盐使突触后膜蛋白发生氨基甲酸化,高级神经中枢的整合功能可受损,产生头痛、恶心、呕吐、乏力、嗜睡等症状。因此,尿素在尿毒症的发病中也起重要作用。

4. 胺类　胺类包括脂肪族胺、芳香族胺和多胺。这些胺类可以抑制很多酶的活性,干扰很多代谢过程,可以引起机体很多临床症状,如肌阵挛、震颤、溶血、恶心、呕吐、蛋白尿等。能促进红细胞溶解、抑制 EPO 的生成,抑制 $Na^+–K^+–ATP$ 酶和 $Mg^{2+}–ATP$ 酶的活性,增加微血管通透性而促进水肿发生等。

5. 中分子毒性物质　中分子毒性物质是指分子量在 500～5 000 U 的一类有毒性作用的物质。其化学本质尚未确定,有的是正常和异常代谢产物,也有的是细菌或细胞碎裂产物等。这些高浓度的中分子物质可引起中枢及周围神经病变以及降低细胞免疫功能等。

6. 其他　酚类化合物在尿毒症患者脑脊液中含量增高,酚类对中枢神经系统有抑制作用;还可抑制血小板聚集,也是尿毒症时出血的一个原因;肌酐可引起溶血、嗜睡;尿酸增高可引起心包炎等。

总之,尿毒症的诸多症状不能用一种毒性物质的毒性来解释。因此,目前认为尿毒症是多种因素共同作用的结果。

(三) 防治原则

1. 积极治疗原发病　某些原发病经适当治疗后,可使肾功能改善,如肾结核、肾结石等。

2. 避免加重肾负荷的因素　合理安排患者休息,控制感染,降低血压,避免使用肾毒性药物及缩肾血管药物;纠正水、电解质、酸碱平衡紊乱。

3.透析疗法　血液透析(人工肾)与腹膜透析都可将血液中的代谢废物及毒性物质去除,对于缓解症状和维持水、电解质平衡方面具有重要意义。应用透析,对于危重患者可以赢得肾移植的时间和调整身体基本状况。

4.肾移植　随着科学进步,肾移植技术越来越成熟,越来越广泛地应用于临床。这是治疗尿毒症最根本的方法。目前免疫排斥问题已能得到很好的控制,移植成活率越来越高,越来越多的尿毒症患者由于肾移植获得新生。

问题分析与能力提升

患者,男,55岁,患慢性肾小球肾炎7年。近来,因尿量减少(500～600 mL/d),食欲差,双眼睑水肿入院。体格检查:BP 170/100 mmHg;实验室检查:血肌酐756 μmol/L,尿素氮30 μmol/L,血钾6.5 mmol/L,红细胞$2.4×10^{12}$/L,血红蛋白70 g/L。

思考:①该患者有无肾衰竭,判断依据是什么?②该患者为什么出现少尿?③该患者发生高血压的原因是什么?④该患者在饮食上需注意什么?

(河南医学高等专科学校　陈　洁)

第十五章 多器官功能障碍综合征

多器官功能障碍综合征(multiple organ dysfunction syndrome,MODS)是指机体受到休克、创伤、感染、烧伤等严重打击后,短时间内同时或相继发生两个或两个以上器官或系统功能障碍或衰竭,不能维持自身的生理功能,从而影响机体内环境稳定的临床综合征。此综合征包含了早期的多器官功能障碍到晚期的多器官功能衰竭的连续性过程。MODS是危重患者死亡的重要原因之一,在我国病死率高达60.4%,而且死亡率随着器官衰竭数目的增多而提高。因此应重在预防,及时救治。

第一节 MODS 的病因和分型

(一)病因

引起多器官功能障碍的病因十分复杂,常在严重创伤、多发伤、大量失血、低血容量性休克、严重感染后发生,常常还有医源性因素如大手术、大量输血输液甚至手术后治疗错误等,因此病因常常是复合性的。由此引起全身缺氧和代谢紊乱,最后形成全身性细胞损害。

1. 严重创伤、烧伤和大手术后 MODS 最早发现于严重创伤、烧伤及大手术后的患者,在有无感染的情况下均可发生 MODS,常引起肺、心、肾、肝、消化道和造血系统等脏器、系统的功能衰竭。

2.低血容量休克　各脏器常因血流不足而呈低灌流状态,组织缺血、缺氧,引起各器官的功能损害,尤其是创伤性大出血和严重感染引起的休克更易发生 MODS。目前创伤或休克后器官缺血和再灌注损伤在 MODS 发病中的作用成为研究的热点之一。

3.脓毒症及严重感染　70% 左右的 MODS 可由感染引起。脓毒症时菌群紊乱、细菌移位及局部感染病灶是产生 MODS 的主要原因之一,临床上以腹腔脓肿、急性坏死性胰腺炎、化脓性梗阻性胆管炎、绞窄性肠梗阻等更易导致肺、肝、肾及胃肠道等脏器功能的衰竭。

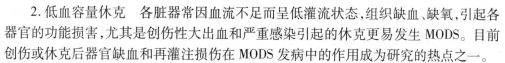

MODS 的病因有哪些?

4.大量输血、输液及药物使用不当　大量输液容易引起急性左心功能衰竭、肺间质水肿;大量输血后微小凝集块可导致肺功能障碍,凝血因子的缺乏能造成出血倾向;去甲肾上腺素等血管收缩的大剂量使用,加重了微循环障碍;长期大量使用抗生素亦能引起肝、肾功能损害及菌群紊乱;大剂量激素的应用易造成免疫抑制、应激性溃疡出血、继发感染等副作用。

5.诊疗失误　主要是对病情判断错误,特别是一些器械损伤,如内镜检查导致穿孔并发症;高浓度吸氧致使肺泡表面活性物质破坏、肺血管内皮细胞损害;呼吸机使用不当时造成的心肺功能障碍;血液透析和床旁超滤吸附中所造成的不均衡综合征,可引起血小板减少和出血。

6.毒物和中毒　急性化学性中毒通常通过呼吸道侵入人体内,急性期时可出现全身炎症反应综合征和急性呼吸窘迫综合征,主要表现为肺功能衰竭,最终出现其他器官的损伤而导致 MODS。

(二)分型

从病因作用于机体,机体出现局部反应到发展成 MODS,有一个规律性的发展过程。有的患者迅速出现 MODS,有的患者此过程则较缓和,根据其发病的形式,分为单相速发型与双相迟发型。

1.单相速发型　由损伤因子直接引起,原无器官功能障碍的患者同时或短时间内相继出现两个器官系统的功能障碍。在休克和严重创伤后迅速发生的 MODS 属于这种类型,有些患者休克复苏后 12 ~ 36 h 发生呼吸衰竭,随后相继发生其他器官功能的障碍甚至衰竭。此型病情发展较快,病变的进程只有一个时相,器官功能损伤只有一个高峰,所以称为单相速发型,又可称为原发型。

2.双相迟发型　常出现在创伤、失血、休克等原发因子作用一定时间(第一次打击)后,或经支持疗法,患者病情得到缓解,甚至在休克复苏后。发病过程有一个相对稳定的缓解期,但以后又迅速出现脓毒症,患者遭受致炎因子的第二次打击,随后发生 MODS。此型的发生过程出现两个时相,病程有两个高峰,第一次打击可能较轻,可以恢复;而第二次打击是由继发因素所引起,病情较重,可能有致死的危险。此型不是由原发因素直接引起,继发的脓毒症可能是造成此型 MODS 的主要因素。病程中出现两个高峰,呈双向。

第二节　MODS 的发病机制

MODS 的发病机制非常复杂,目前认为 MODS 的发生机制与以下几种学说有密切关系。

(一)全身性炎症反应失控

机体受到各种严重的感染或创伤等病因作用后,体内动员代偿防御能力,对抗感染和促进组织的修复,但是过度释放炎症介质却加剧了炎症反应过程,出现全身炎症反应综合征(systemic inflammatory response syndrome,SIRS),针对全身炎症反应机体又可出现代偿性抗炎反应综合征,而二者均是体内炎症反应失控的表现。

1. 全身炎症反应综合征　SIRS 是指感染或非感染等致病因素作用于机体,引起各种炎症介质过量释放和炎症细胞过量激活,产生一系列连续反应或称"瀑布样效应"的一种全身性过度炎症反应状态。它既可以一开始就是全身性的,称"单相速发型";也可以是局部的,在初始病因打击后有一短暂稳定期,以后才进行性加剧造成自身的不断损害,最终发展为全身性的。

Bone 等于 1995 年提出,具备下列 2 项或以上指标者,可诊断为 SIRS:①体温>38 ℃ 或 < 36 ℃;②心率 > 90 次/min;③呼吸频率 > 20 次/min 或 $PaCO_2$ < 31.93 mmHg(4.27 kPa);④白细胞计数>$12.0×10^9$/L 或<$4.0×10^9$L,或幼稚粒细胞>10%。

但是有学者指出,上述诊断标准的特异性较差,难以确认 SIRS 的存在。所以提出,除上述 4 项临床指标外还应具备以下 6 项表现中的 2 项:①低氧血症,PaO_2/FiO_2≤300;②少尿,尿量<0.5 mL(kg/h),持续 24 h;③乳酸酸中毒,血浆乳酸>2 mmol/L;④血小板减少,血小板计数<$100×10^9$/L 及凝血酶原时间延长(>正常 2 s 以上);⑤空腹血糖>6.4 mmol/L;⑥意识改变,如兴奋、烦躁或嗜睡。除此之外还强调,炎症介质溢出到血浆并在远隔组织引起炎症反应才能导致 SIRS 的出现。SIRS 病因中,感染(尤其是革兰氏阴性杆菌感染)所引起者占 50% 左右,其他原因包括多发创伤、烧伤、急性出血性坏死性胰腺炎、出血性休克、自身免疫病等。

SIRS 的形成主要是细胞因子的级联效应:感染、创伤、休克等原因可通过不同途径激活单核巨噬细胞,释放 TNF-α、IL-1 等促炎介质,参与机体防御反应,以抵御外来伤害刺激。而另一方面,TNF-α、IL-1 本身不仅对组织细胞具有损伤作用,并且能诱导其他细胞产生另外一些细胞因子或炎症介质,如 IL-6、IL-8、PAF、NO 等。TNF-α、IL-1 所诱导产生的上述炎症介质又可诱导组织细胞产生下一级炎症介质,同时还可反过来刺激单核巨噬细胞,进一步增加 TNF-α、IL-1 的产生。细胞因子之间的相互作用,导致细胞因子的数量不断增加,形成一个巨大的细胞因子网络体系,使炎症反应不断扩大。这些炎症介质进入血液循环,直接损伤血管内皮细胞,导致血管壁的通透性增高和血栓形成,并且还可引起远隔器官的损伤。促炎因子特别是 TNF-α 和 IL-1 又可相继激活许多炎症反应相关的细胞,如内皮细胞、嗜酸性粒细胞、嗜碱性粒细胞、淋巴细胞、中性粒细胞、肥大细胞、单核细胞、血小板等,引起级联放大效应,进一步大量分泌、释放炎症介质和细胞因子(如溶酶体酶、氧自由基、白细胞介素、血栓素、PAF、IFN-γ 等)。这些细胞因子与炎症介质可进一步激活凝血、纤溶、激肽和补体系统,引起各系统功能的平衡失调并释放更多的炎症介质。上述各系统及细胞因子、炎症介质间的相互作用形成恶性循环,导致炎症反应失控性的放大,并对机体的呼吸、循环、代谢、凝血、免疫及体温调节等各系统功能造成严重影响,最终导致组织器官严重损伤。

2.代偿性抗炎反应综合征　SIRS 的概念提出后,对抗炎症介质的研究成为当时研究的焦点。然而遗憾的是,几乎所有以对抗促炎症细胞因子为目的的研究均未取得良好的临床效果;相反,有些干预措施甚至是有害的。随后,人们认识到,在启动促炎症反应的同时,作为一种代偿机制,机体内出现抗炎症反应,以调节炎症反应的发展,避免炎症反应过度。然而,在一些尚未可知机制的作用下,体内抗炎症反应过度,导致免疫功能低下,宿主对感染的易感性增加,并且失去对感染的控制能力,病死率反而增加。1996 年 Bone 将此现象称为代偿性抗炎反应综合征(compensatory anti-inflammmatory response syndrome,CARS)。

CARS 是指当机体受到感染和创伤后释放促炎因子时,机体可产生引起免疫功能降低和对感染易感性增加的内源性抗炎反应,来对抗原发的促炎反应,其目的是下调促炎因子的合成,调节它们的效应,从而恢复体内的自稳态,其诊断标准是外周血单核细胞 HLA-DR 的表达低于30%,而且伴有炎症因子释放减少。

在 SIRS 发展过程中,体内产生内源性抗炎介质或抗炎性内分泌激素,如前列腺素 E_2(prostaglandin E_2,PGE_2)、白细胞介素(IL-4、IL-10、IL-11)、TNF-α 受体、转化生长因子、NO、儿茶酚胺和糖皮质激素等,起到抑制炎症介质释放及对抗促炎介质的作用,防止 SIRS 造成的自身组织损伤。因此,适量的抗炎介质有助于控制炎症,恢复内环境稳定,但 IL-10、IL-1Ra、sTNFr、IL-4 释放过多,则可造成免疫功能低下,增加宿主对感染的易感性。

总之,体内促炎反应和抗炎反应作为对立的双方,正常时两者保持平衡,内环境保持恒定。SIRS、CARS 均是人体免疫平衡自稳被打破的结果。当促炎大于抗炎,即炎症反应占优势时,表现为 SIRS;而抗炎大于促炎,即抗炎反应占优势时,表现为 CARS。无论是 SIRS 还是 CRAS,均是机体免疫自稳态被打破所引起免疫亢进或抑制。在MODS 发生发展过程中 CARS 与 SIRS 并存,有报道,在 MODS 的早、中期 SIRS 占主导地位,而后期则出现 CARS。

(二)微循环障碍

MODS 时重要组织器官微循环灌注减少,引起缺血缺氧。血细胞、血管内皮和微血管舒缩活性的变化是微循环灌注障碍发生的重要基础。血管内皮细胞(endothelium cell,EC)的功能是极其广泛和复杂的,它不仅仅作为屏障结构保持血管内壁的平滑与完整,而且能分泌和释放多种生物活性因子,在维持和调节血流动力学及血液流变学方面也起着极其重要的作用。正常情况下 EC 有抗多形核白细胞(polymorphonuclear leukocyte,PMN)黏附的功能。PMN 在血管内自由流动,不会出现附壁和聚集现象,但在遭受各种致病因素刺激后能主动参与疾病的发生。已经观察到在缺血-再灌注组织中,血管中可出现 PMN 的附壁与聚集,当 EC 与 PMN 遭受各种因素刺激时,多种黏附分子被激活,这些黏附分子单独或交叉与 EC 及 PMN 相互作用,导致 PMN 在 EC 表面黏附、聚集。同时在黏附分子的作用下 EC 之间的间隙扩大,PMN 可游出血管壁进入间质,随之出现间质水肿和细胞损伤。PMN 在血管壁的黏附与聚集,阻塞微血管而导致"无复流"现象。"无复流"造成组织的持续缺血、缺氧。因此,EC 与 PMN 的相互作用导致微循环障碍和实质细胞受损参与了 MODS 的发生与发展。

(三)肠屏障功能损伤

肠道是机体最大的细菌和毒素库,肠黏膜上皮是主要的局部防御屏障,防止肠腔

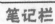

内所含的细菌和内毒素进入全身循环,但在某些情况下肠内细菌和内毒素可从肠内逸出,进入肠淋巴管和肠系膜淋巴结,继而进入门静脉系统和体循环,引起全身感染和内毒素血症。这种肠内细菌侵入肠外组织的过程称为细菌移位。正常情况下,肠道细菌和内毒素即使进入门静脉也会在肝脏被库普弗细胞清除,但如果库普弗细胞功能受损,就不能阻止肠道来的细菌和内毒素进入体循环,而其本身还可释放多种炎症介质和细胞因子,加重全身炎症反应。所以说,在肠源性感染的发生中,肝脏库普弗细胞活性起着关键作用。严重创伤、休克、烧伤、大手术等临床危重症者,常因肠屏障功能衰竭而引起全身性感染或内毒素血症,导致 MODS 发生。

(四)缺血-再灌注损伤

各种严重损伤因素作用于机体后,通过不同途径激发的神经-内分泌反应使机体组织血管处于极度紧张状态,伴随进一步发生的微循环功能障碍,导致器官、组织处于持续的缺血缺氧状态,由缺氧引发的代谢障碍和细胞结构的损害是多器官功能障碍或衰竭的基础。但临床研究发现,危重症经临床抢救成功后,随着患者极度应激状态的缓解和逆转,由交感-肾上腺髓质系统、肾素血管紧张素系统、血管加压素系统兴奋性升高所导致的器官持续缺血状态也被有效地遏制,组织、器官的供血得到了改善。然而多数情况下器官功能障碍仍不可避免的出现,并呈进行性加剧的趋势,最终导致多器官功能衰竭,即发生再灌注损伤。再灌注后出现多器官功能障碍的机制尚未明了,可能与自由基大量产生、钙超载及内皮细胞与白细胞的相互作用等有关。缺血与再灌注损伤除直接加重或引起组织细胞损伤外,还加重器官组织的微循环障碍。再灌注时引起白细胞趋化、聚集和黏附,引起"无复流"现象;白细胞激活、释放溶酶体的阳离子蛋白及内皮细胞的损伤,使血管壁通透性增高,加之毛细血管内增高,可加重组织水肿,甚至发生渗血或出血。因此,MODS 时,多个系统器官的组织细胞发生严重缺氧和能量代谢障碍,是引起功能障碍的重要原因。

(五)细胞凋亡的发生导致器官功能损害

正常机体存在细胞凋亡,参与内环境稳定的维持,凋亡不足或凋亡过度都是异常生命现象。已有越来越多的证据表明,细胞凋亡过程参与 MODS 的发生。研究结果表明,严重创伤后机体的各个脏器均发生了细胞凋亡,而且这种凋亡过程主要发生在创伤早期阶段,而细胞坏死主要在后期发生。其中胸腺、脾、骨髓、淋巴结及全身的淋巴组织等最易发生细胞凋亡,这可能是导致创伤后机体免疫功能低下的直接原因。此外,创伤后全身微血管内皮细胞的凋亡可能是微循环功能障碍的基础,也可能是 DIC 发生的原因之一。研究表明,各脏器在创伤早期大量出现细胞凋亡,可能也是脏器在早期发生功能损害的基础。创伤后所发生细胞的凋亡可能与创伤后糖皮质激素急剧增多、内毒素血症、氧化应激、各种细胞因子的大量释放及由此而引起的细胞内钙超载、各类酶活性的改变、核内相关基因的诱导或抑制、线粒体功能的改变及细胞膜表面受体变化等有关。

(六)细胞内信号转导通路的活化

感染、创伤、缺血、缺氧等引起休克的原始病因,可导致微循环障碍、细胞损伤、微血管通透性增加、炎症介质泛滥等多种复杂的病理生理变化。这些变化与细胞内信号转导通路的活化有关,目前受到关注较多的通路有以下两种。

1. NF-κB/I-κB 信号通路的活化　　NF-κB 是调节炎症因子基因表达的关键转录因子之一,能与许多基因启动子区特异的 DNA 序列(kappa B 位点)结合而调控这些基因的表达。诱导型一氧化氮合酶(inducible nitric oxide synthase,iNOS)、TNF-α 和 IL-6 等细胞因子基因启动子上均存在 NF-κB 的结合位点,其参与了大多数细胞因子基因表达的转录调节,在调节免疫应答,炎症反应,应激反应,细胞凋亡、增殖、分化及休克等病理过程中均发挥重要作用。当细胞受到休克病因或细胞因子的信号刺激时,通过一个或多个信号转导途径,激活一系列激酶,使 I-κB 降解,NF-κB 与 I-κB 发生解离,并迅速从胞质易位到胞核,在胞核内与多种促炎症细胞因子、趋化因子及黏附分子基因启动子区的 kappa B 位点发生特异性结合,激活这些基因的转录活性,调控相关基因表达,导致炎症介质的泛滥。

2. 丝裂原活化蛋白激酶信号通路的活化　　丝裂原活化蛋白激酶(mitogen activated protein kinase,MAPK)是细胞内的一类丝氨酸/苏氨酸蛋白激酶。MAPK 信号转导通路存在于大多数细胞内,是细胞外信号引起细胞核反应的重要通路,参与了细胞生长、发育、分化及凋亡等。细胞在静息时,MAPK 位于胞质内,在感染、创伤等休克动因的刺激下,MAPK 被磷酸化而激活,即可迅速转移到细胞核内,直接激活多种转录因子,启动或关闭特定基因的转录。受 MAPK 调控的转录因子主要有活化子蛋白-1(activator protein-1,AP-1)、活化子蛋白-2(activator protein-2,AP-2)、血清反应因子(serum response factor,SRF)、活化转录因子2(activated transcription factor 2,ATF2)、肌细胞增强因子2(myocyte enhancer factor 2,MEF2)等,这些转录因子都可调控 TNF-α、IL-1β、IL-8、IL-10、IL-12、iNOS、MCP-1、ICAM-1 等炎症介质的表达,是内毒素休克、SIRS 和多器官功能衰竭等的致病因素。

总之,机体是一个繁杂的网络系统,各系统、器官之间从结构和功能上关系密切。上述各种可能的机制之间存在着非常密切的联系和相互影响,体现了 MODS 发生机制的复杂性。

第三节　MODS 时各系统器官的代谢与功能变化

(一)肺的代谢与功能变化

MODS 时呼吸障碍发生率较高,据统计可达83% ~ 100%。一般在发病早期24 ~ 72 h 内即可出现急性肺损伤(acute lung injury,ALI)。病情进一步恶化,出现发绀、进行性低氧血症,则表现为急性呼吸窘迫综合征(acute respiratory distress syndrome,ARDS),常见于多发性创伤、严重休克或 SIRS,亦可发生于脂肪栓子、吸入性和原发性肺炎等病例。

肺部之所以特别容易受损,至少有三个方面的原因:①肺是全身血液的过滤器,又是一个重要的代谢器官,全身组织中引流的许多代谢产物都要经过肺,在这里被吞噬、灭活和转换,甚至被阻留在肺;②血中活化的中性粒细胞也都要经过肺的小血管,在此可与内皮细胞黏附;③肺富含巨噬细胞,SIRS 时可被激活,在促炎介质的作用下释放许多细胞因子,引起炎症反应。

为什么 MODS 时肺最易受损?

肺部主要病理变化为急性炎症导致的呼吸膜损伤。表现为中性粒细胞黏附于毛细血管肿胀的内皮细胞上,使毛细血管内微血栓形成。Ⅱ型肺泡上皮细胞排列紊乱,肺泡表面活性物质生成减少。出现肺泡萎陷。内毒素通过激活补体,使白细胞在肺血管内聚集活化,造成损伤和水肿,肺防御功能明显削弱,因而更有利于细菌从气道入侵并进行繁殖。血浆蛋白透过毛细血管沉着在肺泡腔,形成透明膜。微血栓形成、肺泡萎陷、损伤和水肿、透明膜形成为主要病理特征,这些变化也是产生 MODS 和 MSOF 时呼吸障碍的病理生理基础。

(二)肾的代谢与功能变化

肾的功能障碍主要表现为急性肾功能衰竭,其发生率仅次于肺和肝,病理变化为急性肾小管坏死,临床表现为少尿或无尿、血尿素氮和血肌酐升高,同时伴有高钾血症、代谢性酸中毒。

重度低血容量休克引起的急性肾功能衰竭多发生在休克后的 1～5 d 内,属于速发单相型。由于休克时血液重分布特点,肾是最早被牺牲而易受损害的器官之一。休克初期交感-肾上腺髓质系统兴奋及致密斑受到高钠刺激,引起肾素血管紧张素过多释放,导致肾灌流不足,肾小球过滤发生肾前性功能性肾衰竭。

继发于 SIRS 的肾功能障碍与低血容量休克引起的急性肾功能衰竭有所不同,多发生在致病因子侵袭 5 d 以后。患者一般经临床病情稳定,甚至有所好转,以后又再次出现病情恶化,即属于双相型,病理变化多为急性肾小管坏死(acute tubular necrosis,ATN),其机制与肾持续缺血有关,但 ATN 在无血流动力学改变时也可发生,故又有肾毒素的作用,也与 PMN 活化后释放氧自由基及肾微血栓形成有关,称为器质性肾功能衰竭。

肾功能衰竭的存在与否在决定 MODS 患者的预后上起关键性作用,MSOF 患者,如有急性肾功能衰竭者,预后较差。

(三)肝的代谢与功能变化

MODS 时肝脏的功能代谢变化在临床上主要表现为黄疸和肝功能不全,多由创伤和全身感染引起。此出现较早,发生率很高,仅次于肺,这与肝脏的解剖结构及生理功能有关。由肠道移位、吸收而进入血循环的细菌与毒素,一方面直接损害肝实质细胞或通过库普弗细胞介质造成对肝细胞损害,如库普弗细胞活化,分泌 IL-8、表达 TF 等,引起中性粒细胞黏附和微血栓形成,导致微循环障碍;另一方面,直接或间接通过单核巨噬细胞释放的介质,如 TNF-α、IL-1 等直接造成组织细胞损伤或灌流障碍,影响蛋白质合成与能量代谢,最后导致 MODS。

由于肝脏代谢能力较强,有时虽有肝脏形态的改变,但生化指标仍可正常,所以肝功能衰竭常不能及时为临床和常规检验所发现。有人提出,MODS 时肝线粒体功能障碍,导致氧化磷酸化障碍和能量产生减少,从而认为应从肝细胞能量代谢障碍的角度来探索其发生的机制。

(四)心的代谢与功能变化

MODS 常伴有心力衰竭、休克、微循环障碍。休克引起的心功能障碍发生率较低,因为除心源性休克伴有原发性心功能障碍外,其他类型的休克(非心源性休克),因心脏没有原发疾病,心力衰竭不太常见。但随着休克的发展,血压进行性降低,使冠状动脉血流量减少,从而引起心肌缺血、缺氧,加上其他因素的影响,导致心功能障碍,有可能发生急性心力衰竭。

非心源性休克发展到一定阶段可引起心功能障碍,主要原因:①冠状动脉血流量减少,由于休克时血压降低及心率加快所引起的心室舒张期缩短,可使冠状动脉灌注量减少和心肌供血不足,同时交感-肾上腺髓质系统兴奋引起心率加快和心肌收缩加强,导致心肌耗氧量增加,更加重了心肌缺氧。②危重患者多伴有水、电解质代谢与酸碱平衡紊乱,如低血钙、低血镁、高压钾和酸中毒等,影响心率和心肌收缩力。③心肌抑制因子使心肌收缩性减弱。④心肌内 DIC 影响心肌的营养血流,发生局灶性坏死和心内膜下出血使心肌受损。⑤细菌毒素,特别是革兰氏阴性菌的内毒素,通过其内源性介质,引起心功能抑制。

(五)胃肠的代谢与功能变化

主要表现为胃黏膜损害、应激性溃疡和肠缺血。在很多急性创伤和大面积烧伤患者中,内镜证实有急性糜烂性胃炎或应激性溃疡存在。应激性溃疡多发生在胃近端,溃疡形成与消化液反流引起自身消化以及缺血-再灌注损伤有关。感染常是胃黏膜损伤发生的重要因素。在严重创伤、休克、感染等影响下,胃肠动脉痉挛发生缺血、缺氧,加上炎症介质作用下易引起胃黏膜溃疡、出血和坏死或通透性升高,导致细菌经肠道进入门脉系统,引起库普弗细胞分泌细胞因子(如 TNF-α、IL-1 等)增加。肠的缺血可以引起细菌的转移或毒素入血,肠黏膜屏障功能破坏,细菌移位,毒素吸收,肠管扩张,蠕动减弱或消失,进一步促使 MODS 恶化。另外,长期静脉高营养,没有食物经消化道进入体内,引起胃肠黏膜萎缩,屏障功能减弱,细菌或内毒素易入血。因此,MODS 时在肠黏膜损伤时,菌血症、内毒素血症、败血症的发生率很高。

(六)免疫系统的变化

MODS 患者血浆补体水平有明显变化,主要表现为 C4a 和 C3a 升高,而 C5a 降低,C5a 的降低可能与白细胞将其从血浆中清除有关。但在 C5a 降低前,由它引起的作用可能已经开始。C4a 生物学作用活性较小,而 C3a 和 C5a 可影响微血管通透性、激活白细胞与组织细胞。此外,实验室研究发现,革兰氏阴性菌产生的内毒素具有抗原性,能形成免疫复合物激活补体,产生一系列血管活性物质。免疫荧光的研究也证明,免疫复合物可沉积于多个器官的微循环内皮细胞上,吸引 PMN,释放多种毒素,导致细胞膜和胞质内溶酶体、线粒体等的破坏,从而产生各系统器官细胞的非特异性炎症,细胞变性坏死,器官功能障碍。

(七)凝血-纤溶系统的变化

MODS 时常可激活凝血系统,凝血引子和血小板大量消耗,导致 DIC,组织缺血、缺氧,同时激活纤维蛋白溶解系统,产生继发性纤溶,出现各器官和皮肤、黏膜的广泛出血,故 DIC 既是 MODS 的触发始动因子,又可能是 MODS 的临终表现。

总之,MODS 在发病过程中,多个系统器官功能变化的出现与各系统器官功能间的相互联系和相互作用是分不开的。它们之间可以相互影响,有密切的因果关系,从而形成恶性循环。

笔记栏

第四节　MODS 的防治原则

MODS 防治应采取去除病因、控制感染、消除触发因子、抗休克、营养支持、维持机体内环境平衡、增强免疫力、防止并发症、实行严密监测等措施,进行综合防治。

1. 一般措施

(1)重点观察和监护　凡危重疾病尤其是感染性休克、严重感染、败血症等,均应重点进行观察和监护,重点观察项目是体温、呼吸、心率(包括心律、心音强弱)、血压、尿量、血小板计数、电解质、心电图、血气分析、中心静脉压、肝肾功能和凝血及纤溶系统指标等。

(2)对症治疗　迅速建立静脉通道(严重休克静脉穿刺难以成功时可行骨髓内输液),维持有效血容量,保持电解质平衡,矫治贫血及低蛋白血症、脱水、酸中毒等,并应早期注意能量供应。

2. 控制感染　感染是 MODS 的主要原因之一,控制感染是治疗 MODS 的关键。

首先根据感染的途径,如呼吸道、神经系统、腹腔内或泌尿道等,分析可能的致病菌,选用对革兰氏阴性或阳性菌有杀菌能力的抗生素,一般两种抗生素联合应用,然后根据血、尿、体温和感染灶致病菌培养结果及药敏试验,选用敏感抗生素,如发现脓肿或脓胸,应立即切开或穿刺排脓。

3. 控制休克　休克是 MODS 常见病因,一旦休克发生要注意休克的分型,及时稳妥扩容(心源性休克应在改善心功能基础上慎重补充血容量,不能迅速扩容),在扩容基础上可应用血管活性药物,以改善微循环,增加组织血液灌流。

4. 清除坏死组织和感染灶、控制脓毒症　使用有效的抗生素控制感染,但对肠道厌氧菌需注意保护,因为这是一道有效抑制肠道需氧致病菌黏附黏膜并获得入侵位点的生物学屏障,因此,除非有明确指征,一般不宜随便使用抗厌氧菌的抗生素,尤其是主要经胆道排泄的抗生素。对坏死组织要及早彻底清除。

5. 早期脏器功能支持　凡严重感染、休克、创伤,均应首先保持充分的循环血量,从而早期纠正血容量不足和微循环障碍,这是防止多器官功能衰竭发生发展的重要因素,须迅速应用晶体液扩容,然后根据情况应用胶体液,如血细胞比容低于 30%,可适当应用全血,以助携氧和细胞的供氧。

心脏支持应以补充血容量开始,如有前后负荷增加或心脏收缩功能减退,可慎重应用正性肌力药或血管活性药,多巴胺和多巴酚丁胺是常用的血管活性药,当血容量补充后,周围循环仍不能改善,而中心静脉压上升时,提示血容量已足,不能继续扩容,而需用血管扩张剂和改善心功能的药物。

6. 保护肾功能　注意扩容和血压维持,避免或减少用血管收缩药,保证和改善肾血流灌注,小剂量多巴胺和酚妥拉明、硝普钠等扩肾血管药物,具有保护肾脏,阻止血尿素氮、肌酐上升。呋塞米等利尿剂对防治急性肾功能衰竭有一定疗效。

7. 营养支持　MODS/MOF 是一种高代谢状态,特征为静息状态能量消耗增多,氧消耗、心输出量、二氧化碳增多。氨基酸作为能量基质而被代谢,尿氮排出增加,可导致严重的蛋白分解,故必须注意热能补给和氮平衡,早期进行营养和代谢支持,提供足够热量,减少氨基酸作为能量消耗,减少肌肉蛋白质的分解代谢,促进蛋白质合成,防止营养和代谢紊乱,支持各脏器系统的功能。病危不能进食时,应行胃肠外营养,但注意不可补充过多非蛋白热量,否则可导致肝脂肪变及高渗性昏迷,而且可干扰巨噬细胞功能。

8.防止医源性疾病 注意在加强治疗中的医源性损害,如输液不宜过多过快,以防发生心力衰竭、肺水肿;避免过多应用氯化钠,尤其是碳酸氢钠,因为在严重肺功能不全情况下,大量输入碳酸氢钠可使 $PaCO_2$ 增高,导致呼吸性酸中毒及 pH 值下降;肺部有损伤及休克患儿,不要不适当地输注人血白蛋白或其他血液制品;避免使用对器官毒性大的药物;机械通气时注意避免气压伤及肺部感染;控制输用库存陈旧血。

9.抗炎症介质治疗 MODS 已被认为是一种介质病,在于机体过度释放众多炎症介质所引起的炎症反应失控时;激发的连锁反应导致远距离器官功能障碍或衰竭,以及在某些情况下,单纯抗生素治疗或外科手术引流可能无济于事。介质疗法就是针对潜在的启动因子、全身性介质、增效因子和损伤效应器的可能治疗方法。

问题分析与能力提升

黄某,男,43 岁,于 2000 年 9 月炸药爆炸受伤后,出现昏迷、气急、血压下降等,被诊断为颅骨骨折、脑挫伤、肺挫伤、血气胸、空肠破裂、腹膜炎、左胫腓骨粉碎性骨折截肢继发气性坏疽,行股骨中段切肢,经抢救后出现 MODS,即脑、肺、循环、肝(原有肝硬化)、肾、胃肠等衰竭和内环境紊乱。患者伤后第 8 天因血压测不清、HR 170/min、PaO_2 41 mmHg,深昏迷,已处于濒死状态,电话指挥大剂量激素甲强龙首次 1 000 mg 冲击,升压药直接注射等,病情有转机,后因肠源性大肠杆菌败血症、低蛋白血症采用白蛋白 20 g,1 次/6 h+呋塞米 20 ~40 mg,肠内外营养结合生长激素、抗生素等。后做纤维支气管镜检查发现隆突上 2 cm 有一 2 cm×1.5 cm 黑色血痂。经综合救治转危为安。

思考:①什么叫 MODS、SIRS、CARS?②根据 MODS 的发病形式,一般将其分为哪两种类型?各型的特点是什么?③为什么 MODS 时最易累及的是肺?

(漯河医学高等专科学校 王 萍)

第十六章 细胞凋亡与疾病

🐾 学习目标

　　知识目标:学生说出细胞凋亡的概念、过程、影响因素,阐述凋亡与坏死的区别及细胞凋亡的调控机制。

　　能力目标:进行与"生物体衰老与凋亡"相关资料的收集、整理和分析;尝试根据资料探究机体的生长、分化、衰老及重大疾病病因和治疗的机制,探讨细胞的凋亡与人体健康的关系。

　　情感目标:通过学习,使学生认同细胞的衰老和凋亡是一种正常的自然现象;关注社会老龄化问题,探讨可行的解决方案;关注老年人的健康状况,形成关爱老年人的意识和习惯。

第一节　概　述

(一)细胞凋亡的概念

　　多细胞生物为维持其自身的完整性及保持机体内环境的稳定,必须具有调控自身细胞增殖和死亡之间平衡的能力。这种平衡由机体内一系列复杂的调控系统来完成,也即生长因子诱导的细胞生长信号和生长抑制因子诱导的细胞死亡信号之间的平衡。长期以来,生命科学研究的重点是细胞增殖、活细胞的功能及其调节。近年来对细胞死亡调控的研究已成为热点。细胞死亡的诱导、发展、调控与人类健康和疾病有着密切关系。

　　细胞死亡的研究历史悠久,但主要是探讨各种致病因子引起的细胞"意外"死亡即坏死。但是,在生命过程中,更经常进行着的是细胞生理性死亡。病理学家 Kerr 等人 1972 年正式提出细胞凋亡的概念。凋亡一词源于希腊文,其意义为"花瓣或树叶的枯落"。细胞凋亡是指在体内外因素诱导下,由基因严格调控而发生的自主性细胞有序死亡,故又称程序性细胞死亡(programmed cell death,PCD)。细胞坏死通常由严重损伤因素(如毒物中毒、严重缺血、缺氧、强酸、强碱、强大电流等)所致,正常组织细胞不发生细胞坏死。细胞凋亡作为一种主动的细胞死亡的方式,在许多方面与坏死有显著的差别(表 16-1)。

表 16-1　细胞凋亡与坏死的比较

项目	坏死	凋亡
性质	病理性,非特异性	生理性或病理性,特异性
诱导因素	强烈刺激,随机发生	较弱刺激,非随机发生
生化特点	被动过程,无新蛋白合成,不耗能	主动过程,有新蛋白合成,耗能
细胞形状	破裂成碎片	形成凋亡小体
形态变化	细胞肿胀、细胞结构全面溶解、破坏	胞膜及细胞器相对完整,细胞皱缩,核固缩
染色质	稀疏、分散、呈絮状	致密、固缩、边聚或中聚
DNA 电泳	DNA 随机降解,电泳呈弥漫条带	DNA 片段化(180 ~ 200 bp),电泳呈"梯"状条带
炎症反应	溶酶体破裂,局部有炎症反应	溶酶体相对完整,局部无炎症反应
基因调控	无	有
潜伏期	无	数小时

(二)细胞凋亡的生物学意义

细胞凋亡在机体的一生中(从受精至成熟、老化等各个阶段)都发挥重要作用。

1.确保正常生长发育　它可以清除生长发育过程中的多余细胞或老化细胞,例如,人胚胎肢芽发育过程中的指(趾)间组织通过细胞凋亡机制而被逐渐消除,形成指(趾)间隙。

2.维持机体内环境稳定　细胞凋亡参与了正常成年组织细胞更新(如上皮组织、血细胞的更新,衰老细胞的清除)、生理器官的内分泌调控(如子宫产后复原,月经期子宫内膜的脱落)及对受损不能修复的细胞或突变细胞的清除等重要生理过程。

3.发挥积极的防御功能　当机体受到病原微生物感染时,宿主细胞发生主动凋亡,导致被感染细胞的死亡和微生物的清除。机体以牺牲自身个别细胞来清除外来物,保持自身整体的稳定,起到宿主防御作用。

(三)细胞凋亡的分期

细胞凋亡的过程可分为三期(图 16-1)。①诱导期:凋亡诱导因素作用于细胞后,细胞通过复杂信号转导途径将信号传入胞内,由细胞决定生存或死亡;②执行期:决定死亡的细胞将按预定程序启动凋亡,激活凋亡所需的各种酶类及降解相关物质,形成凋亡小体;③消亡期:凋亡的细胞被邻近的细胞所吞噬并在吞噬细胞内降解。

上述全过程需时约数分钟至数小时不等。从凋亡信号转导到凋亡执行的各个阶段都有负调控因子存在,以形成完整的反馈环路,使凋亡过程受到精确严密的调控。

细胞凋亡的生物学意义有哪些?

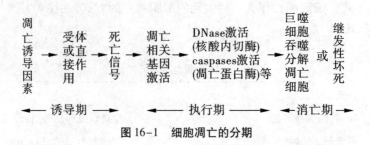

图 16-1　细胞凋亡的分期

(四)细胞凋亡时的主要变化

1.形态学变化

(1)细胞膜的变化　微绒毛、细胞突起和细胞表面皱褶消失;膜迅速发生空泡化,内质网不断扩张并与胞膜融合,形成膜表面的芽状突起,称为出芽。

(2)细胞质的变化　胞质浓缩,由于胞质脱水而导致细胞皱缩、致密及固缩,是细胞凋亡形态学变化的一大特征;细胞器变化,线粒体变大,嵴增多,线粒体空泡化。内质网腔扩大并在凋亡细胞形成自噬体过程中提供包裹膜。其他多数细胞器完整存在,变得致密。

(3)细胞核的变化　核内染色质浓缩,形成染色质块,并聚集在核膜的边缘,呈新月形、马蹄形或舟状分布,称为染色质边聚;或聚集在核中央,称为染色质中聚。随着染色质进一步聚集,核纤维层断裂消失,核膜在核膜孔处断裂,两断端向内包裹将聚集的染色质块分割,形成若干个核碎片(核残块)。

(4)凋亡小体形成　胞膜皱缩内陷,分割包裹胞质,内含 DNA 物质及细胞器,形成泡状小体称为凋亡小体,这是凋亡细胞特征性的形态学改变。凋亡小体呈圆形、椭圆形或不规则状,小体内的成分主要是胞质、细胞器和核碎片。

(5)吞噬　凋亡小体形成后,邻近细胞(巨噬细胞)识别其膜外新的生物大分子磷脂酰丝氨酸并吞噬和消化。整个凋亡过程没有细胞内容物的外漏,因而不伴有局部的炎症反应,也无纤维化现象。

(6)继发性坏死　在体外实验诱导细胞凋亡时,由于没有巨噬细胞吞噬凋亡小体,凋亡小体会发生继发性坏死。

2.生化改变　细胞凋亡过程中可出现各种生化改变如内源性核酸内切酶激活、天冬氨酸特异的半胱氨酸蛋白酶的激活与 DNA 片段化断裂等,其中后者尤为重要。

DNA 片段化是细胞凋亡的主要特征。它是细胞凋亡诱导性因素通过激活内源性核酸内切酶,并作用于 DNA 双链的核小体连接部,形成 180～200 bp 或其整倍数的片段,这些片段在琼脂糖凝胶电泳中呈"梯"状条带,这是判断凋亡发生的客观指标之一。同时伴有相关酶的激活,它是引起细胞凋亡形态学改变的主要原因之一。

第二节　细胞凋亡的发生机制

(一)细胞凋亡的相关因素

细胞凋亡是一个非常复杂的过程,受到机体内、外多种因素的影响,其具体的分子机制尚不完全清楚。细胞凋亡相关因素分诱导性因素和抑制性因素两大类。

1.诱导性因素 细胞凋亡是一个程序化的过程,这个程序虽已预设于活细胞之中,正常情况下它并不"随意"启动,只有当细胞受到来自细胞内外的凋亡诱导因素作用时才会启动。因此,凋亡诱导因素是凋亡程序的启动者。在少数情况下细胞凋亡可自发产生,但多数是在诱导因素的作用下发生,常见诱导因素有以下几种。

(1)激素和生长因子失衡 生理水平的激素和生长因子是细胞正常生长不可缺少的因素,一旦缺乏,细胞会发生凋亡;相反,某些激素或生长因子过多也可导致细胞凋亡,例如,强烈应激引起大量糖皮质激素分泌,后者诱导淋巴细胞凋亡,致使淋巴细胞数量减少。

(2)理化因素 射线、高温、强酸、强碱、乙醇、抗癌药物等均可导致细胞凋亡。例如,电离辐射可产生大量氧自由基,使细胞处于氧化应激状态,DNA受损,引起细胞凋亡。

(3)免疫性因素 在生长、分化及执行防御、自稳、监视功能中,免疫细胞可释放某些分子导致免疫细胞本身或靶细胞的凋亡。例如,细胞毒性T淋巴细胞(cytotoxic T lymphocyte,CTL)可分泌颗粒酶,引起靶细胞发生凋亡。

(4)微生物学因素 细菌、病毒等致病微生物及其毒素可诱导细胞凋亡。例如,HIV感染时,可致大量CD_4^+T淋巴细胞凋亡。

(5)其他 如缺血与缺氧,神经递质(如谷氨酸、多巴胺),失去基质附着等因素都可引起细胞凋亡。在肿瘤治疗中,单克隆抗体、反义寡核苷酸、抗癌药物等均可诱导肿瘤细胞凋亡。

2.抑制性因素

(1)细胞因子 IL-2、神经生长因子等具有抑制凋亡的作用,当其从细胞培养基中去除后,依赖它们的细胞会发生凋亡;反之,如在培养体系中加入所需要的细胞因子,则可促进细胞内存活基因的表达,抑制细胞凋亡的发生。

(2)某些激素 ACTH、睾酮、雌激素等对于防止靶细胞凋亡,维持其正常存活是必需的。例如,当腺垂体被摘除或功能低下时,肾上腺皮质细胞失去ACTH刺激,可发生细胞凋亡,引起肾上腺皮质萎缩。此时,只要给予生理维持量的ACTH即可抑制肾上腺皮质细胞的凋亡,防止肾上腺皮质的萎缩。睾酮对前列腺细胞,雌激素对子宫平滑肌细胞都有类似的作用。

(3)其他 某些2价金属阳离子(如Zn^{2+})、药物(如苯巴比妥)、病毒(如EB病毒)及中性氨基酸等也具有抑制细胞凋亡的作用。

(二)细胞凋亡的主要信号传导

大多数情况下来自于细胞外的细胞凋亡诱导因素作用于细胞后要转化为细胞凋亡信号,并通过胞内不同的信号转导通路,最终激活细胞死亡程序,导致细胞凋亡。

1.死亡受体通路 一些多肽通过激活受体(如Fas、TNFR1、DR3/Wsl-1)而直接诱导细胞凋亡。这些多肽属于肿瘤坏死因子(tumor necrosis factor,TNF)家族,它们与相应的肿瘤坏死因子受体(tumor necrosis factor receptor,TNFR)家族成员结合,从而在许多的细胞类型中诱导凋亡。其激活途径:配体与受体结合后,导致受体的三聚体化,使得受体的胞质部分与接头蛋白fas-相关死亡蛋白(fas-associated protein with death domain,FADD)和procaspase-8结合,procaspase-8本身具有成熟的caspase-8酶的

1%～2%的活性,聚集后的 procaspase-8 通过自身或相互之间的切割产生成熟的 caspase-8。caspase-8 可激活下游的 caspase-3,后者水解 ICAD 而活化 CAD,从而导致细胞凋亡。caspase-8 同时也激活 Bcl-2 家族的促凋亡因子 Bid(binding interface database)。正常状态下,Bid 以非活性方式存在于胞质内,当被 caspase-8 激活后,形成一种截短的 Bid(truncated Bid,tBid),后者转移到线粒体,破坏线粒体膜的稳定性,导致细胞色素 C 等释放入胞质,激活 caspase-9,进一步强化了 caspases 级联反应。

2. 线粒体通路　一些凋亡刺激因素如射线、化疗药物等,经过一些目前尚未充分了解的途径,促使线粒体释放凋亡启动因子(Cyto-C、AIF、Apaf-1)、Smac/Diablo、HtrA2 和 procaspase-3 入胞质。上述因子通过下述多种机制导致细胞凋亡:①Cyto-C 在 dATP 存在的情况下,与 Apaf-1 结合,使 Apaf-1 暴露其上的 CARD 结构域,并与 procaspase-9 的 CARD 结合形成凋亡复合体,导致 procaspase-9 激活,后者进一步激活 procaspase-3、procaspase-6 等,从而诱导细胞凋亡;②AIF 通过促进线粒体释放细胞色素 C 而增强凋亡信号,并可快速激活核酸内切酶;③Smac/Diablo 和 HtrA2 可能通过阻断凋亡抑制蛋白(inhibitors of apoptosis protein,IAP)的作用参与细胞凋亡的调控。IAP 为一组具有抑制凋亡作用的蛋白质,主要抑制 caspase-3、caspase-7、caspase-9 而抑制细胞凋亡。

（三）细胞凋亡的执行

1. 凋亡蛋白酶　凋亡蛋白酶是一组对底物的天冬氨酸部位有特异水解作用,其活性中心富含半胱氨酸的蛋白水解酶,其具有两个特征:①都是含有半胱氨酸的蛋白酶;②作用部位都在天冬氨酸残基后的位点。凋亡蛋白酶前体(pro-caspase)可被切割为大约 20 kD 和 10 kD 的两个片断及一个 N 端前区。至今已发现 14 种凋亡蛋白酶,依据结构和功能的不同可分为三类。①起始凋亡蛋白酶:包括具有长 N 端前区的 caspase-2、caspase-8、caspase-9、caspase-10,能对细胞凋亡的信号作出反应,启动细胞的自杀过程;②效应凋亡蛋白酶:包括具有短 N 端前区的 caspase-3、caspase-6、caspase-7,是细胞凋亡过程中的执行者,能水解特定蛋白底物;③与炎症有关的凋亡蛋白酶:包括 caspase-1、caspase-4、caspase-5、caspase-11、caspase-12、caspase-13、caspase-14。已确定的 caspase 作用底物有 60 多个,主要有:①凋亡蛋白酶激活的 DNA 酶抑制物(ICAD),凋亡蛋白酶水解 ICAD,使凋亡蛋白酶激活的 DNA 酶(CAD)处于活性状态并使 DNA 片段化;②核纤层蛋白:被 caspases 分解后导致核裂解;③细胞骨架蛋白:caspases 水解细胞的骨架蛋白,导致细胞解体,形成凋亡小体;④其他 caspases:在凋亡级联反应中,某些 caspases 可水解其他 caspases,如 caspase-9 可使 caspase-3 前体水解形成具有分解蛋白质活性的 caspase-3;⑤灭活细胞凋亡的抑制物(如 Bcl-2),这不仅消除了 Bcl-2 蛋白的抗细胞凋亡作用,而且 Bcl-2 水解片段也有促细胞凋亡的作用。总之,caspases 在细胞凋亡的启动和完成中起重要作用,是细胞凋亡的执行者,决定了细胞凋亡的形态改变和生物化学改变。

2. 内源性核酸内切酶与 DNA 片段化　细胞凋亡过程中执行染色质 DNA 切割任务的是内源性核酸内切酶,有 Ca^{2+}/Mg^{2+} 非依赖性核酸内切酶和 Ca^{2+}/Mg^{2+} 依赖性核酸内切酶。后者以无活性的形式存在于细胞核内,其激活需 Ca^{2+}/Mg^{2+} 等 2 价金属离子的存在。凋亡蛋白酶激活的 DNA 酶(CAD)就是一种细胞内源性核酸内切酶。正常情况下,CAD 与 ICAD 结合成无活性的二聚体,位于胞质中,当 ICAD 被 caspase 水解后,CAD 与 ICAD 分离而被激活,从而进入细胞核,导致 DNA 的降解。凋亡细胞双链 DNA 发生两种类型的断裂:首先是形成高分子量的 DNA 片段,50 kb 和(或)300 kb,可能由染色质中的 DNA 断裂形成;其次,内源性核酸内切酶作用于 DNA 双链的核小体连接部,形成 180~200 bp 或其整倍数的片段(图 16-2)。

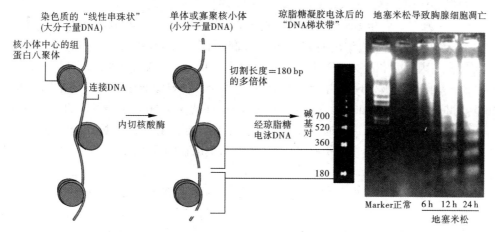

图 16-2　凋亡时 DNA"梯状"条带的产生及其机制

(四)细胞凋亡相关基因

细胞的生存和死亡是对立统一的两个方面。在进化过程中控制细胞生死的程序已经以基因的形式存储于细胞中,当细胞受到凋亡诱导因素的作用后,经有关信号转导系统的传递而激活凋亡相关基因,细胞即按死亡程序自动走向死亡。在细胞中同样也存在着抑制凋亡的基因,对促进凋亡的基因起对抗作用。正常情况下这两类基因处于协调的对立统一状态,以确保细胞生死有序。目前,已知细胞凋亡相关基因多达数十种,根据功能的不同可将其分为三类:抑制凋亡基因、促进凋亡基因和双向调控基因。

1. Bcl-2 家族　Bcl-2 家族由抑制凋亡基因(如 Bcl-2、Bcl-XL 等)、促进凋亡基因(如 Bax 和 Bak 等)及 BH3-only 死亡蛋白组成。Bcl-2 是第一个被确认有抑制凋亡作用的基因。人的 Bcl-2 蛋白是由 229 个氨基酸组成的膜蛋白,主要分布在线粒体膜、内质网膜、核膜等处。广泛存在于造血细胞、上皮细胞、淋巴细胞、神经元及多种癌细胞。Bcl-2 的高表达能阻抑多种凋亡诱导因素(如糖皮质激素、γ 射线照射、佛波酯等)所引发的细胞凋亡。

Bcl-2 抗凋亡机制与线粒体功能有关。Bcl-2 的其中一个功能为形成离子通道,它的高表达维持了线粒体内钙稳态,阻止了线粒体膜电位的下降和线粒体膜通透性转换孔的开放,抑制线粒体促凋亡的蛋白质,如细胞色素 C、凋亡诱导因子(apoptosis induced factor,AIF)等的释放,从而防止细胞凋亡发生。此外,Bcl-2 能结合 Apaf-1 和 caspase-9,并维持其非活化状态,阻止 caspase 级联反应,防止细胞凋亡。

Bcl-2 相关 X 蛋白(Bcl-2 associated X protein,Bax)首先因与 Bcl-2 形成异源二聚体而被发现。Bax 具有孔形成能力,并能诱导细胞色素 C 的释放,激活 caspase-9,启动凋亡级联反应。caspase-9 能抑制 Bax 诱导的细胞色素 C 的释放,从而阻止细胞凋亡。现在普遍认为,Bcl-2 家族中抑制凋亡因子与促进凋亡因子的比例决定细胞的命运。

2. Fas　Fas 属 TNFR 家族成员,Fas 配体(Fasligand,FasL)属 TNF 家族成员。

FasL 与其受体 Fas 结合导致细胞凋亡。天然表达或转染表达的 Fas 基因,对细胞凋亡有促进作用。Fas 抗体亦能诱导细胞发生凋亡。

3. p53 基因　野生型 p53(wtp53)基因编码的 p53 蛋白对细胞凋亡有促进作用。突变型 p53(mtp53)基因编码的 p53 蛋白对细胞凋亡有抑制作用。人类肿瘤一半以上具有 p53 基因突变和缺失。野生型 p53 蛋白是一种 DNA 结合蛋白,具有转录激活作用。Bax 基因首先被发现可由 p53 诱导,其他被 p53 诱导参与细胞凋亡的基因有 fas、DR5(Killer/Death Receptor5)、PAG608(p53-activated gene 608)、p21、mdm2 及 Apaf-1 等。p53 蛋白的 N 端也可不通过转录激活作用直接参与肿瘤的生长抑制。总之,p53 在不同的细胞中诱导凋亡的机制可以不同,但 p53 依赖的细胞凋亡最终可能都是通过导致细胞色素 C 释放,caspase 的激活而完成。

4. c-myc 基因　原癌基因 c-myc 家族被认为与人类多种恶性疾病的发生有关。Myc 蛋白作为重要的转录调节因子,既可激活介导细胞增殖的基因,也可激活介导细胞凋亡的基因,具有双向调节作用。决定细胞增殖或凋亡,取决于细胞接受何种信号及细胞所处的生长环境。例如,在 c-myc 基因表达后,如果没有足够的生长因子持续作用,细胞就发生凋亡;反之,细胞就处于增殖状态。

5. IAP 家族　凋亡抑制蛋白 IAP 家族是一组具有 BIR(baculoviral IAP repeat)结构域和抑制细胞凋亡的蛋白。很多真核细胞中均发现有 IAP 家族成员。IAP 家族蛋白的 BIR 结构域是其抑制细胞凋亡的结构基础,只要具有 BIR 结构域,IAP 家族蛋白就具有抑制细胞凋亡的作用。在人类已确认有 6 种 IAP 相关蛋白,这些蛋白的过度表达,都可以不同程度地抑制多种因素引起的细胞凋亡。在酵母和哺乳动物细胞中,IAP 家族蛋白能通过抑制 caspase-3、caspase-7、caspase-9 等的活性来抑制细胞凋亡。

6. 其他基因　jun、fos、myb、asy、Rb 等基因都与细胞凋亡有关。

细胞凋亡是一个重要的生物学过程,对多细胞生物的完整性,体内平衡及肿瘤的发生均有重要的生物学意义。许多基因相互协调,共同参与了细胞凋亡精细调控。

第三节　细胞凋亡与疾病

细胞凋亡调控异常可导致多种疾病的发生。大多数细胞凋亡疾病的发病机制,表现为一种类型的细胞过多死亡或一种类型细胞很少死亡。根据上述特点可将其分为两大类:①细胞凋亡不足,如肿瘤、自身免疫病和病毒感染等;②细胞凋亡过度,如心肌缺血与缺血-再灌注损伤、神经元退行性疾病、移植排斥等。凋亡失调已成为当今威胁人类健康的许多重大疾病的发病机制之一。开展细胞凋亡和人类疾病关系的研究,将有助于许多人类疾病的治疗和预防。

(一)细胞凋亡不足

细胞凋亡不足会引起哪些疾病?

以细胞凋亡不足为特征的疾病包括肿瘤、自身免疫病和某些病毒感染疾病等。细胞凋亡不足,导致细胞群体的稳态破坏,病变细胞异常增多或病变组织体积增大,器官功能异常。

1. 肿瘤　目前认为细胞增殖和分化异常是肿瘤发病的途径之一,而凋亡受抑、细胞死亡不足是肿瘤发病的另一途径。许多人类恶性肿瘤细胞对生理刺激做出凋亡反应的能力显著下降。多种肿瘤组织(如前列腺癌、结肠癌等)中 Bcl-2 基因的表达显著高于周围正常组织,提示这些肿瘤与细胞凋亡减弱有关。

大约60%的肿瘤中有 p53 的突变。p53 基因是目前最受关注的抑癌基因,当 p53 基因突变或缺失时,细胞凋亡减弱,机体肿瘤的发生率明显增加。例如,在非小细胞肺癌中 p53 基因突变率为50%以上,小细胞肺癌甚至高达80%。以前人们认为化疗的抗肿瘤机制是通过不可逆转的代谢紊乱而杀死细胞,现在看来大多数化疗药物的抗肿瘤机制是通过诱导细胞凋亡而实现。凋亡也可能是放疗诱导肿瘤死亡的机制。在机体与肿瘤细胞的对抗中,细胞凋亡具有十分重要的生物学意义。一方面,机体利用细胞凋亡机制,主动出击、围剿清除肿瘤细胞,实现机体的抗肿瘤作用;另一方面,肿瘤细胞利用细胞凋亡机制,清除衰老细胞或正常细胞,维持肿瘤细胞高速增长。肿瘤的形成、恶化或消退是两者相互制约、相互对抗的结果。

2. 自身免疫病　自身免疫病最主要的特征是自身抗体或致敏 T 淋巴细胞攻击含有自身抗原的细胞,造成器官组织损伤。正常情况下,免疫系统在发育过程中可将针对自身抗原的免疫细胞有效清除,其主要方式就是细胞凋亡。胸腺通过正向选择将具有与非己抗原-MHC 抗原结合的 T 细胞受体的单阳性细胞选择性保留和存活下来,并进入外周 T 细胞库。这样可以确保正向选择的 T 细胞不会针对自身抗原而仅针对非己抗原产生免疫反应。胸腺通过负向选择将具有与自身抗原-MHC 抗原有高度亲和力的 T 细胞受体的双阳性细胞选择性去除(即在自身抗原与胸腺上皮细胞膜的 MHC 分子共同作用下,通过细胞凋亡而清除)。如果胸腺功能异常,负选择机制失调,那些针对自身抗原的 T 细胞就可存活,并得到不应有的增殖,进而攻击自身组织,产生自身免疫病。如多发性硬化症、胰岛素依赖型糖尿病、慢性甲状腺炎等。在淋巴细胞中调节细胞凋亡的一个重要细胞表面受体为 Fas。病毒感染或抗原刺激能诱导 T 细胞产生 Fas 配体(FasL)。FasL 与靶细胞表达的 Fas 结合能引起靶细胞的凋亡。60%的系统性红斑狼疮患者外周血中存在可溶性 Fas,它能竞争性地抑制 Fas 和 FasL 的相互作用,结果减少了 Fas 介导的凋亡而加速了自身免疫细胞的增生。Bcl-2 过量表达的转基因小鼠亦通过影响 B 淋巴细胞的凋亡而出现系统性红斑狼疮类似症状。此外,Bcl-2 过量表达也与自身免疫性糖尿病有关。

因此,从细胞凋亡角度看,自身免疫病的发病是由于细胞凋亡不足,未能有效清除自身免疫性淋巴细胞所致。迄今为止,糖皮质激素仍是治疗自身免疫病的有效药物之一,其主要机制就是诱导那些异常存活的自身免疫性 T 细胞凋亡。

3. 病毒感染　病毒感染与细胞凋亡之间关系密切,表现在病毒基因及其表达产物对细胞凋亡具有显著的调节作用。病毒感染,通过其特定基因组的表达,抑制或促进细胞凋亡,与病毒形成长期潜伏感染、致正常细胞的恶性转化、调节免疫功能、自身免疫病的发病等有着极为密切的关系。病毒的靶目标是宿主活细胞,它需要利用宿主细胞的物质和能量系统来复制自己,完成自身的生活周期。病毒的侵入对细胞造成的损害,以及为病毒复制需要而表达的病毒蛋白,都会激发宿主细胞的凋亡机制。这对周围未感染细胞和机体是一种保护,但对病毒的大量复制则是不利的。经过选择和进化的病毒具有抑制细胞凋亡的能力,病毒通过自身抗凋亡基因的表达或者激活宿主细胞的抗凋亡基因的表达以阻止细胞凋亡,完成病毒的复制和生活周期。如猿猴病毒40(SV40)的T抗原和人乳头瘤病毒(human papilloma virus,HPV)的E6蛋白通过灭活p53而抑制细胞凋亡。

(二)细胞凋亡过度

细胞凋亡过度会引起哪些疾病?

1. **心血管疾病** 细胞凋亡现象伴随于心血管细胞增殖、分化、发育和成熟过程,内皮细胞、平滑肌细胞和心肌细胞普遍存在凋亡现象。影响心血管细胞凋亡的因素很多,可分为:①物理性,如机械力、射线、容量负荷等;②化学性,如缺血缺氧、胆固醇、药物等;③生物性,如生物毒素细菌内毒素、细胞因子等。这些因素导致的细胞凋亡过度,在心血管疾病的发生中占有着重要地位。

(1)心肌缺血与缺血-再灌注损伤 既往认为心肌缺血或缺血-再灌注损伤造成的心肌细胞死亡形式是坏死。目前研究表明,该种心肌细胞损伤不但有坏死,也有凋亡。心肌细胞一旦坏死,目前人们尚无办法干预,但细胞凋亡是受一系列程序控制的过程,人们有可能通过干预死亡程序加以挽救。因此,研究细胞凋亡,给心肌缺血或缺血-再灌注损伤的防治开辟了一条新的途径。心肌缺血与缺血-再灌注损伤的细胞凋亡有如下特点:①缺血早期以细胞凋亡为主,晚期以细胞坏死为主;②在梗死灶的中央通常以细胞坏死为主,梗死灶周边部分以细胞凋亡为主;③轻度缺血以细胞凋亡为主,重度缺血通常发生坏死;④在一定时间范围内,缺血-再灌注损伤时发生的细胞凋亡比同时间的单纯缺血更严重;⑤急性严重的心肌缺血(如心肌梗死)以心肌坏死为主,而慢性、轻度的心肌缺血则发生细胞凋亡。心肌缺血或缺血-再灌注损伤引起细胞凋亡的机制目前尚不清楚,可能与下列因素有关:①活性氧产生增多,体内实验证明,应用SOD可显著减少缺血-再灌注引起的心肌细胞凋亡;②死亡受体Fas表达显著上调。Fas可能通过与FasL反应而导致心肌细胞凋亡;③p53基因的转录增加。

(2)心力衰竭 近年研究表明,心肌细胞凋亡造成心肌细胞数量减少可能是心力衰竭发生、发展的原因之一。在心力衰竭发生、发展过程中出现的许多病理因素,如氧化应激、压力或容量负荷过重、神经-内分泌失调、细胞因子(如TNF)、缺血、缺氧等都可诱导心肌细胞凋亡。例如,在压力负荷过重引起的心力衰竭动物模型上,已观察到左心肥大的同时,心肌细胞数量减少,经分析是由于细胞凋亡造成的。对来自心力衰竭患者心肌标本的研究证实,心肌凋亡指数(apoptotic index,发生凋亡的细胞核数/100个细胞核)高达35.5%,而对照组仅0.2%~0.4%。这一结果表明心力衰竭发生时不但有心肌细胞功能的异常,而且还有心肌细胞数量的减少。如阻断诱导心肌细胞凋亡的信号和(或)阻断信号转导通路将有助于阻遏凋亡,防止心肌细胞数量的减少,以维持或改善心功能状态。

2. **血液系统疾病** 成熟血细胞由骨髓中的造血干细胞产生。造血功能受许多因素的影响,如细胞因子、集落刺激因子、EPO等。在体外如果移去生长因子则造血干细胞快速凋亡而死。许多血液病与血细胞的减少有关,如贫血、再生障碍性贫血、慢性中性粒细胞减少症等。这些疾病均伴随有骨髓中凋亡细胞增多,其原因可能是造血因子缺乏或毒素和免疫反应等的直接作用激活了细胞凋亡。一些造血因子已在临床上广泛使用,如EPO用来促进肾功能衰竭和其他慢性疾病所致贫血患者的红细胞生成,粒细胞-巨噬细胞集落刺激因子(granulocyte-macrophage colony stimulating,GM-

笔记栏

CSF)、巨噬细胞集落刺激因子(macrophage colony stimulating factor,M-CSF)、粒细胞集落刺激因子(granulocyte colony stimulating factor,G-CSF)等被用于促进癌症患者化疗后的粒细胞和巨噬细胞的产生。

另外,神经元退行性疾病时发生神经元凋亡、艾滋病的 HIV 感染可导致 CD$_4^+$ T 细胞凋亡。

(三)细胞凋亡不足与过度并存

人类组织器官通常由不同种类的细胞构成,例如,心脏的主要细胞是心肌细胞和心肌间质细胞,血管则以内皮细胞和平滑肌细胞为主。由于细胞类型的差异,各种细胞在致病因素的作用下,有些细胞可以表现为凋亡不足,而另一些细胞则可表现为凋亡过度,因此在同一疾病或病理过程中两种情况可同时并存。动脉粥样硬化(atherosclerosis,AS)即属于这种情况,内皮细胞表现为凋亡过度,而平滑肌细胞则表现为凋亡不足。

正常情况下血管平滑肌细胞也有低水平(约0.06%)凋亡存在,在 AS 过程中血管平滑肌细胞的凋亡大幅度升高。有人定量地测定冠状动脉粥样硬化病灶内凋亡的平滑肌细胞可达29%。一个有趣的问题是既然血管平滑肌细胞凋亡在 AS 过程中比正常有大幅度上升,为何 AS 的血管壁仍然会变厚、变硬呢?研究表明,当血管平滑肌增殖活性升高的同时,伴随的细胞凋亡活动也有所增强,试图维持平滑肌细胞数的动态平衡。显然,平滑肌细胞的凋亡是为了抗衡平滑肌增殖活动的增强,是一种防止血管壁增厚的保护性反应。然而,从总体上看 AS 发病过程中,平滑肌细胞的增殖始终占主导地位,如有学者在实验性经皮腔内冠状动脉成形术(percutaneous transluminal coronary angiopl,PTCA)后再狭窄模型中发现,在内皮损伤后第9天,平滑肌细胞增殖与凋亡均达到峰值,但细胞凋亡数仅为增殖数的75%。因此,增殖与凋亡相抵后平滑肌细胞数的净增值仍然增加,这可以解释上述 AS 血管为何逐渐增厚的现象。最近有学者提出促进平滑肌细胞凋亡、防止其过度增殖是抗 AS 的新思路。

此外,细胞凋亡机制在其他许多疾病(如骨质疏松、胰岛素依赖型糖尿病、白血病、胶原病、皮肤病、肝病、胃肠道疾病等)的发生和发展中均具有重要作用。对细胞凋亡的研究必将为上述疾病的防治开辟新的领域。

问题分析与能力提升

一名妇幼保健院男婴,头位剖宫产出生 2 d,体重 3 kg。产前诊断:胎儿宫内窘迫,脐带绕颈,羊水过少。产后诊断缺血缺氧性脑病,羊水污染Ⅰ度。生后牛奶喂养,第 2 天白天哭闹,哭声大,面色红,心肺听诊无异常。晚上 9:00 入睡,凌晨 3:00 发现患儿死亡。家属要求解剖查死因。结果:显微镜下可见大脑轻度水肿。原位末端标记法检测发现大脑海马回细胞凋亡阳性率为55%,主要分布在低氧敏感区;大脑脑干细胞凋亡阳性率为96%,主要分布在与面部感觉、头部位置相关的背侧核区。结论:宫内窘迫、脐带绕颈导致反复缺氧、羊水污染等,引起大量细胞凋亡,大脑关键区域(脑干)功能丧失致死。

思考:①该患儿猝死的原因和机制是什么?②为什么其大脑细胞会发生凋亡?

(南阳医学高等专科学校　未小明)

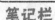

笔记栏

参考文献

[1]丁运良,王见遐,郭家林.病理学与病理生理学[M].4版.北京:科学出版社,2017.

[2]钱睿哲,何志巍.病理生理学[M].北京:中国医药科技出版社,2016.

[3]高凤兰,王化修.病理学与病理生理学实验及学习指导[M].北京:人民卫生出版社,2015.

[4]崔茂香,宋维芳.病理学与病理生理学(临床案例版)[M].武汉:华中科技大学出版社,2015.

[5]吴立玲.病理生理学[M].4版.北京:北京大学医学出版社,2014.

[6]方义湖,孙景洲,王江琼.病理学与病理生理学[M].武汉:华中科技大学出版社,2014.

[7]朱大年,王庭槐.生理学[M].8版.北京:人民卫生出版社,2013.

[8]查锡良,药立波.生物化学与分子生物学[M].8版.北京:人民卫生出版社,2013.

[9]李玉林.病理学[M].8版.北京:人民卫生出版社,2013.

[10]胡剑锋,肖明贵,陈新祥.正常人体机能[M].武汉:湖北科学技术出版社,2013.

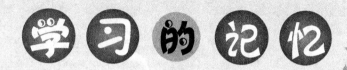

小事拾遗：---

学习感想：---

　　学习的过程是知识积累的过程，也是提升能力、稳步成长的阶梯，大家的注释、理解汇集成无限的缘分、友情和牵挂，请简单手记这一过程中的某些"小事"，再回首时定会有所发现、有所感悟！

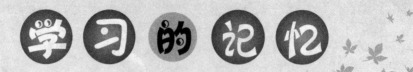

姓名：_____

本人于20____年____月至20____年____月参加了本课程的学习

此处粘贴照片

任课老师：_____ _____   班主任：_____

班长或学生干部：_____ _____ _____

我的教室（请手写同学的名字，标记我的座位以及前后左右相邻同学的座位）